MORT D'UNE HÉRÉSIE

L'Église et les clercs face aux béguines et aux béghards du Rhin supérieur du XIVe au XVe siècle

ÉCOLE DES HAUTES ÉTUDES EN SCIENCES SOCIALES
CENTRE DE RECHERCHES HISTORIQUES

Civilisations et Sociétés 56

MOUTON ÉDITEUR . PARIS . LA HAYE . NEW YORK
ÉCOLE DES HAUTES ÉTUDES EN SCIENCES SOCIALES . PARIS

JEAN-CLAUDE SCHMITT

Mort d'une hérésie

L'Église et les clercs face aux béguines et aux béghards du Rhin supérieur du XIVe au XVe siècle

Préface de Jacques Le Goff

MOUTON ÉDITEUR . PARIS . LA HAYE . NEW YORK
ÉCOLE DES HAUTES ÉTUDES EN SCIENCES SOCIALES . PARIS

Ouvrage publié avec le concours du
Centre National de la Recherche Scientifique

Couverture : Phot. Bibl. nat., Paris

ISBN : 2-7132-0683-9 (EHESS)
2-7193-0456-5 (Mouton Éditeur)

Printed in France

Préface

Dans le monde foisonnant des marges de la vie religieuse médiévale béguines et béghards occupent une place particulière. Ils sont étroitement liés à une aire géographique, celle que couvrent aujourd'hui la France du Nord-Est, la Belgique, les Pays-Bas, l'Allemagne de l'Ouest et du Nord-Ouest, et à la société urbaine qui s'y développe à partir du XIIe *siècle. Ils unissent de façon originale spiritualité individuelle et vie commune. Les femmes — les béguines — y tiennent une place spéciale qui a permis à un de leurs meilleurs historiens, Ernest W. Mc Donnell de soulever à leur propos la* Frauenfrage, *le problème de la femme dans la société médiévale. Ils pratiquent à la fois vie active et vie contemplative. Rutebeuf s'en étonne malicieusement dans son* Dit des béguines :

Or est Marthe, or est Marie.

Ici apparaît la raison pour laquelle beaucoup de leurs contemporains regardent béguines et béghards avec inquiétude, et même suspicion. Ils appartiennent à ce monde louche, inclassable, des transgresseurs de frontières, des mixtes, des individus et catégories mi-chair, mi-poisson. Les artistes du fantastique roman et gothique peuvent s'en délecter dans des œuvres de défoulement, d'exorcisme, de provocation. Les théologiens, les moralistes, les clercs qui produisent les valeurs de la société médiévale, les diffusent dans la mentalité commune, en surveillent le respect, mettent à l'index ces hybrides suspects. Contemplatifs ou actifs, célibataires ou mariés, et surtout clercs ou laïcs ? Or béguines et béghards veulent être, sont, l'un et l'autre à la fois. Cette combinaison est leur choix religieux, le modèle de vie et de piété qu'ils proposent aux autres. Tandis que les baleines qui scandalisent pour les mêmes motifs ce magister d'un Moyen Age attardé, le Don Léopold Auguste du Soulier de Satin *de Paul Claudel, ne se montrent qu'en la solitude de mers lointaines, (« Révoltant ! dégoûtant ! scandaleux ! Là, là, sous mes yeux un poisson qui tette ! »), béguines et béghards vivent au cœur même de la société, dans ce milieu urbain qui donne à la chrétienté du Bas Moyen Age un visage, un style nouveau.*

C'est l'étude de ce regard des autres sur les béguines et béghards que Jean-Claude Schmitt présente ici. Ou plutôt c'est l'étude du système verbal et mental qui détermine ce regard. Car, formé à des méthodes scientifiques rigoureuses, Jean-Claude Schmitt a eu le souci de définir un objet d'étude cohérent. C'est le langage de l'Église à propos des béguines et des béghards. Comme le dit bien Jean-Claude Schmitt, l'Église du Bas Moyen Age n'est pas monolithique et l'existence même en ses franges de ces francs-tireurs du christianisme le prouve. Mais il y a une unité suffisante de la doctrine, du vocabulaire, de la pratique des clercs indiscutable pour qu'on puisse considérer l'Église comme une réalité à peu près homogène.

La cohérence, Jean-Claude Schmitt l'a aussi cherchée dans une aire géographique ordonnée autour d'un fleuve dont la fonction historique a été plus souvent et davantage celle d'une voie de circulation, de contacts, d'échanges que de frontière, le Rhin. Ce Rhin qui a permis à Lucien Febvre et Albert Demangeon d'écrire ce chef-d'œuvre de l'école de géographie historique française : Le problème historique du Rhin (Strasbourg, 1930, repris dans Le Rhin, problème d'histoire et d'économie, Paris, 1935) et, plus récemment, dans le contexte d'une nouvelle époque de l'histoire européenne, à Étienne Julliard de reprendre l'histoire du Rhin dans la longue durée en un essai suggestif : L'Europe Rhénane (Paris, 1968). Il ne s'agit pas ici de toute cette Europe rhénane, mais seulement de celle qui vit autour du Rhin supérieur, groupant l'Alsace aujourd'hui française, le Bade-Wurtemberg allemand, la Suisse alémanique, avec leur constellation urbaine d'où émergent Strasbourg et Bâle.

En revanche, Jean-Claude Schmitt a choisi de suivre le regard et le langage de l'Église face au phénomène presque immobile des béguines et des béghards assez longtemps pour le voir changer. Il a même senti qu'il fallait prolonger au cœur du XIIIe siècle son enquête pour y voir se dessiner une double attitude, celle de l'hostilité à l'hérétique et celle, plus neuve, de la méfiance à l'égard du mendiant valide. Méfiance qui se fonde sur une tradition de textes jalonnée par le code de Justinien, la législation carolingienne, le Décret de Gratien, mais qui ne connaît un premier épanouissement qu'au XIIIe siècle dans la littérature éclose à l'ombre des querelles universitaires parisiennes, chez Guillaume de Saint-Amour dans sa polémique contre les nouveaux ordres mendiants, chez Rutebeuf dans le Dit des Béguines, chez Jean de Meung dans la seconde partie du Roman de la Rose.

Mais l'essentiel est ce qu'a décelé, montré, expliqué Jean-Claude Schmitt. Deux périodes, deux volets dans cette histoire de l'attitude de l'Église à l'égard des béguines et des béghards. Au XIVe siècle, la justification de son hostilité s'exprime par la suspicion d'hérésie, au XVe siècle par l'accusation d'oisiveté. C'est que, avec le reste des structures de l'Occident médiéval quoique selon des décalages, une chronologie propre, les systèmes de valeurs de référence, les mentalités ont changé. A ce tournant des environs de 1400 que les auteurs du Malleus maleficarum, *autre produit du milieu rhénan, désignent, à la fin du XVe siècle, comme le moment des grandes mutations de croyances et de pratiques d'où sort* La Sorcière *(repérée un peu plus tôt par Michelet), l'hérésie n'est plus — malgré de beaux restes, les hussites en savent quelque chose — l'étiquette majeure de l'exclusion religieuse et sociale. Le travail, comme pierre de touche de la moralité, s'impose, bien avant le protestantisme.*

Ainsi Jean-Claude Schmitt n'a pas écrit une monographie sur les béguines et les béghards. L'aire géographique limitée qu'il a choisie, la durée large qu'il a considérée n'ont été pour lui qu'un territoire de recherche pour la mise en valeur et l'élucidation d'un problème : comment, pourquoi évolue face à un groupe socio-religieux, le regard des autres, et d'abord là où on peut le mieux le saisir, dans le milieu qui élabore les valeurs de la société globale où vit ce groupe ?

Contribution pionnière à l'histoire des mentalités, cette étude qui s'inscrit aussi dans l'évolution de la sociologie religieuse et dans les tentatives de constitution d'une anthropologie historique, témoigne de l'unité des sciences de l'homme et de l'apport décisif que l'histoire peut apporter à leur effort commun.

Jacques LE GOFF

Liste des abréviations employées

ADB	:	*Allgemeine Deutsche Biographie.*
AFA	:	*Alemania Franciscana Antiqua.*
AFH	:	*Archivum Franciscanum Historicum.*
AfKG	:	*Archiv für Kulturgeschichte.*
AFP	:	*Archivum Fratrum Praedicatorum.*
AfSG	:	Archiv für Schweizerische Geschichte.
AHVN	:	*Annalen des Historischen Vereins für den Niederrhein.*
Annales ESC	:	*Annales (Économies, Sociétés, Civilisations).*
BF	:	*Bullarium Franciscanum.*
BMC	:	Bibliothèque municipale, Colmar.
BN	:	Bibliothèque nationale, Paris.
BZGA	:	*Basler Zeitschrift für Geschichte und Altertumskunde.*
CJC	:	*Corpus Juris Canonici.*
DA	:	*Deutsches Archiv.*
DAS	:	*Diözesan-Archiv von Schwaben.*
DS	:	*Dictionnaire de Spiritualité.*
DTC	:	*Dictionnaire de Théologie Catholique.*
FDA	:	*Freiburger Diözesan-Archiv.*
FMG	:	Forschungen zur Mittelalterlichen Geschichte.
FOL	:	*Forschungen zur Oberrheinischen Landesgeschichte.*
Hain	:	L. Hain, *Repertorium Bibliographicum in quo libri omnes ab arte typographica inventa usque ad annum MD ... recensentur,* Stuttgart/Paris, 1826-1891, 5 vol. (numéro du catalogue Hain indiqué entre parenthèses après la cote des incunables).
HJ	:	*Historisches Jahrbuch.*
HZ	:	*Historische Zeitschrift.*
LfTK	:	*Lexikon für Theologie und Kirche.*
MGH	:	*Monumenta Germaniae Historica.*
MGH. SS	:	*Monumenta Germaniae Historica. Scriptores.*
OFM	:	Ordo Fratrum Minorum.
OP	:	Ordo Fratrum Praedicatorum.

QF	:	*Quellen und Forschungen zur Geschichte des Dominikanerordens in Deutschland.*
QS	:	*Quellensammlung der badischen Landesgeschichte.*
RA	:	*Revue d'Alsace.*
REC	:	*Regesten zur Geschichte der Bischöfe von Konstanz.*
RHE	:	*Revue d'histoire ecclésiastique.*
RHEF	:	*Revue d'histoire de l'Église de France.*
RHES	:	*Revue d'histoire ecclésiastique suisse.*
RN	:	*Revue du Nord.*
SAB	:	Staatsarchiv des Kantons Basel-Stadt.
UBB	:	Universitäts-Bibliothek Basel.
UBF	:	Universitäts-Bibliothek Freiburg-im-Breisgau.
WZL	:	*Wissenschaftliche Zeitschrift der Karl Marx Universität Leipzig, Gesellschafts- und Sprachwissenschaftliche Reihe.*
ZfKG	:	*Zeitschrift für Kirchengeschichte.*
ZfSK	:	*Zeitschrift für Schweizerische Kirchengeschichte.*
ZGOR	:	*Zeitschrift für die Geschichte des Oberrheins.*

Sources

Si les documents concernant l'assise matérielle et même la vie intérieure des béguinages sont abondants (chartes de fondation, actes de donation, règlements de maison...), les sources de la polémique sont beaucoup plus rares.

Il importe de distinguer parmi elles les actes de l'administration ecclésiastique (bulles pontificales, canons conciliaires, mandements épiscopaux, statuts synodaux, procès-verbaux de l'Inquisition...), les textes narratifs (annales, chroniques...) et enfin les traités polémiques.

L'importance relative de ces divers types de documents ne fut pas la même à toutes les époques, ce qui en soi, nous semble déjà un facteur important de la compréhension de la polémique et de son évolution. Au XIIIe siècle, les actes de la hiérarchie ecclésiastique locale furent produits en grand nombre, tandis qu'abondèrent aussi les traités polémiques, mais en dehors du cadre proprement régional. Le XIVe siècle vit se multiplier les mandements épiscopaux, mais dans la dépendance, désormais, des constitutions pontificales. A cette époque également, les textes judiciaires des officialités ou de l'Inquisition témoignent de l'application au moins partielle des actes promulgués par les autorités ecclésiastiques. Dans la première moitié du XVe siècle, ce type de sources s'effaça peu à peu, la documentation renouant avec celle du XIIIe siècle par une livraison de traités polémiques, mais dont l'origine, cette fois, fut proprement locale. Le langage polémique a donc changé de supports au cours du temps. Autant que l'évolution du discours polémique lui-même, nous verrons que ces changements de supports rendent compte des grands tournants de la polémique.

I. ACTES DE L'ADMINISTRATION ECCLÉSIASTIQUE

1. *Textes réglementaires*

Nombreux sont les documents de cette sorte publiés depuis l'importante contribution de Mosheim au XVIIIe siècle.

Mosheim, J.-L. *De beghardis et beguinabus commentarius.* Leipzig, 1790. XII + 575 p.
(Les constitutions du Concile de Vienne (1311), relatives aux béguines et aux béghards, ont été promulguées par Jean XXII en 1317, et insérées dans le Droit canon, de même que les grandes bulles postérieures sur le même sujet).

Corpus Juris Canonici. Cologne, 1717, I-II.

Beginenstreit, Staatsarchiv des Kantons Basel-Stadt, Pred N 5.
Ce fonds d'archives a pour nous une importance toute particulière. Il comprend des copies de mandements des évêques de Constance et de Bâle, au début du XVe siècle, des procès-verbaux de jugements des légats Oddon de Colonna (futur Martin V) et Jacobin de Torso, les plaintes, suppliques, etc., des parties en présence : frères prêcheurs et mineurs, clercs séculiers de Bâle. Ce sont les sources les plus précieuses pour la violente polémique de Bâle de 1400 à 1411.

Il convient d'y ajouter un certain nombre de recueils de documents publiés :

Bihl, M. « De tertio ordine s. Francisci in Provincia superioris sive argentinens. Syntagma », *AFH* XIV, 1921, *AFH* XV, 1922, *AFH* XVII, 1924, *AFH* XVIII, 1925.

Ennen, L., Eckertz, G. *Quellen zur Geschichte der Stadt Köln.* Cologne, 1860-1879, 6 vol.

Patschovsky, A. « Strassburger Beginenverfolgungen im 14. Jahrhundert », *DA* 30, 1974, p. 56-198. Éd. critique à partir du manuscrit Wolfenbüttel 311 Helmst. Compilation par Henri de Saxe vers 1375, d'un grand nombre d'actes strasbourgeois de 1317-1319 et 1365-1375.

Quellen und Forschungen zur Geschichte des Dominikanerordens in Deutschland. Leipzig, 1907, I.

Regesten zur Geschichte der Bischöfe von Konstanz. Publ. par K. Rieder, Innsbrück, 1895-1931. I-IV.

Straganz, M. « Zur Geschichte der Minderbrüder im Gebiete des Oberrheins », *FDA* XXVIII, 1900, p. 319-396.

Urkundenbuch der Stadt Basel. Publ. par R. Wackernagel, R. Thommen et A. Huber. Bâle, 1893-1902. I-V.

Urkundenbuch der Stadt Strassburg. Publ. par W. Wiegand. Strasbourg, 1898. Trois parties dont la première en sept volumes, XIIIe-XVe siècles.

« Urkunden des Basler Barfüsserklosters in Schwaz (Tirol) », *Jahresbericht des Staatsarchivs Basel-Stadt,* 1961, p. 23-24.

2. *Procès-verbaux d'Inquisition*

Fredericq, P. *Corpus Documentorum Inquisitionis Haereticae Pravitatis Neerlandicae.* Gand, 1889-1896. I, II.

Grundmann, H. « Ketzerverhöre des Spätmittelalters als quellenkritisches Problem », *DA* 21, p. 519-575.

Ritter, G. « Zur Geschichte des häretischen Pantheismus in Deutschland im 15. Jahrhundert. Mitteilungen aus einer vatikanischen Handschrift », *ZfKG* 43, Neue Folge VI, 1924, p. 150-159.

Röhrich, T.-M. « Verhör der Winkeler in Strassburg um's Jahr 1400 », *Mitteilungen aus der Geschichte der Evangelischen Kirche des Elsasses.* Strasbourg, 1855, I, p. 3-77.

Straganz, M. « Zum Begharden- und Beginenstreite in Basel zu Beginn des 15. Jahrhunderts », *Alemannia* XXVII, 1899, p. 2-10.

Wattenbach, W. « Über die Sekte der Brüder vom Freien Geiste. Mit Nachträgen über die Waldenser in der Mark und in Pommern », *Sitzungsberichte der königlich preussischen Akademie der Wissenschaften zu Berlin, Phil. hist. Klasse* 29, 1887, p. 517-544.

Werner E. « Nachrichten über spätmittelalterliche Ketzer aus tschechoslovakischen Archiven und Bibliotheken », *WZL* 12, 1963, Heft I, p. 215-296.

3. *Dossier du concile de Lyon de 1274. Trois enquêtes*

Bruno, évêque d'Olomouc. « Relatio de statu ecclesiae in regno Alemanniae (1273, Dec. 16) ». Publ. par J. Schwalm, *MGH, Legum Sectio* IV, t. 3. Hanovre/Leipzig, 1904-1906, p. 589-594.

Gilbert de Tournai. « Collectio de scandalis ecclesiae ». Publ. par A. Stroick, *AFH* 24, 1931, p. 33-62.

Humbert de Romans, « Opus Tripartitum », *in* : Brown, E. (ed.). *Fasciculus rerum expetendarum et fugiendarum.* Londres, 1690. T. 2, p. 185-229.

II. DOCUMENTS NARRATIFS

A lire certaines chroniques, nous pourrions être tenté d'accorder une grande importance aux conflits qui se déroulèrent à propos des béguinages : ainsi la chronique de Wurstisen est-elle presque uniquement consacrée à ce conflit à Bâle *(Beginenstreit)*, pour les années 1400-1411. Mais au même moment, la chronique de :

Schultheiss, Ch. « Constanzer Bistumschronik », *FDA*, 1874, p. 1-101.

Ou les chroniques publiées par :

Bernoulli, A. (ed.). *Basler Chroniken.* Leipzig, 1893. *Band* V,

sont muettes à ce sujet.
La place de ces conflits dans la vie des cités ne doit pas être exagérée.

Dans l'ordre chronologique :

1. *Le XIIIe siècle*

Monumenta Germaniae Historica, Scriptores XVII, Hanovre, 1861, p. 183-274. « Annales Colmarienses Majores », p. 202-232.
Pour les années 1211-1305, « De rebus alsaticis ineuntis saeculi XIII », p. 232-237.

Mone, F.-J. *Quellensammlung der badischen Landesgeschichte.* Karlsruhe, 1848, 3 vol.

2. *Le XIVe siècle*

Chronicon Moguntinum (1347-1406). Die Chroniken der deutschen Städte vom 14. bis ins 16. Jahrhundert, t. 18, *Die Chroniken der Mittelrheinischen Städte,* vol. 2 : *Mainz.* Publ. par K. Hegel. Leipzig, 1882.

Die Chroniken der Oberrheinischen Städte. Publ. par K. Hegel. Strasbourg, 1870. 2 vol.

Die Chronik Johanns von Winterthur. Publ. par F. Baethgen, *MGH. SS,* Nova Series III, Berlin, 1955, XXXVII + 332 p.

Johannis Vitodurani Chronicon a Friderico II Imp. ad an. MCCCXLIII procedens. Publ. par G. von Wyss, Zurich, AfSG XI, 1856, XXXIV + 265 p.

Lemmens, L. « Chronicon Provinciae Argentinensis OFM circa an. 1310-1327, a quodam fratre minore Basileae conscriptum (1306-1325) », *AFH* IV, 1911, p. 671-687.

3. *Le XVe siècle*

Brant, S. « Annales de Sébastien Brant », *Bulletin de la Société pour la Conservation des Monuments Historiques d'Alsace*, 2e série, t. 19.

Brant, S. *Fragments des Anciennes Chroniques d'Alsace*. Publ. par L. Dacheux. Strasbourg, 1892, III.

Justinger, C. *Berner Chronik*. Publ. par G. Studer. Berne, 1871. XL + 499 p.

Specklin, D. « Les Collectanées », *in : Fragments des Anciennes Chroniques d'Alsace*. Publ. par R. Reuss. Strasbourg, 1890. II, 585 p.

Trithemius, J. « Monasterii Hirsaugensis Chronica », *in : Opera Omnia*. Francfort, 1601.

Widman von Kemnat, M. *Chronik Friedrichs I. des Siegreichen*, Quellen zur Geschichte Friedrichs des Siegreichen. Publ. par C. Hofmann. Munich, 1862. II, 499 p.

Wurstisen, Ch. *Basler Chronik*, Bâle, 1580, 2e éd. 1765. I, p. 218-237. Ce chroniqueur de la seconde moitié du XVIe siècle était protestant. Il a utilisé le fonds SAB Pred. N 5 cité plus haut. L'ébauche manuscrite de sa chronique a été conservée :

Wurstisen, Ch. Urstisii Analecta. Manuscrit, Ex libro bibliothecae universitatis de Mulbergii rebus (an. 1393-1414). UBB, A II 14, fo 336 ro-351 vo.

Wurstisen, Ch. Urstisii Collectanea. Manuscrit, Er sprach : « O. Basel froewe dich... », UBB A λ II 2, fo 236 ro.

Zimmerische Chronik. Publ. par K.A. Barack. Tübingen, 1881. 2 vol.

III. TRAITÉS POLÉMIQUES

A l'inverse des documents précités, de nombreux traités polémiques concernant les béguines et les béghards n'ont pas encore été publiés, ou ne l'ont été qu'en édition incunable.

1. *Manuscrits*

Diocèse de Bâle

Buchsmann, R. (lecteur OFM de Bâle, début XVe siècle). Positio fratris Rudolphi Buchsman pro defensione beginarum (an. 1400), UBB, A IX 21, fo 91 ro 91 vo.

Mülberg, J. (OP de Bâle, début XVe siècle). Positio contra statum beginarum et lolhardorum (an. 1405), UBB, A IX 21, f° 91 v°-109 v°.

Mülberg, J. Materia fratris Johannis Mulberg contra baghardos (nombreuses similitudes par rapport au manuscrit de Bâle), BMC, 474, f° 126 r°-174 v°.

Anonyme. Contra beghardos publice ambulantes comate nudipedes excerptum ex vitis patrum..., UBB, A X 130 (108), f° 353 v°.

Nider, J. (OP vers 1430). De saecularium religionibus, UBB, B III 15, f° 1 r°, et Tractatus de paupertate perfecta secularium, f° 22 v°-54 v°.

Diocèse de Constance

Hemmerlin, F. (chanoine séculier, première moitié du XVe siècle). De Valido Mendicante, BMC, 11, f° 104 v°-112 v°, et Nota hic contra aliquos lolhardos et beghardos ac alios qui dicunt res ecclesie esse eleemosynas, UBB, A IX 55 (3), f° 103 v°-105 r°.
Ce traité a été publié sous le titre « Contra Validos Mendicantes », en même temps que toutes les œuvres d'Hemmerlin, par Sébastien Brant, en incunable :

Clarissimi viri jurumque doctoris Felicis Hemmerlin cantoris quondam Thuricensis varie oblectationis opuscula et tractatus, Bâle : N. Ketzler, 1497 (Hain, 8424). « Glosa bullarum per Beghardos impetratarum », « Lolhardorum descriptio », « Contra anachoritas beghardos beginasque silvestres », « Contra validos mendicantes ».

Fribourg-en-Brisgau

Anonyme. Copie insérée dans un catalogue d'hérésies, au XVIIIe siècle, UBF, HS 70, f° 41 v°-42 r°.

2. *Imprimés*

De nombreux traités hérésiologiques ont connu une grande notoriété en Allemagne, dont :

Megenberg, C. de (dit de Montepuellarum, 1308-1374). *De erroribus begehardorum.* Lyon (coll. « Bibliotheca Maxima Veterum Patrum », XXV), 1672, p. 310.

Megenberg, C. de. *De erroribus begehardorum.* Publ. par H. Kusch. Berlin (coll. « Leipziger Übersetzungen und Abhandlungen zum Mittelalter », Reihe A, Band I), 1957.

Wasmod de Homburg, J. (milieu du XIVe siècle). *De erroribus begehardorun tractatus contra hereticos beckardos lulhardos et swestriones.* Lyon (coll. « Bibliotheca Maxima Veterum Patrum », XXV), 1672.

On verra aussi les documents suivants :

Döllinger, I. von. *Beiträge zur Sektengeschichte des Mittelalters.* Munich, 1890. II, p. 378-394, 406-416, 703-705.

Haupt, H. « Beiträge zur Geschichte der Sekte vom Freien Geiste und des Beghardentums », *ZfKG* VII, 1885, p. 503-576.

Haupt, H. « Zwei Traktate gegen Beginen und Begharden », *ZfKG* XII, 1891, p. 85-90.

Schmidt, A. « Tractatus contra hereticos Beckardos, Lulhardos et Swestriones des Wasmund vom Homburg », *Archiv für Mittelrheinische Kirchengeschichte* 14, 1962, p. 336-386.

D'autres œuvres réservent une place aux béguines et aux béghards, sans leur être entièrement consacrées. Dans l'ordre chronologique, en dehors de la région, mais d'une importance majeure pour notre polémique, les traités ci-après :

Après 1250

Guillaume de Saint-Amour. *Opera Omnia.* Coutances/Paris, 1632.

Humbert de Romans. *De eruditione religiosorum, lib.* II, *De modo prompte cudendi sermones.* Lyon (coll. « Biblioteca Maxima Veterum Patrum », XXV), 1672, p. 483 *sq.*

Vers 1281

Bibera, N. de. « Carmen Satiricum ». *Erfurter Denkmäler.* (Geschichtsquellen der Provinz Sachsen). Publ. par T. Fischer. Halle, 1870. I, II, p. 1605-1654.

Début du XVe siècle

Nider, J. *Formicarius.* Cologne : Ulricus Zell, ca. 1475, Hain, 11 831.

La Réforme de Sigismond, traité anonyme exposant vers 1433-1434, au moment du concile de Bâle, les plans de réforme établis dans certains milieux laïques ou par de pauvres clercs :

Beer, K. (ed.). *Zur Überlieferung und Entstehung der Reformation Sigismundi, mit besonderer Berücksichtigung der neugefundenen Salzburger Handschrift,* Vienne/Leipzig, Akademie der Wissenschaften in Wien, Philos. hist. Klasse, Sitzungsberichte. 206, 1927, III.

« Reformation Kaiser Siegmunds », *MGH* (Staatschriften des späteren Mittelalters VI). Publ. par H. Koller. Stuttgart, 1964.

Werner, H. (ed.). « Die Reformation des Kaisers Sigismund. Die erste deutsche Reformschrift eines Laiens vor Luther », *AfKG* (Ergänzungsheft), 1908, III, p. 58-60.

Fin du XVe siècle, début du XVIe siècle

Bebel, H. *Facetien.* Publ. par G. Beber-Meyer. Leipzig (coll. « Bibliothek des literarischen Vereins in Stuttgart », CCLXXVI), 1931. XVII + 208 p.

Brant, S. *Das Narrenschiff*. Strasbourg, 1494 (Hain, 3743). Nouv. éd. en langue moderne. Publ. par M. Lemmer. Leipzig, 1958. Éd. critique publ. par M. Lemmer. Tübingen, 1962. Neue Folge 5.

Geiler de Kaysersberg. *Sermones de tempore et de sanctis*. Strasbourg, 1515.

Geiler de Kaysersberg. *Emeis*. Strasbourg, 1517.

Geiler de Kaysersberg. *Narrenschiff*. Strasbourg, 1520.

Geiler de Kaysersberg. *Postill über die fyer Evangelia*. Strasbourg, 1522.

Hutten, U. de. *Operum supplementum. Epistolae obscurorum virorum cum inlustrantibus adversariisque scriptis*. Publ. par E. Bücking. Leipzig, 1864, I, p. 47.

Lichtenberger, J. *Pronosticatio in latino*. 1re éd. Strasbourg, 1488. 2e éd. fac. sim. publ. par W. Harry-Rylands. Manchester, 1890.

Manuel, N. *Vom Papst und seiner Priesterschaft*. Publ. par J. Baechtold. Frauenfeld, 1878, p. 53-55.

Manuel, N. *Sprüche zum Todtentanz*. Publ. par J. Baechtold. Frauenfeld, 1878, p. 7.

Murner, Th. « Narrenbeschwörung », *in : Deutsche Schriften*. Berlin/ Leipzig : Wissenschaftliches Institut der Elsass-Lothringer im Reich an der Universität Frankfurt, II, 1929, p. 214, 383-385.

Murner, Th. « Von den Vier Ketzeren », *in : Deutsche Schriften, op. cit.*, I, 1926, p. 4, et II, 1929, p. 213.

Murner, Th. *Von dem Grossen Lutherischen Narren*. Strasbourg, 1522. Nouv. éd. sans appareil critique. Publ. par J. Scheible. Stuttgart, 1848, p. 187-196.

Le Révolutionnaire du Haut-Rhin

Haupt, H. « Ein Oberrheinischer Revolutionär aus dem Zeitalter Maximilians I. », *Westdeutsche Zeitschrift für Geschichte und Kunst, Ergänzungsheft* VIII, 1893, p. 77-228.

Das Buch der Hundert Kapitel und der Vierzig Statuten des sogenannten Oberrheinischen Revolutionärs. (Leipziger Übersetzungen und Abhandlungen zum Mittelalter.) Publ. par A. Franke et C. Zschäbitz. Berlin, 1967, Reihe A, IV, 552 p.

Bibliographie

I. LES BÉGUINAGES

Les controverses sur l'origine du mot « béguine » ont longtemps encombré l'historiographie des béguinages. Depuis J. Greven, ces problèmes ne sont plus l'objet d'une attention quasi exclusive. Pour résumer les conclusions généralement admises aujourd'hui, Lambert Li Bègue ne fut pas le fondateur éponyme des premiers béguinages à la fin du XIIe siècle. Il aurait tenu au contraire son surnom des béguinages où il prêchait. Le nom de béguine ne viendrait pas non plus du bas-allemand *bag*, mendier, équivalent de l'anglais *to bag*, comme le pensait H. Haupt, ni de *bege*, beige, équivalent de l'italien *bizo, bigio*, d'où *bizoco*, évoquant la couleur de l'habit des béguines : telle était l'explication avancée en 1947 par M. Mens et D. Phillips. H. Grundmann et E. W. Mc Donnell ont soutenu que le nom de béguine viendrait de *Al-bigen-ses*, sur la foi de la chronique dominicaine de Cologne assimilant au début du XIIIe siècle les *beggini* et les Albigeois persécutés par Simon de Monfort (*MGH. SS* XVII, *anno* 1209, p. 284, et *anno* 1213-1215, p. 1203). Plus convaincante nous paraît l'hypothèse qui fait remonter le mot de béguine au néerlandais *begge*, bavarder. Mais à tout prendre, ces recherches étymologiques nous semblent, telles quelles, de peu d'intérêt, et nous nous attacherons plutôt à distinguer les valeurs sémantiques attribuées par les contemporains aux noms portés par les béguines et les béghards.

Traditionnellement, les historiens des béguinages se sont beaucoup préoccupés aussi des origines de ces communautés. De ce fait, certains, tel H. Matrod, n'ont pas bien saisi l'évolution sociologique du mouvement : si, aux XIVe et XVe siècles, des femmes pauvres cherchèrent en nombre croissant dans les béguinages un asile et des moyens de subsistance, au XIIIe siècle, comme l'a montré H. Grundmann, des motivations spirituelles élevées accompagnaient généralement un recrutement noble ou patricien.

L'intérêt s'est donc porté depuis la seconde guerre mondiale, principalement aux États-Unis, en République Fédérale Allemande et en

République Démocratique Allemande, sur l'histoire sociale des béguinages. Ces recherches ont donné lieu à des controverses dont il conviendra d'analyser toutes les raisons.

Ce faisant, nous nous interrogerons aussi sur les perspectives nouvelles dans lesquelles cette histoire pourrait aujourd'hui être entreprise. Par exemple, le problème de la fonction des béguines dans la société ouvre un champ d'études plus vaste encore que notre recherche le laissera entendre. Pour poser quelques jalons de travaux à faire, notre enquête sur la polémique dirigée contre les béguines et les béghards nous semble un bon point de départ.

Asen, J. « Die Begharden und die Sackbrüder in Köln ». *AHVN* 115, 1929, p. 167-179.

Asen, J. « Die Beginen in Köln », *AHVN*, 111, 1927, p. 81-180, 112, 1928, p. 71-148.

Bihl, M. « De tertio ordine s. Francisci in Provincia superioris sive argentinens. Syntagma », *AFH* XIV, 1921, *AFH* XV, 1922, *AFH* XVII, 1924, *AFH* XVIII, 1925.

Degler-Spengler, B. « Die Beginen in Basel », *BZGA* 69-70, Bâle, 1970, 170 p.

Des Marez, G. « Les Bogards dans l'industrie drapière à Bruxelles », *in : Mélanges Paul Fredericq*. Bruxelles, 1904, p. 279-287.

Elm, K. « Klarissen und Beginen in Basel », *FDA* 22, 1970, p. 316-332.

Greven, J. « Der Ursprung des Beginenwesens », *HJ* 35, 1914, p. 26-58, 291-318.

Greven, J. *Die Anfänge der Beginen. Ein Beitrag zur Geschichte der Volksfrömmigkeit und des Ordenswesens im Hochmittelalter.* Münster (coll. « Vorreformationsgeschichtliche Forschungen », VIII), 1912, 227 p.

Greving, J. « Protokoll über die Revision der Konvente der Beginen und Begarden zu Köln im Jahre 1452 », *AHVN* 73, 1902, p. 25-77.

Grundmann, H. « Neue Beiträge zur Geschichte der religiösen Bewegungen im Mittelalter », *AfKG* 37, 1955, p. 129-182.

Grundmann, H. *Religiöse Bewegungen im Mittelalter. Untersuchungen über die geschichtlichen Zusammenhänge zwischen der Ketzerei, den Bettelorden und der religiösen Frauenbewegungen im 12. und 13. Jahrhundert und über die geschichtlichen Grundlagen der deutschen Mystik.* Berlin (coll. « Historische Studien », 267), 1935, 510 p.

Grundmann, H. « Zur Geschichte der Beginen im 13. Jahrhundert », *AfKG* 21, 1931, p. 296-320.

Haupt, H. « Beiträge zur Geschichte der Sekte vom Freiem Geiste und des Beghardentums », *ZfKG* VII, 1885, p. 503-576.

Haupt, H. « Zwei Traktate gegen Beginen und Begharden », *ZfKG* XII, 1891, p. 85-90.

Hilka, A. « Altfranzösische Mystik und Beghinentum », *Zeitschrift für romanische Philologie* 47, 1927, p. 121-170.

Kurze, D. « Die festländischen Lollarden. Zur Geschichte der religiösen Bewegungen im ausgehenden Mittelalter », *AfKG* 47, 1965, p. 48-76.

Mc Donnell, E. W. *The beguines and beghards in medieval culture, with special emphasis on the belgian scene.* New Brunswick : Rutgers University Press, 1954, xviii + 643 p.

Matrod, H. « Les Béghards. Essai de synthèse historique », *Études franciscaines* 37, 1925, p. 5-20, 146-168.

Meffert, F. « Compte rendu de Grundmann, H. Zur Geschichte der Beginen im. 13. Jahrhundert », *RHE*, 1932, p. 377-383.

Meier, G. « Die Beginen in der Schweiz », *ZfSK* IX, 1915, p. 23-24, 119-133.

Mens, A. « Les béguines et les béghards dans le cadre de la culture médiévale. A propos d'un livre récent E. W. Mc Donnel, *Beguines and Beghards in medieval culture* », *in : Le Moyen Age,* 1958. LXIV, p. 305-315.

Mens, A. *Oorsprong en Betekenis van de nederlandse Begijnen-en Begardenbeweging,* Louvain, 1947. xxx + 452 p.

Moeder, M. « Les béguinages de Mulhouse au Moyen Age », *Bulletin de la Société industrielle de Mulhouse* 3, Mulhouse, 1934, p. 169-183.

Mosheim, J.-L. *De beghardis et beguinabus commentarius.* Leipzig, 1790. xii + 575 p.

Neumann, E. G. *Rheinisches Beginen- und Begardenwesen. Ein Mainzer Beitrag zur religiösen Bewegung am Rhein.* Meisenheim-am-Glan (coll. « Mainzer Abhandlungen zur mittel. und neueren Geschichte », 4), 1960, 207 p.

Nübel, O. *Mittelalterliche Beginen und Sozialsiedlungen in den Niederlanden. Ein Beitrag zur Vorgeschichte der Fuggerei. Schwäbische Forschungsgemeinschaft bei der Kommission für Bayerische Landesgeschichte.* Tübingen (coll. « Studien zur Fuggergeschichte », 23), 1970, Reihe 4, Band 14.

Patschovsky, A. « Strassburger Beginenverfolgungen im 14. Jahrhundert », *DA* 30, 1974, p. 56-198.

Peters, G. « Norddeutsches Beginen- und Begardentum im Mittelalter », *Niedersächsisches Jahrbuch für Landesgeschichte* 41-42, 1969-1970, p. 50-118.

Phillips, D. *Beguines in medieval Strasbourg. A study of the social aspect of Beguine live.* Stanford University of California, 1941. IX + 253 p.

Schmidt, Ch. « Die Strassburger Beginenhäuser im Mittelalter », *Alsatia*, Mulhouse, 1858-1861, p. 149-248.

Schmitt, J.-Cl. « Les citations bibliques et canoniques dans les traités médiévaux sur la pauvreté (XIVe-XVe siècles), *in* : Mollat, M. (ed.). *Études sur l'histoire de la pauvreté (Moyen Age-XVIe siècle)*. Paris : Publications de la Sorbonne (coll. « Série Études », 8), 1974. II, p. 547-560.

Schmitt, J.-Cl. « Les Dernières années d'un béguinage colmarien d'après ses comptes (1510-1531) », *Annuaire de la Société d'histoire et d'archéologie de Colmar*, 1975-1976, p. 31-41.

Straganz, M. « Zum Begharden- und Beginenstreite in Basel zu Beginn des 15. Jahrhunderts », *Alemannia* XXVII, 1899, p. 2-10.

Struck, W. H. « Von Beginen und Begharden im Mittelrheingebiet », *Nassauische Annalen* 72, 1961, p. 184-198.

Wermter, E. M. « Die Beginen im mittelalterlichen Preussenlande », *Zeitschrift für die Geschichte und Altertumskunde Ermlands* 33, 1969, p. 41-55.

Zuhorn, K. « Die Beginen in Münster. Anfänge, Frühzeit, und Ausgang des münsterischen Beginentums », *Westfälische Zeitschrift* 91, 1935, p. 1-149.

II. L'ENVIRONNEMENT : PROBLÈMES D'HISTOIRE ECCLÉSIASTIQUE, RELIGIEUSE ET SOCIALE

Les travaux indiqués ci-après ne représentent pas l'ensemble des ouvrages utilisés en plus de ceux qui concernent directement les béguinages. Des appels de notes signaleront tout au long de notre étude les nombreux travaux d'histoire économique et sociale dont nous nous sommes servi. Les ouvrages ci-après traitent surtout de problèmes que nous avons été amené à aborder plus immédiatement : hérésie, mystique, pauvreté volontaire, ordres mendiants, histoire du clergé, schisme et conciles du début du XVe siècle. Un si grand nombre de rubriques aurait rendu très malaisée la consultation de cette bibliographie. C'est pourquoi nous distinguerons seulement des problèmes locaux et des problèmes généraux, regroupant à chaque fois l'ensemble de ces questions.

1. *Problèmes locaux*

Adam, P. « Le clergé paroissial en Alsace au XVe siècle ». *Parole de Dieu et Sacerdoce. Mélanges offerts à Mgr Weber*. Paris, 1962, p. 254-269.

Barack, K. A. « Hans Böhm und die Wallfahrt nach Nicklashausen im Jahre 1476 ». *Archiv des historischen Vereins* 14, Heft 3, 1856, p. 1-108.

Barth, M. *Handbuch der elsässischen Kirchen im Mittelalter*. Strasbourg, 1961-1963.

Barthelmé, A. *La réforme dominicaine au* XVe *siècle en Alsace et dans l'ensemble de la Province de Teutonie* (coll. « Études sur l'histoire du droit et des institutions de l'Alsace », VII), 1931, x + 217 p.

Baur, L. « Die Ausbreitung der Bettelorden in der Diöcese Konstanz », *FDA* I, Neue Folge, p. 1-101.

Behagel, W. *Die gewerbliche Stellung der Frau im mittelalterlichen Köln*. Fribourg-en-Brisgau/Berlin/Leipzig, 1910, x + 91 p.

Boner, G. « Das Predigerkloster in Basel von der Gründung bis zur Klosterreform 1233-1429 », *BZGA* 33, 1934, p. 195-303, et *BZGA* 34, 1935, p. 107-259.

Bruckner, J.-Ch. *Strassburger Zunft- und Polizeiverordnungen der 14. und 15. Jahrhunderte*. Strasbourg, 1889, XII + 625 p.

Burgler, A. *Die Franziskus-Orden in der Schweiz*. Schwyz, 1926.

Dollinger, Ph. (ed.). *Histoire de l'Alsace*. Toulouse, 1970, 528 p.

Dollinger, Ph. (ed.). *Documents de l'histoire de l'Alsace*. Toulouse, 1972, 483 p.

Eheberg, K.-Th. *Verfassungs-, Verwaltungs- und Wirtschaftsgeschichte der Stadt Strassburg bis 1681*. Strasbourg (coll. « Urkunden und Akten », I), 1899, XVI + 772 p.

Ennen, L. *Geschichte der Stadt Köln*, Cologne, 1863-1880, 5 vol.

Eubel, C. *Geschichte der Oberdeutschen (Strassburger) Minoriten Provinz*. Wurzbourg, 1886, VIII + 408 p.

Fiertz, G. B. « An usual trial under the inquisition at Fribourg Switzerland in 1399 », *Speculum* XVIII, 1943, p. 340-357.

Hatt, J. *Une ville du XVe siècle, Strasbourg*. Strasbourg, 1929, 509 p.

Haupt, H. « Das Schisma des ausgehenden 14. Jahrhunderts in seiner Einwirkung auf die oberrheinischen Landschaften », *ZGOR* V, p. 29-74, 273-319.

Haupt, H. « Johannes Malkaw aus Preussen und seine Verfolgung durch die Inquisition zu Strassburg und Köln (1390-1416) », *ZfKG* 6, 1884, p. 580-587.

Hautz, J. F. *Geschichte der Universität Heidelberg*. Mainz, 1863, I-II.

Hillenbrand, E. « Nikolaus von Strassburg. Religiöse Bewegung und dominikanische Theologie im 14. Jahrhundert », *FOL* XXI, 1968, p. 61-78.

Jung, A. « Friedrich Reiser, eine Ketzergeschichte aus dem fünfzehnten Jahrhundert », *Timotheus* II, Strasbourg, 1822, p. 37-102, 137-177, 234-280.

Köpstein, H. « Über den deutschen Hussiten Friedrich Reiser », *Zeitschrift für Geschichtswissenschaft* 7, 1959, p. 1068-1082.

Kothe, W. *Kirchliche Zustände Strassburgs im 14. Jahrhundert. Ein Beitrag zur Stadt- und Kulturgeschichte des Mittelalters*. Fribourg-en-Brisgau, 1902.

Loesch, H. von. *Die Kölner Zunfturkunden nebst anderen Kölner Gewerbeurkunden bis zum Jahre 1500*. Bonn (coll. « Publikationen der Gesellschaft für Rheinische Geschichtskunde », 22), 1907, 2 vol.

Moeder, M. *L'Église de Mulhouse au Moyen Age*. Strasbourg, 1957, XII + 176 p.

Nicolaus von Basel. *Bericht von der Bekehrung Taulers*. Publ. par Ch. Schmidt. Strasbourg, 1875, II + 64 p.

Pfister, R. *Kirchengeschichte der Schweiz*. Zürich, 1964.

Pfleger, L. « Beiträge zur Geschichte der Predigt und des religiösen Volksunterrichts im Elsass während des Mittelalters », *HJ* 38, 1917, p. 661-717.

Pfleger, L. *Kirchengeschichte der Stadt Strassburg im Mittelalter*. Colmar (coll. « Forschungen zur Kirchengeschichte des Elsasses », 6), 1941, 264 p.

Pfleger, L. « Zur Geschichte des Predigtwesens in Strassburg vor Geiler von Kaysersberg », *Strassburger Diözesanblatt* XXVI, 1907, p. 248-268.

Plaintes d'un laïque allemand du XIVe siècle, sur la décadence de la chrétienté. Publ. par Ch. Schmidt. Strasbourg, 1840, 15 p.

Rapp, F. « Ce qu'il en coûtait d'argent et de démarches pour obtenir de Rome la confirmation d'une élection épiscopale. Le cas de Guillaume Honstein, évêque de Strasbourg en 1506 », *RA* 101, 1962, p. 106-114.

Rapp, F. « L'Église et les pauvres à la fin du Moyen Age : l'exemple de Geiler de Kaysersberg », *RHEF* LII (149), 1966, p. 39-46.

Rapp, F. « Recherches sur l'histoire sociale de l'Église. Haut et bas clergé dans le diocèse de Strasbourg à la veille de la Réforme », *RA* 103, 1965, p. 7-20.

Rapp, F. *Réformes et Réformation à Strasbourg. Église et Société dans le diocèse de Strasbourg (1450-1525)*. Paris (coll. « Institut des Hautes Études Alsaciennes », XXIII), 1974, 554 p.

Ritter, G. « Aus dem Kreise des Hofpoeten Pfalzgraf Friedrichs I. », *ZGOR* 38, Neue Folge, 1923, Heft I, p. 109-123.

Ritter, G. « Zur Geschichte des häretischen Pantheismus in Deutschland im 15. Jahrhundert. Mitteilungen aus einer vatikanischen Handschrift », *ZfKG* 43, Neue Folge VI, 1924.

Röhrich, T.-W. « Verhör der Winkeler in Strassburg um's Jahr 1400 », *Mitteilungen aus der Geschichte der Evangelischen Kirche des Elsasses*, Strasbourg, 1855, I, p. 3-77.

Rosenkranz, A. *Der Bundschuh*. Heidelberg, 1927. 2 vol.

Rott, J. « Le Grand Schisme d'Occident et le diocèse de Strasbourg (1378-1415) », *in* : *Mélanges d'Archéologie et d'Histoire publiés par l'École Française de Rome*. 1935, III, p. 366-395.

Schmidt, Ch. *Histoire littéraire de l'Alsace à la fin du XV*e *siècle et au commencement du XVI*e *siècle*. Paris, 1879, 2 vol.

Schmidt, Ch. *Nicolaus von Basel und die Gottesfreunde in Basel im 14. Jahrdt*. Bâle, 1856, 153 p.

Schmitt, Cl. « Le conflit des franciscains avec le clergé séculier à Bâle sous l'évêque Gérard de Wippingen (1318-1324) », *AFH* 54, 1961, p. 216-225.

Schmitt, Cl. « Le parti clémentiste dans la province franciscaine de Strasbourg, Notes et documents », *AFH* 55, 1962, p. 82-102.

Schönenberger, K. « Das Bistum Konstanz während des Grossen Schismas (1378-1415) », *RHES* 20, 1926, p. 1-31, 81-110, 185-222, 241-280.

Schönenberger, K. « Das Bistum Basel während des Grossen Schismas », *BZGA* 26, 1927, p. 4-69, 73-143, et *BZGA* 27, 1928, p. 115-189.

Straganz, M. « Zur Geschichte der Minderbrüder im Gebiete des Oberrheins », *FDA* XXVIII, 1900, p. 319-396.

Villiger, J. B. *Das Bistum Basel zur Zeit Johannes XXII., Benedicts XII. und Klemens VI (1316-1352)*. Rome, 1939, XXVIII + 370 p.

Wackernagel, R. *Geschichte der Stadt Basel*. Bâle, 1907-1924, 4 vol.

Wackernagel, W. *Die Gottesfreunde in Basel*. Bâle (coll. « Beiträge zur vaterländischen Geschichte », 2), 1843, 160 p.

Wickersheimer, E. « Documents pour servir à l'histoire de la police de la mendicité à Strasbourg pendant le Moyen Age », *Bulletin du Comité des Travaux Historiques et Scientifiques*, 1921, 143 p.

Winckelmann, O. *Das Fürsorgewesen der Stadt Strassburg vor und nach der Reformation, bis zum Ausgang des sechzehnten Jahrhunderts. Ein Beitrag zur deutschen Kultur- und Wirtschaftsgeschichte.* Leipzig (coll. « Quellen und Forschungen zur Reformationsgeschichte », V), 1922, 302 p.

Winckelmann, O. « Über die ältesten Armenordnungen der Reformationszeit (1522-1525) », *Historische Vierteljahrsschrift* 17, 1914-1915, p. 187-228, 361-400.

Zimmermann, J. R. *Les Compagnons de métiers à Strasbourg du début du XIVᵉ siècle à la veille de la Réforme.* Strasbourg, Publications de la Société savante d'Alsace et des régions de l'Est (coll. « Recherches et documents », X), 1971, 146 p.

2. *Problèmes généraux*

Allier, R. « Les Frères du Libre Esprit », *Religions et Sociétés. Leçons professées à l'École Pratique des Hautes Études.* Paris, 1905, p. 109-153.

Ancelet-Hustache, J. *Maître Eckhart et la mystique rhénane.* Bourges, 1956, 192 p.

Avé-Lallemant, F.-Ch.-B. *Das deutsche Gaunertum in seiner social-politischen, literarischen und linguistischen Ausbildung zu seinem heutigen Bestande.* Leipzig, 1858-1862, 4 vol.

Balthasar, K. *Geschichte des Armutsstreites im Franziskanerorden bis zum Konzil von Vienne,* Münster (coll. « Vorreformationsgeschichtliche Forschungen », VI), 1911, XI + 284 p.

Binterim, A.-J. *Pragmatische Geschichte der deutschen National-, Provincial- und vorzüglichsten Diözesanconcilien.* Mainz, 1835-1848. T. 6-7.

Binz, L. *Vie religieuse et réforme ecclésiastique dans le diocèse de Genève pendant le Grand Schisme et la crise conciliaire (1378-1450).* Genève, 1973. XV + 550 p.

Bizet, J.-A. *Mystiques allemands du XIVᵉ siècle, Eckhart, Suso, Tauler. Choix de textes, introduction et notes.* Paris (coll. « Bibliothèque de philologie germanique », 19), 1957, 296 p.

Boehmer, H. *Analekten zur Geschichte des Franciscus von Assisi.* Tübingen/Leipzig, 1904, LXXII + 146 p.

Borst, A. *Die Katharer.* Stuttgart (coll. « Schriften der Monumenta Germaniae Historica », 12), 1953 X + 372 p. Trad. franç. *Les Cathares.* Paris, 1974, 291 p.

Bughetti, B. « Prima regula Tertii Ordinis iuxta novum codicem », *AFH* XIV, 1921, p. 109-121.

Büttner, T., Werner, E. *Circumcellionen und Adamiten. Zwei Formen mittelalterlicher Häresie*, FMG 2. Berlin, 1959, 141 p.

Camporesi, P. (ed.). *Il libro dei Vagabondi*. Turin (coll. « Nuovi Universale Einaudi », 145), 1973.

Caro Baroja, J. (ed.). *Les Sorcières et leur monde*, Paris, 1972, 306 p.

Cohn, N. *Les Fanatiques de l'Apocalypse. Courants millénaristes révolutionnaires du XIe au XVIe siècles*. Avec une postface sur le XXe siècle. Paris, 1962, 343 p.

Congar, Y. M. J. « Aspects ecclésiologiques de la querelle entre mendiants et séculiers dans la seconde moitié du XIIIe siècle et le début du XIVe siècle », *Archives d'Histoire doctrinale et littéraire du Moyen Age*, 36e année, Paris, 1962, p. 35-151.

Couvreur, G. *Les Pauvres ont-ils des droits ? Recherches sur le vol en cas d'extrême nécessité depuis la ' Concordia ' de Gratien (1140) jusqu'à Guillaume d'Auxerre († 1231)*. Rome/Paris (coll. « Analecta Gregoriana », 111), 1961. XL + 346 p.

Degler-Spengler, B. « Drei Fassungen der Terziarenregel aus der Oberdeutschen Minoritenprovinz », *AFH* 62, 1969, p. 503-517.

Delaruelle, E. *La Piété populaire au Moyen Age*. Avant-propos de Ph. Wolff. Introduction de R. Manselli et A. Vauchez. Turin, 1975, XXVIII + 563 p.

Delaruelle, E. « Le problème de la pauvreté vu par les théologiens et les canonistes dans la seconde moitié du XIIe siècle », *Cahiers de Fanjeaux 2 (Vaudois Languedociens et Pauvres catholiques)*, Toulouse, 1967, p. 48-63.

Devisse, J. « *Pauperes* et *Paupertas* dans le monde carolingien. Ce qu'en dit Hincmar de Reims », *RN* XLVIII, 1966, p. 273-287.

Döllinger, I. von. *Beiträge zur Sektengeschichte des Mittelalters*. Munich, 1890, 2 vol.

Duby, G. « Les Pauvres des campagnes dans l'Occident médiéval jusqu'au XIIIe siècle », *RHEF* LII 149, 1966, p. 25-32.

Dufeil, M.-M. *Guillaume de Saint-Amour et la polémique universitaire parisienne, 1250-1259*. Paris, 1972, XXXII + 467 p.

Erbstösser, M. Werner, E. *Ideologische Probleme des mittelalterlichen Plebejertums. Die Freigeistige Häresie und ihre sozialen Wurzeln*, FMG 7, Berlin, 1960, 163 p.

Eymerich, N., Peña, Fr. *Le manuel des Inquisiteurs*, Mouton (coll. « Le savoir historique », 8), Trad. et Introd. par L. Sala-Molins. Paris/La Haye, 1973, 251 p.

Favier, J. *Les Finances pontificales à l'époque du Grand Schisme d'Occident 1378-1409.* Paris (coll. « Bibliothèque des Écoles françaises d'Athènes et de Rome », 211), Paris, 1966, 855 p.

Favier, J. « Temporels ecclésiastiques et taxation pontificale : le poids de la fiscalité pontificale au XIVe siècle », *Journal des Savants*, avr.-juin 1964, p. 102-127.

Feine, H. *Kirchliche Rechtsgeschichte.* 4e éd. Cologne, 1964, XXIV + 788 p.

Fliche, A., Martin, V. *Histoire de l'Église depuis les origines jusqu'à nos jours*, t. 12, Le Bras, G. *Institutions ecclésiastiques de la Chrétienté médiévale.* Paris, 1959-1964, 2 vol.

Fliche, A., Martin, V. *Histoire de l'Église depuis les origines jusqu'à nos jours*, t. 13, Forrest, A., Van Steenberghen, F., Gandillac, M. de. *Le mouvement doctrinal du XIe au XIVe siècle.* Paris, 1956.

Fliche, A., Martin, V. *Histoire de l'Église depuis les origines jusqu'à nos jours*, t. 14, Delaruelle, E., Labande, E. P., Ourliac, P. *L'Église au temps du Grand Schisme et de la crise conciliaire (1378-1449).* Paris, 1962-1964, 2 vol.

Fontette, M. de. *Les Religieuses à l'âge classique du droit canon. Recherches sur les structures juridiques des branches féminines des Ordres.* Paris (coll. « Bibliothèque de la Société d'Histoire ecclésiastique de la France »), 1967, 170 p.

Franz, G. *Der deutsche Bauernkrieg.* Munich/Berlin, 1933. 4e éd. corrigée. Darmstadt, 1956, XVI + 318 p.

Franzen, A., Muller, W. *Das Konzil von Konstanz. Beiträge zu seiner Geschichte und Theologie.* Fribourg/Bâle/Vienne, 1954, XVIII + 536 p.

Fredegand, P. « Le Tiers Ordre de Saint François d'Assise », *Études franciscaines* 33, 1921, p. 360-382, 468-488 ; 34, 1922, p. 67-85, 195-210, 367-391, 538-560.

Fredericq, P. *Corpus Documentorum Inquisitionis Haereticae Pravitatis Neerlandicae.* Gand, 1889-1896. I-II.

Geremek, B. « La lutte contre le vagabondage à Paris aux XIVe et XVe siècles », *in* : *Ricerche storiche ed economiche in memoria di Corrado Barbagallo.* Naples, 1970, II, p. 213-236.

Geremek, B. « La Popolazione marginale tra il Medio Evo e l'era moderna », *Studi Storici* IX, 1968, n. 3-4, p. 623-640.

Geremek, B. « Les groupes marginaux dans les villes du Moyen Age », *Kwartalaik Historyczny* LXXVII, Z. 3, 1970, p. 539-552-554.

Geremek, B. « Renfermement des pauvres en Italie (XIVe-XVIIe siècles) », *in* : *Mélanges Fernand Braudel.* Toulouse, 1972, p. 110-122.

Grundmann, H. *Bibliographie zur Ketzergeschichte des Mittelalters 1900-1966.* Rome (coll. « Sussidi eruditi », 20), 1967.

Grundmann, H. « Der Typus des Ketzers in mittelalterlicher Anschauung » *in* : *Festschrift zum 60. Geburtstag von Walter Goetz.* Leipzig/Berlin, 1928, p. 92-107.

Grundmann, H. « Die geistlichen Grundlagen der deutschen Mystik », *Deutsche Vierteljahrsschrift für Literaturwissenschaft und Geistesgeschichte* 12, 1934, p. 400-429.

Grundmann, H. « Ketzerverhöre des Spätmittelalters als quellenkritisches Problem », *DA* 21, 1965, p. 519-575.

Grundmann, H. *Studien über Joachim v. Floris. Beiträge zur Kulturgeschichte des Mittelalters und der Renaissance* 32, Leipzig/Berlin, 1927.

Grundmann, H. *Neue Forschungen über Joachim v. Floris.* Marburg (coll. « Münsterische Forschungen », I), 1950, 121 p.

Guarnieri, R. « Il Movimento del libero spirito. Testi e documenti », *Archivio Italiano per la Storia della Pièta* 4, 1965, p. 351-708.

Gui, Bernard. *Manuel de l'inquisiteur.* Publ. par G. Mollat, Paris (coll. « Les classiques de l'Histoire de France au Moyen Age » 8 et 9), 1926, 2 vol.

Guiraud, J. *Histoire de l'Inquisition au Moyen Age.* Paris, 1935-1938, 2 vol.

Hamman, A. *Riches et Pauvres dans l'Église ancienne.* Textes présentés par le père A. Hamman, traduits par F. Quéré-Jaulmes. Paris, 1962.

Hansen, J. *Quellen und Untersuchungen zur Geschichte des Hexenwahns und der Hexenverfolgung im Mittelalter.* Bonn, 1901, 703 p.

Hansen, J. *Zauberwahn, Inquisition und Hexenprozess im Mittelalter und die Entstehung der grossen Hexenverfolgung.* Munich/Leipzig, 1900, 538 p.

Haupt, H. *Hussitische Propaganda in Deutschland.* Leipzig, 1886.

Haupt, H. « Waldensertum und Inquisition im Südwestlichen Deutschland seit der Mitte des 14. Jahrhunderts », *Deutsche Zeitschrift für Geschichtswissenschaft* 3, 1890, p. 337-411.

Hefele, Mgr. *Histoire des Conciles.* Paris, 1907-1938, 20 vol.

I Laici nella « Societas Christiana » dei secoli XI et XII. Atti della terza Settimana internationale di studio Mendola, 21-27 agosto 1965. Milan, 1968.

Institoris, H., Sprenger, J. *Le Marteau des sorcières.* Trad. et introd. par A. Danet. Paris, 1973, 699 p.

Kaminsky, H. *A History of the Hussite revolution.* Berkeley/Los Angeles, 1966.

Kluge, F. *Rotwelsch. Quellen und Wortschatz der Gaunersprache und der verwandten Geheimsprachen,* I, *Rotwelsches Quellenbuch.* Strasbourg, 1901, XVI + 495 p.

Koch, G. *Frauenfrage und Ketzertum im Mittelalter. Die Frauenfrage im Rahmen des Katharismus und des Waldensertums und ihre sozialen Wurzeln (12-14. Jahrhundert),* FMG 9, Berlin, 1962, 211 p.

Koch, J. « Kritische Studien zum Leben Meister Eckharts », *AFP* 29, 1959, et 30, 1960.

La Mystique rhénane, Colloque de Strasbourg, 16-19 mai 1961. Travaux du Centre d'études supérieures spécialisé d'histoire des religions de Strasbourg. Paris, 1963, 292 p.

Lagarde, G. de. *La naissance de l'esprit laïque au déclin du Moyen Age.* Louvain/Paris, 1956-1963, 5 vol.

Lambert, M. D. *Franciscan Poverty, the Doctrine of the Absolute Poverty of Christ and the Apostles in the Franciscan Order, 1210-1323.* Londres, 1961, XVI + 270 p.

Lang, A. « Der Bedeutungswandel der Begriffe 'fides' und 'haeresis' und die dogmatische Wertung der Konzilentscheidungen von Vienne und Trient », *Münchener Theol. Zeitschrift* 4, 1953, p. 133-146.

Lea, H. Ch. *A History of the Inquisition of the Middle Ages.* New York, 1888, 3 vol.

Le Bras, G., Lefevre, Ch., Rambaud, J. *L'Age classique, 1140-1378. Sources et théorie du droit, in : Histoire du droit et des institutions de l'Église en Occident.* Publ. par G. Le Bras, Paris. 1965, t. VII.

Lee Tuveson, E. *Millennium and Utopia, a study in the background of the Idea of progress.* Berkeley/Los Angeles, 1949, 255 p.

Le Goff, J. (ed.). *Hérésies et sociétés dans l'Europe pré-industrielle, XIe-XVIIIe siècles.* Paris/La Haye : Mouton (coll. « Civilisations et sociétés », 10), 1968, 484 p.

Le Goff, J. *Les Intellectuels au Moyen Age.* Paris, 1969, 192 p.

Le Goff, J. « Les métiers et l'organisation du travail dans la France médiévale », p. 296-347, *in* : *La France et les Français.* Publ. par M. François. Paris, 1972.

Le Jan-Hennebicque, R. « *Pauperes* et *Paupertas* dans l'Occident carolingien aux IXe et Xe siècles », *RN* L. 1968, p. 169-187.

Leff, G. *Heresy in the Later Middle Ages.* New York/Manchester. 1966, 2 vol.

Lerner, R. E. *The Heresy of the Free Spirit in the Later Middle Ages.* Berkeley : University of California Press, 1972.

Lippens, H. « Le Droit nouveau des Mendiants en conflit avec le droit coutumier du clergé séculier », *AFH* 47, 1954, p. 241-292.

Macek, J. *Jean Hus et les traditions hussites (XVe-XIXe siècles)*. Paris, 1973, 387 p.

Mandonnet, P. « Les origines de l'Ordo de Poenitentia », *Compte rendu du IVe Congrès scientifique international des catholiques, Sciences historiques*, Fribourg, 1898, p. 187-215.

Manselli, R. *La Lectura super Apocalipsim di Pietro di Giovanni Olivi. Ricerche sull'escatologismo medioevale*. Publ. par Instituto Storico Italiano per il Medio Evo. Roma (coll. « Studi Storici » 19-21), 1955, IV + 126 p.

Manselli, R. *Spirituali e Beghini in Provenza*. Publ. par Instituto Storico per il Medio Evo. Roma (coll. « Studi Storici » 31-34), 1959, VI + 357 p.

Manteuffel, T. *Naissance d'une hérésie. Les adeptes de la pauvreté volontaire au Moyen Age*. Traduit du polonais par Anna Posner. Paris/La Haye : Mouton (coll. « Civilisations et Sociétés », 6), 1969, 116 p.

Mayeux, M.R. *Les Biens de l'Église considérés comme patrimoine des pauvres à travers les conciles occidentaux du VIe siècle. Inspirations religieuses et structures temporelles*. Paris, 1948.

Meerssemann, G.G. *Dossier de l'ordre de la Pénitence au XIIIe siècle* (coll. « Spicilegium Friburgense » 7), Fribourg, 1961, XVI + 347 p.

Meerssemann, G.G. « Les Frères Prêcheurs et le mouvement dévôt en Flandre au XIIIe siècle », *AFP* 18, 1948, p. 69-130.

Metz, R. « Le statut de la femme en droit canonique médiéval », t. XII, p. 59-113, *in* : Société Jean Bodin, *La Femme*, 1959-1962, t. XI-XII.

Michelet, J. *La Sorcière*. Rééd. Paris, 1966, 314 p.

Mollat, M. « La Notion de pauvreté au Moyen Age. Position de problèmes », *RHEF* LII (149), 1966, p. 5-23.

Mollat, M. (ed.). *Études sur l'histoire de la pauvreté (Moyen Age-XVIe siècle)*. Paris : Publications de la Sorbonne (coll. « Série Études », 8), 1974, 2 vol.

Mols, R. « Le Sentiment religieux en Flandre à la fin du Moyen Age. Paris, 1961. Emploi et valeur des statistiques en histoire religieuse », *Nouvelle Revue Théologique* LXXXVI, 1964, p. 401-407.

« Movimenti religiosi popolari ed eresie del Medio Evo », p. 305-537. *Relazioni del X Congresso Internationale di Scienze Storiche. Storia del Medio Evo*. Florence (coll. « Biblioteca Storica Sansoni », Nuova Serie XXIV), 1955. Vol. III.

Mühl, Th. von der. *Das Basler Konzil, 1431-1448*. Munich, 1959, 232 p.

Müller, E. *Das Konzil von Vienne (1311-1312). Seine Quellen und seine Geschichte.* « Vorreformatorische Forschungen » XII, Münster-in-Westfalen, 1934, 756 p.

Oliger, L. *De secta Spiritus Libertatis in Umbria, saec. XIV.* Rome (coll. « Storia e Letteratura » 3), 1943, XII + 766 p.

Patschovsky, A. *Die Anfänge einer ständigen Inquisition in Böhmen.* Munich (coll. « Beiträge zur Geschichte und Quellenkunde des Mittelalters », 3), 1975, XVIII + 319 p.

Paul, J. « Les Franciscains et la pauvreté aux XIIIe et XIVe siècles », *RHEF* LII, 1966, p. 33-37.

Preger, W. « Beiträge zur Geschichte der religiösen Bewegung in den Niederlanden in der 2. Hälfte des 14. Jahrhunderts », *Abhandlungen der historischen Classe der königlich bayerischen Akademie der Wissenschaften* 21, Munich, 1898, p. 1-64.

Preger, W. *Geschichte der deutschen Mystik.* Leipzig, 1874.

Quetif, J., Echard, J. *Scriptores Ordinis Praedicatorum.* Paris, 1719-1721. I, II, III.

Rapp, F. *L'Église et la vie religieuse en Occident à la fin du Moyen Age.* Paris, 1971, 383 p.

Robillard, J. A. « Sur la notion de condition *(status)* d'après saint Thomas d'Aquin », *Revue des Sciences Philosophiques et Théologiques* XXV, 1936, p. 104-107.

Sapori, A. « Il pensiero sul lavoro attraverso ai secoli », *Rivista del diritto generale delle obligazioni,* 1946, p. 267-289, 367-379, 467-480.

Schulte, J. F. von. *Die Geschichte der Quellen und Literatur des canonischen Rechts vom Papst Gregor IX. bis zum Concil von Trient.* Stuttgart, 1877, 3 vol.

Simon, A. *L'Ordre des Pénitentes de Sainte Marie Madeleine en Allemagne au XIIIe siècle.* Fribourg, 1918.

Soldan, W.-G., Heppe, H. *Geschichte der Hexenprozesse.* Rééd. Munich, 1912, 2 vol.

Stelling-Michaud, S. *L'Université de Bologne et la pénétration des droits romain et canonique en Suisse aux XIIIe et XIVe siècles.* Genève (coll. « Travaux d'Humanisme et Renaissance », 17), 1955, 322 p.

Thieme, H. « Die Rechtsstellung der Frau in Deutschland », t. XII, p. 351-376, *in* : Société Jean Bodin, *La Femme,* 1959-1962, t. XI, XII.

Töpfer, B. *Das Kommende Reich des Friedens. Zur Entwicklung chiliastischer Zukunftshoffnungen im Hochmittelalter,* FMG 11, Berlin, 1964, 343 p.

Toussaert, J. *Le sentiment religieux, la vie et la pratique religieuse des laïcs en Flandre maritime et au West Hoeck de langue flamande aux XIVe, XVe et au début du XVIe siècle.* Paris, 1963, 887 p.

Tüchle, H. *Kirchengeschichte Schwabens. Die Kirche Gottes im Lebensraum des schwäbisch-alemannischen Stammes.* Stuttgart, 1950, 2 vol.

Valois, N. « Le Grand Schisme en Allemagne (1378-1380) », *Römische Quartalschrift* VII, 1892, p. 107-164.

Veit, L. A. *Volksfrommes Brauchtum und Kirche im deutschen Mittelalter.* Fribourg, 1936, XXIV + 251 p.

Vicaire, M. H. *Histoire de Saint Dominique.* Paris, 1957, 2 vol.

Villette, P. « La Sorcellerie dans le nord de la France du milieu du XVe siècle à la fin du XVIIe siècle », *Mélanges de science religieuse,* 1956, p. 39-62, 129-156.

Wadding, L. *Annales Minorum seu trium ordinum a S. Francisco institutorum.* Quarachi, 1931-1934, 25 vol.

Walter, H. *Lateinische Sprichwörter und Sentenzen des Mittelalters in Alphabetischer Anordnung.* Göttingen, 1963-1967, 6 vol.

Wattenbach, W. « Über die Sekte der Brüder vom freien Geiste. Mit Nachträgen über die Waldenser in der Mark und in Pommern », *Sitzungsberichte der königlich preussischen Akademie der Wissenschaften zu Berlin, Phil.-hist. Klasse* 29, 1887, p. 517-544.

Werner, E. « Nachrichten über spätmittelalterliche Ketzer aus tschechoslovakischen Archiven und Bibliotheken », *WZL* 12, 1963, I, p. 215-284.

Werner, E. *Pauperes Christi. Studien zu sozial-religiösen Bewegungen im Zeitalter des Reformpapsttums.* Leipzig, 1956, 226 p.

Werner, E., Erbstösser, M. « Sozial-religiöse Bewegungen im Mittelalter », *WZL* 7, 1957-1958, p. 257-282.

Wilmans, R. « Zur Geschichte der römischen Inquisition in Deutschland während des 14. und 15. Jahrhunderts », *HZ* 41, 1879, p. 193-228.

Introduction

« Les béghards et les béguines de Cologne sont-ils des personnes du siècle ou d'Église ? » Telle était, au XVIe siècle encore, la presque totalité des béguinages ayant déjà disparu, la question que posait Ulrich de Hutten. Pendant plus de deux siècles d'histoire des béguinages, elle avait été posée sans qu'une réponse satisfaisante pût lui être donnée. Ou plutôt, la réponse ne faisait pas de doute : les béguines et les béghards étaient bien des laïcs. Mais ils vivaient comme des personnes religieuses, prétendant parfois même se compter parmi les membres du clergé, à moins que ce ne fût le clergé qui leur ait attribué pareille prétention...

Cette question fut le ressort fondamental de la polémique autour des béguinages, tout au long de leur existence : les béguines et les béghards n'étaient pas des religieux, mais ils n'étaient pas non plus tout à fait des laïcs à part entière. Les historiens allemands ont forgé un mot pour exprimer cette situation incertaine à mi-chemin de l'Église et du monde : le *Zwischenstand*. L'état intermédiaire. Des marginaux de l'entre-deux.

Les contemporains ne sont jamais parvenus à en donner une véritable définition. Or, qu'un groupe de personnes pût, dans la société médiévale, échapper à toute classification justifiait déjà les pires soupçons. Les accusations précises ne se firent pas attendre. Bulles des papes eux-mêmes, mandements des évêques, traités polémiques de clercs de toutes catégories, donnèrent à la polémique une ampleur qui surprend, si l'on considère qui elle visait : quelques milliers d'hommes et de femmes qui n'avaient pas même de statut social... C'est que l'enjeu dépassait le cadre restreint des béguinages : les béguines et les béghards, quoique laïcs, étaient par leur mode de vie et leurs aspirations proches des clercs. Ceux-ci furent donc contraints, pendant les deux ou trois siècles d'existence des béguinages, de tenter de définir le statut de leurs habitants, et par là de se définir eux-mêmes avec un soin tout particulier, pour bien s'en distinguer. En même temps, face à un mode de vie qu'ils ont le plus souvent condamné, il leur fallait dire quelle était, selon eux, la norme de la vie laïque, et bientôt ils ne furent plus seuls à le dire. Nous sortons ainsi des béguinages : quand les clercs parlaient des béguines, ce qu'ils en disaient avait le plus souvent une portée beaucoup plus générale.

Là est sans doute la raison de ce livre : le sujet lui-même rendait obligatoire la recherche incessante, au-delà du cas particulier, d'une leçon d'histoire générale. Quels types de mentalités se sont-ils exprimés au cours de cette polémique ? Quels furent les rapports entre économie, société, mentalités ?

A de telles questions, seule une démarche appropriée, de portée également générale, pouvait permettre une ébauche de réponse. C'est aussi l'ambition de ce livre de tenter de définir et d'éprouver une méthode.

Un livre d'histoire : du XIIIe au XIVe siècle, termes extrêmes de l'histoire des béguinages, notre étude se situe volontairement dans la chronologie. La longue durée, l'évolution, les changements, obsessions d'historiens ? Elles n'excluent pas, croyons-nous, la définition de structures.

L'espace enfin : précisons ici une des limites de ce travail. Des régions où se développèrent les béguinages, nous avons seulement retenu l'Allemagne du Sud-Ouest, et plus précisément le Rhin supérieur, en excluant notamment la Flandre. Pourtant, cette perspective un peu étroite nous paraît excusable et dans une certaine mesure justifiée.

Excusable, parce que l'étude de la polémique conduit très rapidement à utiliser des sources qui, telles les constitutions pontificales, n'intéressaient pas seulement notre région précise ; et aussi parce que nous avons pris le parti de toujours interroger les documents, même locaux, en fonction d'une problématique générale.

Justifiée, parce qu'une histoire des mentalités soucieuse avant tout d'expliquer exige d'être confrontée à tous les aspects de la réalité historique, ce qui n'est pas aisé dans un cadre géographique trop vaste. Il importait simplement que la région choisie formât un ensemble historiquement cohérent : les anciens diocèses de Strasbourg, Bâle, Constance, autrement dit l'Alsace, le Pays de Bade, le Wurtemberg, une partie de la Souabe, la Suisse alémanique, nous ont semblé répondre à cette exigence. Sans interdire une large utilisation des sources de la région de Mayence, de Cologne, vers le nord, de la Franconie et de la Bavière vers l'est. A peu près partout, le mouvement des béguinages est maintenant bien connu. Il y a été suffisamment important pour donner naissance à de vives polémiques, dont certains témoignages sont restés inédits. Sans doute la région avait-elle encore moins d'unité politique qu'aujourd'hui : de la Rhénanie et du Palatinat aux Alpes, des Vosges au Danube central, les fiefs, les seigneuries ecclésiastiques, les possessions des Habsbourg, s'y enchevêtraient de façon inextricable. Mais, pour cet ensemble de pays, un lien existait : le Rhin, dont Bâle enjambait déjà le coude. Au-delà des particularités locales, le fleuve était le meilleur garant de la communauté de langage et de civilisation de ces régions. En même temps, il les ouvrait aux influences les plus lointaines : il était le trait d'union économique et intellectuel entre la Flandre et l'Italie. Il ne pouvait que nous dissuader d'enfermer notre étude dans un cadre géographique trop rigoureusement clos.

Cependant, l'explication et la périodisation des attitudes mentales que nous proposerons, une fois brièvement rappelé en guise de préliminaires ce qu'étaient les béguinages, n'auront pas la prétention de valoir pour l'ensemble de l'Église, pas même pour tous les pays qui ont connu les béguinages. Nous verrons des clercs prendre parti sur des problèmes aussi généraux que celui de la pauvreté, mais toujours dans le cadre de la polémique des béguines et des béghards, et dans le Rhin supérieur. Les conditions propres à cette polémique et à cette région ont joué le rôle de révélateur pour une évolution générale, mais selon un rythme particulier *.

* Discussions, conseils, rencontres occasionnelles ou fréquentes, familières ou érudites, comptent beaucoup dans le mûrissement d'une idée. Il ne m'est pas possible de nommer ici tous ceux à qui va ma gratitude. Mais il serait injuste de ne pas remercier tout spécialement Mme Brigitte Degler-Spengler, de Bâle, et M. Alexander Patschovsky, de Munich, qui ont l'un et l'autre facilité ma recherche des documents et m'ont donné la primeur de leurs propres travaux. Deux mots sont bien insuffisants aussi pour exprimer ma reconnaissance à ceux qui ont suivi mon travail tout au long de sa genèse : MM. Michel Mollat et Francis Rapp, et surtout M. Jacques Le Goff qui m'a fait l'amitié de le présenter. Je n'aurai garde aussi d'oublier ceux qui ont assuré la préparation matérielle de cette publication : tout particulièrement Mmes Françoise Vergneault, Anne-Claire de Champfleury et Nicole Bernageau, de l'École des Hautes Études en Sciences Sociales. Ma gratitude envers elles n'a d'égale que la patience dont elles firent preuve à mon égard !

Enfin, s'il m'est facile de justifier ma démarche *a posteriori*, je dois avouer que tout n'était pas aussi clair au départ. Ce livre a des racines obscures et lointaines : des pays où se situe l'intrigue, j'ai aimé l'histoire bien avant qu'elle devienne pour moi objet de science. Sans doute est-ce à mon père que je le dois, c'est donc à lui, et aux miens, que je dédie cet ouvrage.

PRÉLIMINAIRES

Les béguinages

Pourquoi des béguines ? S'affrontant depuis longtemps sur la question de l'origine des béguinages, les historiens ne lui ont pas apporté de réponse entièrement satisfaisante. Une surpopulation féminine aux XIIe et XIIIe siècles a été invoquée, et plus particulièrement la présence en surnombre de femmes seules, veuves ou célibataires. Furent-elles privées d'un conjoint par les ravages des guerres féodales, comme on a pu le soutenir ? Luttes incessantes, brusques coups de main, vengeance privée : la violence, certes, mais aussi une forme sociale plus codifiée qu'on ne l'a cru longtemps, et dont la finalité n'était pas le meurtre. Songeons plutôt aux structures familiales de l'époque, notamment dans les milieux aristocratiques, dont les premières béguines étaient issues en majorité : aux restrictions apportées au mariage des filles pour préserver l'intégrité du patrimoine menacée par l'évolution de l'économie féodale ; au privilège des mâles, et en particulier de l'aîné. Pour de telles raisons, nombreuses furent les femmes qui durent renoncer à se marier faute de pouvoir offrir une dot suffisante.

Moins exigeant, le monastère était leur second recours. Tant que cela leur fut possible, les cisterciens et les prémontrés se chargèrent de fonder pour elles des établissements monastiques dont ils surveillaient la vie matérielle et spirituelle. Et lorsqu'ils se trouvèrent débordés par l'ampleur du mouvement, leur rôle échut aux nouveaux ordres religieux. Mais les monastères de clarisses et de dominicaines ne pouvaient se multiplier sous la direction des frères mineurs et prêcheurs sans contraindre tôt ou tard ces derniers à choisir entre cette *cura monialium* et leur véritable mission, l'apostolat en milieu laïque et urbain. A leur tour, les religieux s'efforcèrent de limiter le nombre des monastères de femmes.

C'est par conséquent en tant que simples laïques, mais comme dans la nostalgie de la vie monastique qui leur était refusée, que ces femmes, en Flandre d'abord, puis en Rhénanie, s'installèrent seules ou en petits groupes, souvent près des couvents ou des églises, pour vivre dans la

---

Voir notes 1 et suiv., p. 219.

prière et la chasteté en se contentant de maigres ressources. Elles n'étaient pas soumises à une règle déterminée, et ne pouvaient pas être visées par conséquent par l'interdiction du concile de Latran (1215) de fonder de nouveaux ordres religieux. Mais cette interdiction les contraignit à demeurer dans la situation intermédiaire et floue où elles se trouvaient. Du moins pouvaient-elles, lorsque les circonstances s'y prêtaient obtenir du pape ou des évêques une reconnaissance de leur bonne conduite et une autorisation de vivre en communauté : très tôt les béguines flamandes en bénéficièrent grâce à la supplique que le cardinal Jacques de Vitry avait adressée au pape. Dès 1230, l'archevêque de Cologne suivit cet exemple.

Comme le montrent ces deux interventions en leur faveur, les béguinages furent rapidement indissociables du phénomène urbain, en raison tant du mode de vie de leurs habitantes que de la tutelle des ordres mendiants, qui étaient installés dans les villes. C'est pourquoi ils n'ont été nulle part aussi nombreux que dans la plaine du Rhin, de Bâle à la mer du Nord, et dans les régions voisines. Ces régions se caractérisaient par un taux d'urbanisation exceptionnel pour l'époque, et aussi par un encadrement spirituel privilégié, en particulier grâce à l'abondance des couvents de dominicains. La plaine du Rhin ne fut-elle pas appelée jusqu'à la fin du Moyen Age la « vallée des prêtres » ?

De fait, dans le succès des premiers béguinages, l'importance des motifs religieux ne doit pas être sous-estimée. D'autant moins que ces communautés regroupaient des femmes d'origines noble, patricienne ou même bourgeoise pouvant faire preuve d'une culture et d'aspirations spirituelles souvent élevées. Mais le mouvement des béguinages ne fut pas figé : son évolution au XIVe siècle fut marqué par l'abaissement progressif du niveau social du recrutement des béguines, coïncidant avec l'accroissement du nombre des maisons.

I. L'ÉVOLUTION NUMÉRIQUE DES BÉGUINAGES

Le nombre des béguinages, celui des béguines et des béghards et leur évolution intéressent l'étude de la polémique à deux égards : ils doivent permettre d'apprécier la place de ces communautés dans le décor urbain, de comprendre la méfiance plus ou moins grande que leur seule présence a pu susciter, d'y voir, sinon une cause, du moins une condition favorable au développement de la polémique. Inversement, reconstituer l'évolution numérique des béguinages, c'est apprécier les conséquences éventuelles, l'efficacité, de la polémique.

Avec cent soixante-neuf béguinages mentionnés, Cologne avait une situation exceptionnelle. A raison de trois à soixante-sept béguines (un cas mentionné en 1477) par maison, le nombre des béguines s'est élevé à 1 170 au milieu du XIVe siècle [1]. Elles représentaient alors 3,34 % de l'ensemble de la population [2].

A Mayence, les béguinages étaient généralement moins importants (trois à quatre personnes) et leur nombre fut également plus réduit, puisqu'il ne dépassa jamais vingt-huit maisons. Après un maximum de quatre-vingt-dix béguines vers 1300-1318, le nombre de ces femmes se maintint autour de soixante au XIVe siècle [3], chiffre qui ne représente que 0,36 % du nombre d'habitants [4].

Plus au sud, Strasbourg occupait, en ce qui concerne l'importance de ses béguinages, une position intermédiaire entre Cologne et Mayence : quatre-vingt-cinq béguinages y sont mentionnés, abritant trois à vingt-six femmes chacun. Mais un nombre important de béguines isolées rend ici les appréciations globales malaisées. Du moins le nombre total des béguines dut-il s'élever à plusieurs centaines [5], dans une ville qui comptait environ dix mille habitants au début du XIVe siècle.

En amont de Strasbourg, Bâle semble avoir été le dernier centre important du mouvement. Une vingtaine de béguinages, abritant en moyenne une douzaine de personnes chacun, y est attestée. Au total, trois cent cinquante à quatre cents béguines auraient vécu à Bâle vers 1400, soit 3,5 % de la population. Mais quelques années plus tard, en 1409-1411, toutes ces maisons disparurent, victimes d'un sursaut soudain de la polémique [6].

D'autres villes, telles que Haguenau, Fribourg, Colmar, Mulhouse, Thann, possédaient un ou plusieurs béguinages [7]. Des villes plus petites encore, Ribeauvillé par exemple, avaient leur béguinage. En revanche une grande ville, Constance, en était privée : il n'y existait qu'une importante communauté de tertiaires franciscaines, un ancien béguinage il est vrai [8].

Les indications qui précèdent peuvent paraître imprécises et incomplètes. En effet, si les béguinages rhénans ont bénéficié ces dernières années de travaux importants, les plus grandes villes ont seules fait l'objet d'études systématiques.

Mais cette imprécision tient aussi à l'état de la documentation : le dénombrement des béguinages, et plus encore des béguines et des béghards, est impossible sans une grande marge d'approximation. A Bâle, par exemple, n'est connu que le nombre de femmes admissibles dans les maisons d'après les prescriptions de leur règlement ou des chartes de fondation, et ces documents n'ont été conservés que dans la moitié des cas. Les prescriptions ont-elles toujours été respectées ? Qu'en était-il des autres maisons ?

En dépit de ces imprécisions, il est possible de tenter des comparaisons et de faire trois remarques.

1) Le cas surprenant de Constance, qui semble être restée à l'écart du mouvement, incite à se demander si le développement des béguinages était dépendant d'une situation socio-économique donnée, commune aux villes où ces maisons sont mentionnées en grand nombre, mais absente à Constance.

2) Dans le cas de Mayence, il apparaît que les béguines y représentaient une part très faible de la population, en comparaison de la situation de Cologne, Bâle, Strasbourg. Cette originalité de Mayence doit avoir contribué à la faiblesse de la polémique dans cette ville. C'est à Bâle au contraire que la polémique fut la plus violente, puisqu'elle entraîna, cas unique, l'expulsion de toutes les béguines de la ville en l'espace de deux ans. Mais c'est là aussi qu'elles étaient proportionnellement les plus nombreuses.

3) Enfin, nous avons évoqué le problème des béguinages situés dans les villages. Avant même d'en voir l'importance en tant que thème polémique, il nous rappelle la complexité du mouvement des béguinages : fondamentalement, celui-ci était lié à l'essor urbain. Mais la ville ne se réduisait pas à ses murailles. Son influence s'étendait au plat pays, et notamment aux béguinages qui s'y trouvaient. Parfois même, ceux-ci étaient l'enjeu des luttes citadines : aux environs de Strasbourg, huit villages possédaient chacun un béguinage ; à Königshoffen, il dépendait du chapitre de Saint-Thomas de Strasbourg, qui dut lutter jusqu'au XVe siècle pour empêcher les frères mineurs de la ville de se l'approprier[9]. Offerts aux convoitises urbaines, ces béguinages n'avaient pas été créés à partir de la ville : au contraire, les chroniques dominicaines du XIIIe siècle permettent de suivre le déplacement de certains d'entre eux aux environs de Colmar. Ils s'en rapprochèrent par étapes successives, avant d'être transformés parfois en monastères placés sous la direction des frères prêcheurs[10].

*
**

Les béghards sont apparus généralement plus tard que les béguines et furent moins nombreux qu'elles : à Bâle, la première mention d'un béghard date de 1292 seulement. Une dizaine de noms apparaît dans les années suivantes, généralement isolés. Cette ville ne compta que deux maisons de béghards, l'une dite des pauvres volontaires *(willige armen)*, fondée en 1350 à proximité du couvent des frères prêcheurs tout comme l'autre, qui en 1377 était habitée par neuf frères[11].

En général, les villes ne comptaient guère plus de maisons : deux à Strasbourg, dont une de vingt-quatre béghards en 1461, cinq à Mayence, rassemblant une trentaine de noms en tout.

II. LES ORIGINES GÉOGRAPHIQUES ET SOCIALES DES BÉGUINES

Une origine géographique locale, jointe à un recrutement dans les couches aisées de la population aurait pu assurer aux béguines des appuis solides dans les villes et limiter peut-être les effets de la polémique. Qu'en a-t-il été ?

En règle générale, les béguines provenaient des environs de la ville, ou de villages éloignés. Rarement d'une autre ville : le mouvement était bien un phénomène urbain, mais chaque ville avait sa propre zone de recrutement. A Strasbourg, vingt-sept femmes originaires des environs sont mentionnées dans les béguinages entre 1290 et 1318 [12]. A Mayence, vingt-trois femmes vinrent chercher en ville parmi les béguines de meilleures conditions d'existence ou la proximité d'une église conventuelle pour accomplir leurs dévotions [13]. A Bâle, 75 % des béguines provenaient de villages du pays de Bade, d'Alsace, de Suisse, et les quelques béghards cités étaient le plus souvent alsaciens [14]. C'est semble-t-il à Bâle, et secondairement à Strasbourg, que les béguines étrangères à la ville ont été les plus nombreuses.

Les béghards étaient issus, dès la fin du XIIIe siècle, de milieux modestes et toujours étrangers à la ville. Une très grande mobilité les caractérisait, comme tous les individus déracinés par la pauvreté et contraints à mener une existence précaire. Aux dires des chroniqueurs, la réunion des chapitres des ordres mendiants leur donnait l'occasion d'affluer par centaines, recherchant sans doute leur part des aumônes qui se multipliaient en ces circonstances [15].

A l'inverse de celle des béghards, qui fut toujours populaire, l'origine sociale des béguines subit une évolution sensible [16].

Des quatre villes principales, deux, Cologne et Strasbourg, offrent à cet égard un même type d'évolution qu'encadrent deux cas extrêmes mais opposés, Mayence d'une part et Bâle de l'autre.

Dans les quatre cas, les femmes issues de la noblesse foncière et du patriciat urbain occupèrent une place prédominante dans les béguinages au moins jusque vers 1330. Elles jouèrent un rôle déterminant dans la fondation des maisons, habitées ultérieurement par des béguines appartenant à des milieux sociaux de plus en plus modestes. Cependant, à Strasbourg et à Cologne, des béguinages aristocratiques se sont plus longtemps maintenus. Une discrimination sociale très sensible opposait les trois grandes communautés nobles et patriciennes de Strasbourg, *Offenburg*, *Innenheim* et *Zum Turm*, aux autres maisons, dont le recrutement était souvent très populaire. A Cologne, des béguines issues du patriciat sont mentionnées jusqu'en 1364. Dans ces deux villes, le mouvement des béguinages paraît avoir été assez hétérogène : l'ensemble des catégories sociales y fut longtemps représenté.

Au contraire, à Mayence et à Bâle, le recrutement des béguinages fut dès la fin du XIVe siècle ou le début du XVe siècle plus homogène. Mais de façon différente.

A Mayence, les béguines d'origine très populaire étaient peu nombreuses (5,83 %). Au contraire, celles qui provenaient des milieux d'artisans, ayant commencé tardivement à entrer dans les béguinages, à partir de 1293 seulement, y devinrent bientôt majoritaires. Vers 1400, le mouvement apparaît laminé socialement, tant au sommet qu'à la base, et caractérisé par un recrutement dans les couches moyennes de la population. A Bâle, pas plus qu'à Mayence, l'origine des béguines ne fut très diversifiée : mais ici elle fut très tôt, dès 1330, plus populaire et en même temps étrangère à la ville.

Les caractéristiques sociologiques des béguinages de chacune de ces villes y déterminèrent en partie au moins le développement de la polémique : le tarissement du recrutement nobiliaire et même patricien à la fin du XIVe siècle entraîna un affaiblissement du mouvement dont il faudra rechercher les conséquences. Par ailleurs, aux différences qui apparaissent dans le recrutement des béguinages d'une ville à l'autre, ont correspondu plusieurs degrés de violence de la polémique : c'est à Bâle, où les béguines étaient, proportionnellement à l'ensemble de la population, les plus nombreuses, où elles étaient aussi les moins intégrées dans cette population en raison de leur origine géographique et sociale, que la polémique connut le plus grand développement. Inversement, c'est à Mayence qu'elle fut la moins violente : mais c'est là aussi que les béguines étaient les moins nombreuses, et que les caractéristiques de leur recrutement étaient les plus conformes à la structure sociale d'une grande cité commerçante et artisanale de la plaine du Rhin.

Cette dernière observation nous ramène au cas étonnant de Constance et au problème qu'y pose l'absence de béguinages. Cette ville avait une importance démographique, économique, comparable à celle des autres villes. Sa structure sociale était semblable [17]. Mais il faut tenir compte, autant que de l'existence des différents groupes sociaux, de la dynamique de leurs rapports qui, à Constance, présentait quelque originalité : la puissance économique et politique particulièrement forte des grandes familles de négociants, au premier rang desquelles les Fry et les Muntprat, qui contribuèrent vers 1380 à fonder la Grande Compagnie de Ravensbourg [18], a peut-être joué contre les béguinages. Il est possible en effet que le grand patriciat marchand de Constance, plus puissant qu'ailleurs, ait négligé ce type d'institution, pour viser plus haut dans l'économie de ses bienfaits et assurer la prospérité éclatante des communautés de dominicains et de dominicaines de cette ville.

III. LA TYPOLOGIE DES BÉGUINAGES

Autant l'étymologie du mot béguine a pu jadis diviser les historiens, autant ceux-ci s'opposent aujourd'hui, souvent au nom de deux conceptions plus ou moins avouées de l'histoire, lorsqu'ils tentent de parvenir à une typologie satisfaisante des béguinages.

Pour les uns, et en particulier E.-G. Neumann, il importe de distinguer cinq types de maisons, selon des critères à la fois chronologiques, sociaux, géographiques, numériques, dont le choix reste très empirique [19]. De plus, cette classification n'est pas opératoire, puisqu'elle ne permet pas d'établir de corrélation précise entre les divers types de communautés et l'origine sociale des béguines, entre l'assise matérielle des maisons et le degré d'orthodoxie de leurs habitantes. En un mot, il s'agit d'une typologie close sur elle-même.

D'autres spécialistes au contraire, en particulier en République démocratique allemande, n'acceptent de distinction qu'entre deux types de béguines : les béguines « établies » *(die Ansässigen)* et les béguines isolées et instables *(die Fluktuierenden)*. Cette distinction, formulée par M. Erbstösser et E. Werner [20], a été ensuite adoptée par H. Grundmann en République fédérale allemande. Mais pour ce dernier, les unes et les autres procédaient du même mouvement, ne se distinguaient qu'en apparence [21]. Les deux auteurs précités contestent au contraire l'unité de ce mouvement. Pour eux, une origine sociale totalement différente dans l'un et l'autre cas aurait déterminé l'existence de deux réalités entièrement différentes : d'une part, les béguines ayant une origine aisée, jouissant au sein de la société d'une grande stabilité, et qui n'ont été assimilées aux autres que parce qu'elles portaient le même nom de béguine. D'autre part, les béguines isolées, instables, pauvres : elles seules et les béghards ont été atteints par l'hérésie, et ils pouvaient seuls l'être étant issus des mêmes couches sociales inférieures que les sœurs et les frères du Libre Esprit.

Ce que cette classification perd en nuances, elle le gagne en fécondité : en effet, bien mieux que la précédente, elle établit une relation entre niveau social et attitudes religieuses des béguines. Elle présente toutefois l'inconvénient d'être uniquement qualitative : en réalité, et pour nous cela est essentiel, les béguines qui, de par leur origine sociale et leurs conditions de vie, ne pouvaient être contaminées par l'hérésie, étaient certainement les plus nombreuses. Or, elles furent confondues avec celles qui étaient minoritaires : le type des *Fluktuierenden* s'est imposé dans la polémique comme représentatif de toutes les femmes désignées par le nom de béguine.

Mais dès que l'on quitte le langage polémique pour revenir à la réalité concrète, familière des béguinages, il n'est pas possible d'ignorer la prépondérance des *Ansässigen*. Ainsi à Bâle, B. Degler Spengler établit une distinction entre trois types de béguines : les femmes isolées ; puis celles qui formaient de petits groupes de deux ou trois membres (souvent la mère et la fille) ; et enfin celles qui appartenaient à un béguinage important, leur offrant une sécurité matérielle plus grande, une meilleure protection contre les persécutions éventuelles, une direction spirituelle régulière dont se chargeaient les frères des ordres mendiants, franciscains en général. Cependant, l'auteur remarque que le troisième type était le seul vraiment représentatif du mouvement, ses caractéristiques économiques, sociales, institutionnelles, religieuses étant de loin les plus fréquentes. Et c'est elles qui, dans la réalité du cadre urbain, ont donné au mouvement son « allure » générale [22].

IV. LES MOYENS DE SUBSISTANCE DES BÉGUINES

Les revenus des béguines avaient une triple origine : les rentes, le travail artisanal, la mendicité.

1. *Les rentes*

C'est dans les revenus de leurs rentes que les béguines trouvaient l'essentiel de leurs moyens de subsistance. D'autant plus qu'aux rentes appartenant à la communauté s'ajoutaient souvent celles qu'elles possédaient en propre. Ne faisant pas vœu de pauvreté à leur entrée dans la communauté, elles continuaient en effet à disposer librement de leurs biens, aliénant ou achetant des terres, une maison, engageant un bien foncier pour garantir un emprunt. A leur mort, elles léguaient ce qu'elles possédaient au béguinage, ou parfois aux membres de leur famille [23].

La fortune collective du béguinage remontait aux dispositions du fondateur, ou bien à des donations plus récentes. Très souvent, celles-ci correspondaient à des legs testamentaires de nobles ou de bourgeois : à Strasbourg, les testaments en faveur des béguines étaient nombreux, mais il arrivait que ces femmes fussent obligées de partager avec d'autres bénéficiaires, hospices ou couvents [24]. En 1349 les « béguines et les pauvres » furent ainsi invités à se partager les biens meubles d'un noble défunt. Certaines donations étaient aussi adressées aux églises à l'intention des béguines, sous la forme d'un anniversaire *(jorgezit)* : une fois par an, une gratification leur était assurée, à charge pour elles d'accomplir quelque œuvre pie soigneusement stipulée dans la fondation.

Ces donations, en effet, n'étaient pas désintéressées : dans la plupart des testaments, il était prescrit aux béguines de faire des offrandes aux églises à certaines fêtes, ou d'allumer des cierges et de prier le jour anniversaire de la mort de leur bienfaiteur. Elles étaient tenues d'assister aux messes célébrées pour le repos de son âme, après avoir accompagné son corps à sa dernière demeure.

Ces fonctions funéraires constituaient souvent la principale activité des béguines. Chacune achetait un cierge au sacristain, y fixait un ou plusieurs deniers *(pfennig)*, qu'elle offrait ensuite aux pauvres attirés par la cérémonie des funérailles. Les béguines servaient ainsi d'intermédiaires dans l'accomplissement posthume de la charité du défunt. Les funérailles achevées, elles étaient tenues de demeurer sur la tombe et de prier aussi longtemps que brûlaient les cierges.

A Strasbourg surtout, les béguines semblaient presque exclusivement vouées à de telles fonctions funéraires. A la fin du XVe siècle Geiler de Kaisersberg reprochait, dans un sermon, aux bourgeois de Strasbourg de ne pas accompagner leurs morts jusqu'au cimetière, et de laisser les béguines et les béghards former seuls le cortège funèbre [25]. Dans la même ville une gravure sur bois illustrant l'*Énéide* de Virgile, imprimée en 1502 chez Jean Grüninger, montre les béguines s'acquittant de leur devoir : leur capuche rabattue sur le visage, portant chacune un long cierge, précédant quelques bourgeoises et bourgeois de Strasbourg, elles paraissent arrachées à la réalité qui leur était familière et transférées dans un monde mythologique (illustration I).

Cette activité spécialisée assurait aux béguines des revenus et contribuait ainsi à leur subsistance. Surtout elle leur donnait une fonction sociale qui les justifiait et les rendait même indispensables. Il est vraisemblable que nous touchons ici une des raisons profondes de leur maintien et de leur expansion même, puisqu'elles continuèrent à recevoir des donations en échange des services funéraires qu'elles rendaient, alors que l'Église faisait peser sur elles les pires soupçons.

Mais la relation privilégiée que ces femmes entretenaient avec la mort était susceptible de les desservir autant que de les favoriser, d'inspirer la crainte autant que le respect... La polémique sut tirer parti de cette ambiguïté.

Avant même de participer aux funérailles, les béguines avaient souvent veillé le moribond. En effet les règlements de maison, les fondations faites en leur faveur, les astreignaient couramment à des œuvres de bienfaisance : nourrir les pauvres, visiter les malades. A cette fin, les béguines se rendaient communément dans les hospices qui finirent parfois, au XVe siècle, par absorber plusieurs béguinages [26]. A la même époque, à Strasbourg, un béguinage dirigeait son propre asile d'incurables *(Siechenhaus)* [27]. Dans les deux cas, nous voyons comment les œuvres caritatives ont eu tendance au XVe siècle à se transformer en institution :

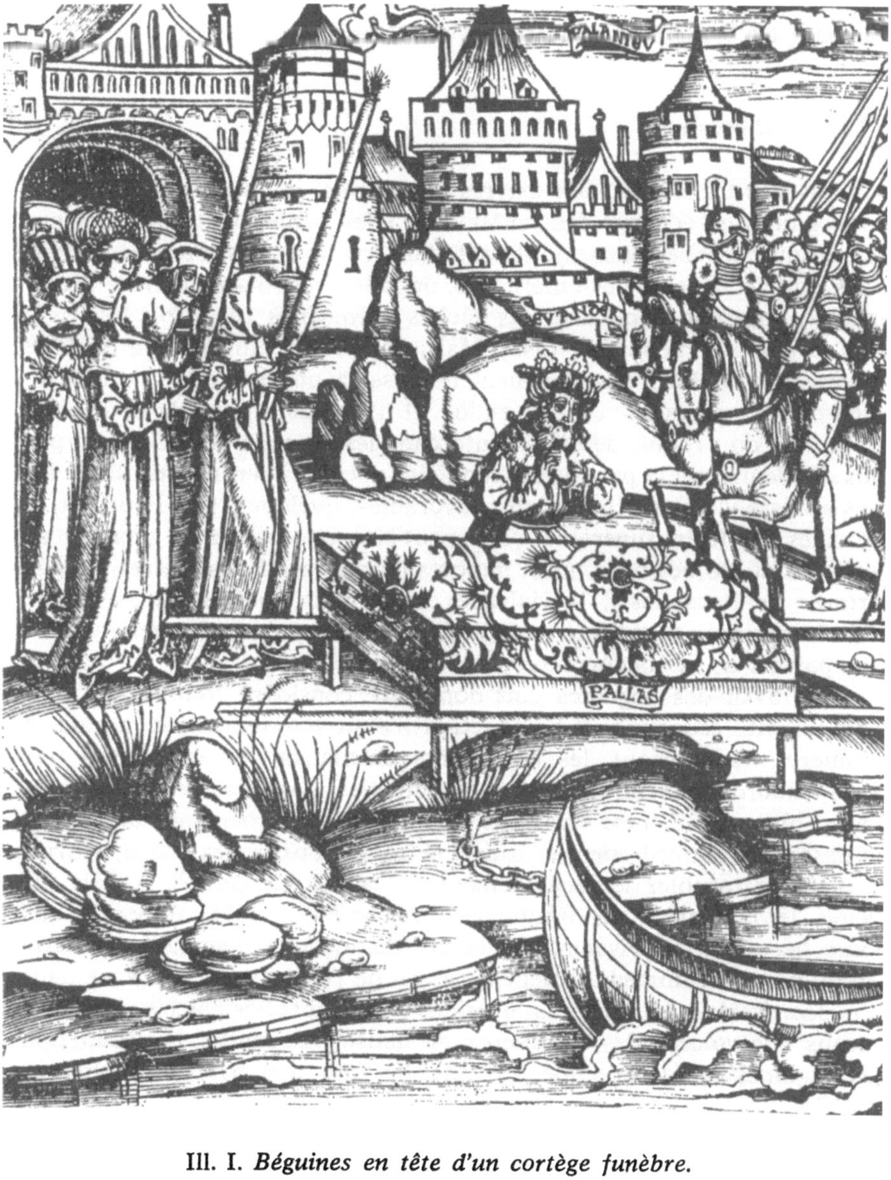

Ill. I. *Béguines en tête d'un cortège funèbre.*

(Funérailles de Pallas, Virgile, *Énéide,* livre XI, Grüninger, 1502, p. 373 bis.) Au pied de la ville mythologique de Pallantium, les béguines, portant des cierges, parviennent sur le rivage du Latium. Le roi Évandre prie, sur le cercueil de Pallas, le compagnon d'Énée.

(Bibl. mun., Colmar.)

quel fut le rapport entre les reproches d'oisiveté et d'inutilité faits aux béguines et cette évolution ? Dans quelle mesure la polémique a-t-elle contraint les béguines à se faire gardes-malades ?

2. *Le travail manuel*

Aux services funéraires, aux œuvres caritatives, imposées généralement aux béguines en échange des rentes dont elles percevaient annuellement les revenus, les béguines ajoutaient dans certains cas d'autres tâches, telles que l'éducation des enfants ou, dans les béguinages dont le recrutement était plus populaire, des tâches ménagères (couture, lessive...) dans le couvent mendiant voisin. Mais, dans les béguinages de quelque importance, les béguines s'adonnaient aussi à un véritable travail artisanal dont la production était vendue. Il n'est guère possible de connaître la part du produit de cette vente dans les revenus des béguines, pas plus d'ailleurs que la part de la mendicité : seule la rentrée régulière des cens a laissé, dans les cas les plus favorables, quelque trace. Pourtant, si les villes du Rhin supérieur n'ont peut-être pas connu de groupes de béghards ou de béguines aussi importants que celui des *fratres laici et textores* de Bruxelles [28], la violence de certains conflits du XVe siècle entre béguinages et métiers autorisent à penser que ces derniers souffrirent parfois de la concurrence des béguines.

Le travail des béguines doit donc être considéré comme une véritable activité économique. Sa fonction n'était pas seulement morale. A première vue pourtant, les règlements de maison lui assignaient une place subordonnée aux activités spirituelles des béguines : à Strasbourg, plusieurs d'entre eux, tout en imposant aux béguines de filer et de tisser, leur interdisaient d'utiliser le rouet sous prétexte que le bruit risquait de troubler le recueillement de la communauté [29]. A Bâle, de même, le règlement du béguinage *Dechanshaus* (1388) imposait aux douze béguines qui vivaient là, de ne filer qu'à la quenouille et cette interdiction suit immédiatement le rappel de l'obligation du silence dans la maison [30]. Mais de telles justifications ne voilent-elles pas les véritables raisons : la volonté des fondateurs de maison de limiter la production des béguines et de les empêcher ainsi de trop concurrencer l'artisanat local ?

Cette restriction compensait un peu les privilèges économiques dont jouissaient les béguines. Par exemple, elles étaient dispensées de l'apprentissage, et elles pouvaient vendre et acheter librement. Ces *privilegia beguinalia* semblent avoir été d'abord assez bien acceptés. Mais au XVe siècle, ils durent paraître de plus en plus intolérables, comme le prouve les violents conflits qui opposèrent alors les maîtres de métier et les béguines [31].

A Mayence, les béguinages étaient sans doute trop petits pour inspirer des craintes sérieuses. En revanche, à Cologne, l'imposant *Schelenkonvent* dut faire face à l'hostilité des artisans du textile. En 1452, une enquête du Magistrat montre que cinquante-six béguines y vivaient encore, de leurs rentes, de droits sur les moulins et enfin de la vente d'une production textile variée et abondante : tissus de lin, filés, et tissus de soie, voiles mortuaires, draps liturgiques, voiles de religieuses, broderies [32]. Mais depuis 1421, à la suite d'une plainte des tisserands de lin fabricants de draps mortuaires, les béguines n'étaient plus autorisées qu'à tisser le lin sur six métiers seulement, et sous le contrôle de la juridiction artisanale. Il avait été décidé également qu'une béguine qui quitterait la communauté et désirerait poursuivre son activité serait astreinte à un apprentissage préalable [33]. Ces mesures furent rappelées en 1422. En 1434, le Magistrat obligea les béguines à ne produire que certains articles : voiles de religieuses, draps liturgiques. Trois ans plus tard le nombre des métiers fut réduit de six à trois. Ce décret n'ayant pas été appliqué, il fut répété en 1452 à la suite d'une nouvelle plainte des artisans. A cette occasion, les maîtres exprimèrent leur volonté d'obliger les béguines à réduire leur production à la mesure de leurs seuls besoins, et d'éviter tout surplus susceptible d'être vendu.

Peu après, en 1456, les fileurs de soie ayant voulu à leur tour interdire aux béguines toute production pouvant leur porter préjudice, le Magistrat de Cologne autorisa huit béguinages seulement à exercer cet artisanat, pour une période de dix ans et à condition que la production n'excéderait pas certaines quantités. Peu appliquée, cette mesure fut rappelée en 1470.

Au même moment, en 1469 et 1470, les fileurs de soie menacèrent d'exclure de leur métier les maîtres qui, pour accroître le volume de leur production, donnaient en sous-traitance du travail aux béguines. Cette mise en garde fut réitérée en 1480, 1506 et encore en 1564.

De leur côté, les brodeurs de blasons *(Wappensticker)* s'attaquèrent au *Schelenkonvent* entre 1469-1470 et 1482, cherchant eux aussi à contraindre les béguines à limiter leur production à leurs besoins personnels.

L'importance de tous ces conflits ne doit pas être surestimée, et pas davantage le rôle économique des béguines dans la ville : le cas du *Schelenkonvent* paraît assez isolé, et s'explique par la taille de cette communauté. Le plus important est de souligner que les privilèges des béguines suscitèrent l'hostilité des maîtres de métier au XVe siècle surtout, à une époque où les béguines, plus que par le passé sans doute, avaient besoin de justifier d'un travail pour s'intégrer à la société urbaine : mais attachées à leurs privilèges, incapables de se conformer tout à fait à la norme laïque, elles étaient condamnées à rester en marge.

3. *La mendicité*

A considérer l'assise matérielle des béguinages, ou du moins de la majorité d'entre eux, il semble exclu que les béguines aient eu besoin de mendier pour subsister. De plus, les règlements de maison prohibaient généralement la mendicité, et certains, à Strasbourg par exemple, imposaient au contraire aux béguines de recevoir et de nourrir les pauvres femmes, afin de leur éviter d'avoir à mendier [34]. Si certaines béguines ont reçu des aumônes, ce pouvait être sous la forme d'une rétribution : en 1500, le Magistrat de Cologne ordonna aux proviseurs des hospices de refuser les aumônes aux béguines qui n'auraient pas consacré leur matinée à soigner les pauvres [35].

Sans doute les béguines stables, aisées, respectables, pouvaient-elles se passer de mendier pour vivre. Mais il est certain aussi que les béguines isolées, pauvres, dépourvues de rentes, et elles furent de plus en plus nombreuses, que les béghards aussi, beaucoup plus tôt sans doute, mendiaient, et avec eux tous les pauvres. Plusieurs béguines, seules ou par paires, sont mentionnées au XIVe siècle parmi les « pauvres du Saint Esprit » qui recevaient une aumône régulière à l'église Saint-Thomas de Strasbourg. C'est à de telles béguines que l'évêque demanda en 1317 de conformer leur attitude à celle des autres mendiants — elles se singularisaient en effet en criant « Du pain, par Dieu ! » —, mais sans leur interdire de mendier [36]. Les béghards, quant à eux, étaient moins nombreux, mais généralement plus pauvres que les béguines. Les dons qu'ils recevaient étaient modestes : une faible rente, un peu de cire, une pièce de tissus gris pour y tailler un froc. Ils devaient vivre de travaux occasionnels pour lesquels ils trouvaient à louer leurs bras, et avant tout de la mendicité.

Cependant, pas plus pour les béghards que pour les béguines, la mendicité n'était un principe fondamental de leur mode de vie, une obligation procédant d'un vœu de pauvreté. Elle était la conséquence d'une pauvreté subie. En ce sens, il est probable que la mendicité des béguines s'est développée au cours des années, à la faveur de l'abaissement du niveau social du recrutement des béguines et des difficultés économiques rencontrées par les béguinages. Ainsi, en 1452, une enquête du Magistrat de Strasbourg, ville où subsistaient alors quatre-vingt-treize béguinages, révéla que sur quatre-vingt-huit d'entre eux, soixante-quatre vivaient de rentes en nature ou en espèces, et vingt-quatre, soit 30 %, n'avaient aucun revenu : « non habent redditus ». Cette situation devait bien contraindre leurs béguines à mendier [37].

V. LES AUTORITÉS COMPÉTENTES

Les béguines et les béghards étaient des laïcs. A ce titre, ils dépendaient du Magistrat des villes. Sans pouvoir prétendre à quelque immunité, ils devaient acquitter les taxes municipales. La gestion des béguinages était contrôlée le plus souvent par un curateur *(Pfleger)* désigné par le Magistrat. Généralement, il en était l'un des membres, chargé en même temps du contrôle de l'ensemble des corporations [38].

Par l'intermédiaire de son représentant, le Magistrat se montrait très jaloux de ses prérogatives dans les béguinages, et tentait notamment d'y limiter l'influence des ordres mendiants. Cependant, cette tutelle, au XIVe siècle au moins, assura aux béguinages une certaine protection contre les persécutions du clergé [39].

Aux yeux de l'Église en effet, la situation des béguinages manquait de clarté. Le mouvement des béguinages n'eut jamais de règle commune approuvée par le Saint-Siège, comme ce fut le cas pour le tiers ordre franciscain ou l'ordre de la pénitence de sainte Marie-Madeleine, qui dépendait des dominicains. Chaque maison avait un acte de fondation ou un règlement constitué petit à petit, qui imposaient aux béguines un mode de vie déterminé. Par exemple, onze documents de cette sorte ont été conservés à Bâle : les préoccupations morales y sont prédominantes. Les candidates, avant d'être admises devaient faire la preuve d'une irréprochable chasteté. Elles étaient obligatoirement veuves ou célibataires. Les trop jeunes n'étaient pas admises [40]. Parfois un don leur était réclamé à leur entrée dans le béguinage, mais ensuite elles gardaient la jouissance de leurs biens. L'obéissance à la supérieure, qui portait le titre de *martha, magistra,* ou *meisterin,* était requise sous peine d'expulsion. Mais les béguines pouvaient quitter la communauté librement, pour se marier par exemple [41]. Les tertiaires ne pouvaient au contraire quitter leur état que pour entrer dans un ordre plus sévère *(arctior ordo),* dans la tradition de la hiérarchie des états de perfection.

La supérieure servait d'intermédiaire entre les béguines et le curateur délégué par le Magistrat. Elle les représentait aussi auprès du patron de la maison, qui pouvait être un descendant du fondateur. Mais surtout elle était responsable de la direction du béguinage devant le gardien du couvent franciscain ou le prieur du couvent dominicain dont dépendait la maison. En effet, les béguinages entretenaient d'étroites relations avec les ordres mendiants. La situation topographique des béguinages, groupés dans chaque ville autour de chacun de leurs couvents, témoignait même de leur obédience. A Cologne, où le grand nombre de maisons rend l'exemple particulièrement significatif, le couvent des dominicains était ainsi entouré de soixante-dix béguinages importants et de quatre-vingt-dix maisons de béguines isolées. A proximité immédiate du couvent, une rue portait même le nom de *platea beginarum*. Plus loin cinquante-et-un béguinages et soixante-cinq maisons de béguines isolées se groupaient autour du couvent franciscain [42].

Les deux ordres, toutefois, n'exerçaient pas un même contrôle sur les béguinages qui dépendaient d'eux : le gardien franciscain avait en général plus de pouvoir que son homologue dominicain sur les béguinages du voisinage. Les rapports entre l'ordre des frères mineurs et les béguinages ne différaient guère de ceux qui le liaient à son tiers ordre : comme pour les béguines, lorsque les tertiaires recevaient une rente par testament, une clause les obligeaient souvent à pourvoir chaque jour aux besoins des religieux en viande, poisson, pain et vin. De leur côté, les frères étaient tenus de dire des messes pour le salut du bienfaiteur défunt et c'est à cette condition seulement qu'ils pouvaient bénéficier des services des tertiaires...

Mineurs, tertiaires ou béguines, étaient liés dans l'économie des œuvres charitables et de la prière. Leur solidarité matérielle et spirituelle était indissociable : l'existence des béguinages était nécessaire aux religieux.

Quoique moins étroites, les relations entre frères prêcheurs, pénitentes de Sainte Marie-Madeleine et béguines d'obédience dominicaine étaient comparables. Comme l'apparition des béguinages, la fondation de l'ordre des pénitentes de Sainte Marie-Madeleine fut une conséquence de l'excédent de la population féminine et des problèmes matériels et moraux qu'il posait. Mais dans le cas des pénitentes, ou *Reuerinnen*, la spontanéité primitive du mouvement fut tôt détournée vers des voies plus régulières grâce à l'action du chanoine Rodolphe d'Hildesheim. Dès 1227, ce chapelain du légat pontifical Conrad de Zähringen prépara l'incorporation des pénitentes à l'ordre dominicain que réalisèrent en 1286 le légat Jean de Boccamazzi et le provincial des frères prêcheurs Hermann de Minden [43]. En 1291, Nicolas IV rendit l'autonomie aux pénitentes, mais celles-ci ne tardèrent pas en fait à se lier de nouveau aux couvents des frères : en 1304 à Bâle, en 1309 à Fribourg [44]. Partout, elles choisissaient des confesseurs appartenant aux ordres mendiants de préférence « aux chapelains, aux curés, aux moines noirs ou blancs ». Béguines, pénitentes, religieux étaient étroitement liés : lorsque les frères prêcheurs codifièrent leurs relations avec les unes, ils ne les distinguèrent pas toujours des autres [45].

Si les béguines étaient dépendantes des ordres mendiants presque autant que les tertiaires ou les pénitentes, elles étaient officiellement des fidèles comme les autres : en droit, elles étaient entièrement soumises au clergé séculier. Or, celui-ci était jaloux de ses prérogatives, et, de plus, aussi méfiant par principe à l'égard des béguinages que traditionnellement hostile aux religieux. Il n'est donc pas étonnant qu'il ait tenu le devant de la scène dans la polémique contre les béguines et les béghards.

PREMIÈRE PARTIE

L'hérétique

CHAPITRE PREMIER

Du soupçon à l'accusation

Tant qu'il y eut des béguines, l'ironie, les railleries sans méchanceté, ne cessèrent jamais. Elles visaient la piété ostentatoire, la démarche singulière de ces paires de bonnes femmes *(mulierculae)*, de « bonnes sœurs », que l'on croisait dans la rue [1]. Le prêcheur Étienne de Bourbon (mort en 1261) rapporta la plaisanterie de trois petits Rémois : tandis qu'ils jouaient dans leur lit, l'un d'eux s'agenouilla pour prier, s'attirant aussitôt le sobriquet de *beginus*. A Bâle, les enfants poursuivaient les béguines dans la rue en les appelant « tête de choux *(kabisköpf)* », du nom de leur coiffe singulière, leur béguin en somme [2]. Il en est resté une injure en dialecte alsacien...

Les conditions dans lesquelles est né le mouvement des béguinages doivent expliquer ces attitudes. Faute de pouvoir entrer en religion, les béguines durent se résigner à l'état laïque. Dans le monde, elles restèrent toujours des laïques gardant la nostalgie du monastère, éprouvant d'autant plus de difficultés à s'intégrer dans le siècle.

Cependant le mode de vie auquel elles étaient condamnées n'était pas sans risque. Et très tôt, il devint patent que, si l'existence des béguines n'était pas mauvaise en soi, il se trouvait parmi elles de mauvaises béguines. C'est contre elles seules que le maître général des frères prêcheurs, dans la seconde moitié du XIIIe siècle, mit en garde les religieux avant de les envoyer prêcher aux différents états de la société [3].

Ainsi, de remarques ironiques et anodines, un glissement s'opérait peu à peu vers la critique plus précise de certaines béguines, et des soupçons plus graves encore allaient bientôt englober tous les béguinages.

Cependant, au XIIIe siècle, la polémique sembla hésiter entre deux voies possibles : d'un côté l'accusation d'hérésie, de l'autre la dénonciation de l'oisiveté et de la mendicité illicite. Bien sûr, il ne s'agissait pas de deux griefs entièrement distincts et s'excluant mutuellement, mais plutôt des deux pôles d'une accusation comprenant d'autres thèmes encore, ceux de l'hypocrisie ou de l'immoralité.

Voir notes 1 et suiv., p. 221

Au plus haut niveau de la hiérarchie, dans des documents intéressant souvent l'Église entière, les deux voies furent alors empruntées. Mais localement, plus près de la réalité des béguinages et de la menace qu'elle semblait représenter, l'alternative fut rapidement tranchée : c'est l'hérésie qui s'imposa.

I. L'ALTERNATIVE DU XIIIe SIÈCLE

Un chant satirique écrit vers 1281-1283 à Erfurt, vraisemblablement par le chanoine Nicolas de Bibera, distinguait très nettement encore les bonnes et les mauvaises béguines. Et, pour l'auteur, le critère principal de distinction était l'attitude à l'égard du travail : les bonnes béguines filent la laine et travaillent jour et nuit ; elles mendient, mais légitimement ; elles sont extrêmement pieuses. Les mauvaises, inversement, sont oisives, gyrovagues, de mœurs légères [4]. Dans le cas des bonnes béguines, qui par ailleurs travaillaient, la mendicité était très bien admise. Mais il n'en allait pas toujours ainsi.

En raison des rapports entretenus par les béguinages et les ordres mendiants, c'est d'abord à Paris, lors de la querelle sur la pauvreté qui, en 1250-1259, opposa maîtres mendiants et séculiers de l'université, que l'oisiveté et la mendicité des béguines et des béghards furent dénoncées avec le plus de violence. Ayant éclaté à l'occasion de l'attribution d'une deuxième chaire aux frères mineurs, la querelle déboucha rapidement sur des problèmes plus fondamentaux : le rôle des ordres mendiants dans l'Église, la question de la pauvreté, du travail manuel et de la mendicité. Un des maîtres séculiers, Guillaume de Saint-Amour (mort en 1272) se révéla l'ennemi le plus résolu des religieux, même après sa réprobation par le pape et son exil dans le Jura [5].

Bien que parisienne, l'œuvre polémique de Guillaume n'est pas étrangère à notre propos. Elle semble avoir été oubliée après sa mort, en raison sans doute de la condamnation pontificale. Mais peut-être aussi parce que les thèmes qui y étaient développés trouvèrent moins de répondant dans la société, au moins jusqu'au milieu du XIVe siècle. En revanche, l'argumentation de Guillaume de Saint-Amour trouva, dans le cadre de la polémique des béguines et des béghards, une brillante postérité au XVe siècle.

L'auteur s'en est pris aux mendiants valides. Par ces termes il entendait surtout désigner les franciscains et les dominicains. Mais ceux-ci, en raison des relations nouées entre leurs couvents et les béguinages étaient les *amatores, excusatores, defensores* des béguines. Ne dissimulant pas la jalousie du clergé séculier, privé au profit des religieux de l'assistance matérielle des béguinages, en butte aux empiètements des frères sur les droits de l'ordinaire [6], Guillaume insinuait même que ces relations n'étaient pas à l'abri de tout soupçon d'immoralité [7]. Les béguines et les frères étaient donc assimilés dans une même condamnation. Et lorsque le pape, en août 1257, eut réprouvé les opinions de Guillaume de Saint-Amour, celui-ci jugea plus prudent de s'en prendre aux religieux par une voie détournée, en attaquant d'abord les béguines. Après l'exil de son maître, Rutebeuf utilisa la même tactique [8].

Pour Guillaume, les béguines n'étaient pas à l'image des saintes femmes qui accompagnaient le Christ ou ses apôtres. Elles étaient au contraire fondamentalement mauvaises. Mais persuadées que leur nom même de béguine était un signe de sainteté, en se fondant sur une étymologie fantaisiste [9], elles étaient incapables de comprendre qu'elles péchaient. Dans ces conditions, comment auraient-elles pu faire pénitence [10] ? Leur immoralité, leur hypocrisie, leur étaient reprochées. Mais avant tout, Guillaume les accusait de vivre d'aumônes et de refuser de travailler « alors qu'elles étaient jeunes et valides » [11]. Elles volaient ainsi aux vrais pauvres les aumônes qui leur revenaient légitimement quand une infirmité les empêchait de travailler. Au contraire, c'était par oisiveté que les béguines mendiaient [12].

Ainsi, dès Guillaume de Saint-Amour, tout était dit sur la béguine ou le béghard mendiants valides. Pourtant, pendant plus d'un siècle, cette voie ouverte à un développement possible de la polémique n'a pas été vraiment empruntée. Certes, il a été reproché aux béguines, au cours du XIVe siècle, de mendier de façon illicite, mais ce grief, jusqu'au début du XVe siècle, est toujours resté secondaire par rapport à l'accusation d'hérésie, contribuant seulement à étayer celle-ci.

A l'approche du concile de Lyon de 1274, le pape demanda à quelques personnalités de l'Église de lui envoyer un rapport préalable sur les questions qui allaient être abordées par l'assemblée. Trois rapports au moins furent envoyés, ceux qui nous ont été conservés : ils ont été établis par Humbert de Romans, par le frère mineur Gilbert de Tournai, et par l'évêque Bruno d'Olomouc. Tous trois, au chapitre des maux dont souffrait la chrétienté, ont parlé des béguines. Mais en des termes différents.

Dans son rapport, Humbert de Romans distinguait, comme il l'a fait aussi dans son manuel de prédication à l'intention des frères dominicains, les bonnes et les mauvaises béguines : le *status* des béguines pouvait à son avis être tenu pour bon, et de nombreuses béguines lui semblaient vertueuses. Pourtant, à l'égard de l'ensemble du mouvement, il émettait des réserves originales : il craignait un danger pour la foi, car l' « honneur de l'Église », affirmait-il, pouvait pâtir de la multiplication des béguines. Mais il lui semblait surtout que le monde ne serait bientôt plus capable de porter tous ces pauvres [13]. Tandis que se ralentissait l'essor économique, ce religieux avait le sentiment qu'une limite était assignée à la croissance des ressources naturelles. Il suggérait en conséquence que l'appréciation de ces ressources présidât à l'organisation de la société : selon le droit canon, disait-il, le nombre des évêchés, des paroisses, des prébendes canoniales, est déterminé de façon rationnelle *(quantum rationabile videtur)* en fonction de la somme des richesses que doivent se partager leurs titulaires. Si les pauvres femmes qui quêtent leur nourriture se multiplient sans contrôle, elles ne pourront être longtemps assurées de leur subsistance. Tant pour des raisons économiques que des raisons morales, l'idéal était donc qu'un nombre limité de femmes stables et recluses formât une authentique *religio mulierum.* C'est ce qui s'était réalisé en Allemagne dès 1227 pour les pénitentes de sainte Marie-Madeleine, sous l'égide, précisément, des frères prêcheurs [14].

Le document traditionnellement tenu, à tort peut-être, pour le deuxième rapport envoyé à Grégoire X, était l'œuvre d'un frère mineur, Gilbert de Tournai. L'auteur, dans sa *Collectio de scandalis ecclesie,* passait en revue tous les états de la société : le clergé séculier, les moines, les rois, les chevaliers, les bourgeois et les marchands. Le vingt-quatrième chapitre était consacré aux « travailleurs des champs, aux ouvriers mécaniques, aux matelots et mariniers, aux serfs, hommes ou femmes » [15]. Ensuite seulement, dans le dernier et vingt-cinquième chapitre, venaient les béguines. Leur place, après les serfs, montre le peu d'estime que l'auteur avait pour elles. Mais il leur consacra un chapitre entier : c'est qu'il ne tenait pas pour négligeable le problème qu'elles posaient. Il importait surtout, en les mentionnant après tous les autres laïcs, dont chaque groupe était caractérisé par son travail, de leur opposer les béguines, symboles d'oisiveté. Mais elles étaient aussi accusées de se réjouir de « nouveautés subtiles », telle que la traduction en langue vulgaire des Écritures, dont elles faisaient ensuite « la lecture en commun, sans respect, avec audace, dans des conventicules, des ateliers, et sur les places ». L'auteur a pu lire une de leurs Bibles en français : elle était pleine « d'hérésies, d'erreurs, d'interprétations douteuses et maladroites ».

Sous la plume de Gilbert de Tournai, qui connaissait les béguinages flamands, le grief d'hétérodoxie commençait à apparaître et à se préciser. Enrichi de l'expérience allemande, le troisième rapport allait dans le même sens.

Pour Bruno d'Olomouc, les béguines ne formaient pas une *religio* approuvée par le Siège Apostolique, mais bien plutôt « ce que l'on entend par le nom de secte ». Ce n'était toutefois qu'un soupçon : aussitôt après, Bruno affirmait ne rien savoir au sujet d'éventuels hérétiques dans les béguinages [16]. Les béguines n'en étaient pas moins coupables d'un double refus d'obéissance au prêtre et à l'époux : prétendant prier « librement » le Seigneur, elles rejetaient l'eucharistie et la confession. Elles réprouvaient aussi le mariage, et réclamaient, bien qu'elles fussent souvent des jeunes filles, les privilèges des veuves sexagénaires [17], qui ne travaillent pas et sont secourues. Mettant en cause la discipline ecclésiastique et le mariage, elles paraissaient menacer les fondements de la société. L'évêque proposait donc des mesures radicales : il fallait obliger ces femmes à se marier, ou bien à entrer dans un ordre approuvé. Il soulignait ainsi à son tour l'impossibilité du célibat non consacré dans la société médiévale.

Le concile de Lyon, dont ces auteurs avaient contribué à préparer les travaux, ne condamna pas les béguines et les béghards. Ces derniers, étant des laïcs et ne formant pas d'ordre religieux, ne tombèrent pas même sous le coup des décisions conciliaires concernant les ordres mendiants : devant la prolifération de ces derniers depuis le concile de Latran en 1215, les pères du concile les condamnèrent tous à disparaître, à l'exception des frères prêcheurs, mineurs, carmes et augustins. Certains de ces ordres, tel celui des sachets, étaient pourtant fort importants. Mais l'heure n'était plus à l'enthousiasme évangélique : les ordres mendiants devaient avant tout former la milice massive, cohérente et disciplinée du Saint-Siège.

Les béguines n'étaient pas concernées par ces mesures conciliaires. Toutefois, l'approbation en 1286 de l'ordre de la pénitence comme faisant partie de l'ordre dominicain, et en 1289 du tiers ordre des pénitents de saint François, procédait du même désir de la papauté et des supérieurs des ordres subsistants de contrôler et de réglementer toute forme de vie religieuse, surtout chez les laïcs et en particulier chez les femmes [18].

Ainsi les femmes seules recevaient-elles pour la première fois, sans avoir à entrer dans un monastère, un statut approuvé par l'Église. Mais indirectement ces dispositions témoignent des sentiments de méfiance de la hiérarchie à l'égard du mode de vie des béguines. Or, leur nombre allait croissant. Mais plus le cadre institutionnel de l'Église devenait rigide, et moins elles pouvaient être intégrées ou même tolérées. Nonnes sans l'être, laïques d'un genre particulier, elles étaient en butte à un ensemble de griefs confus, mais indissociables, où, de plus en plus, le reproche d'instabilité appelait l'accusation d'hérésie.

II. LOCALEMENT : L'HÉRÉSIE

Dans les régions où les béguinages constituaient une réalité sensible, toute proche, la réglementation et les prohibitions n'attendirent pas l'exemple pontifical. Il revint au contraire aux conciles provinciaux de faire admettre peu à peu l'idée qu'une condamnation universelle était urgente. Et la raison invoquée était l'hérésie.

Dès 1233, les évêques de la province ecclésiastique de Mayence interdirent aux béguines d'errer dans les villages, leur imposèrent de travailler chez elles, les soumirent étroitement à l'autorité des curés de paroisse [19]. Réunis à Fritzlar en 1244, ils déplorèrent les scandales provoqués par de jeunes béguines, et imposèrent un âge minimal de quarante ans pour pouvoir entrer dans un béguinage, ainsi qu'un examen préalable des « opinions » des candidates [20]. En 1259, les statuts synodaux se firent plus détaillés encore. Leur terminologie inspira directement les constitutions conciliaires et les bulles pontificales du siècle suivant : « la secte, l'habit et les conventicules des béghards qui vont par les places... en criant 'Du pain, par Dieu !' en langue vulgaire », étaient interdits [21]. Il était reproché aux béghards de prêcher dans les « cavernes », de frayer avec les béguines et de les corrompre, de se singulariser par les mœurs, l'habit, la démarche même. Béguines et béghards étaient invités « à se conformer dans les trois jours aux autres chrétiens ». Ces dispositions furent encore reprises en 1261, en 1310 à la veille du concile de Vienne : preuve de leur inefficacité, et déjà de la force d'une tradition diplomatique qui se créait. Celle-ci fut apportée telle quelle à Vienne par les prélats allemands.

En moins d'un siècle, en passant par toutes les étapes intermédiaires de l'inquiétude, puis du soupçon, puis de la réprobation assortie de menaces, la tolérance avait cédé la place à l'accusation d'hérésie [22]. Mais celle-ci ne pouvait avoir de portée considérable avant que la question des béguines et des béghards ne devînt vraiment l'affaire de toute l'Église, au concile de Vienne de 1311 [23]. C'est là que furent élaborées les deux constitutions publiées par Jean XXII en 1317, *Cum de quibusdam* et *Ad nostrum,* dont se réclamèrent ensuite toutes les bulles du XIVe siècle [24].

CHAPITRE II

La constitution du discours polémique au XIVe siècle

I. LA MENACE DE L'HÉRÉSIE

Depuis le XIIe siècle, l'Église n'avait cessé de vérifier sans cesse la renaissance et les progrès du mal. Plus que jamais la situation était angoissante au XIVe siècle : ce n'était pas une, mais plusieurs hérésies qui sévissaient dans la plaine du Rhin, justifiant une vigilance de tous les instants.

L'historien allemand G. Koch a fait remarquer que les béguinages se sont multipliés en Allemagne dans la région même qui avait été touchée au XIIe siècle par l'hérésie dualiste[1]. L'hypothèse d'une influence paraît peu probable, tant le laxisme moral de l'hérésie du Libre Esprit qui trouva quelques adeptes dans les béguinages au XIVe siècle, était à l'opposé du rigorisme des cathares[2]. En revanche, il est certain que l'Église, durant toute cette période, ne connut guère de répit, et que le sentiment d'un danger omniprésent a pu porter les clercs à des confusions hâtives.

Entre temps, en effet, les XIIIe et XIVe siècles connurent le développement de formes religieuses populaires qui se sont souvent tenues, ou qui ont été maintenues, aux frontières de l'orthodoxie dont l'Église hiérarchique entendait rester seul juge.

Cet essor se manifesta en liaison étroite avec l'apostolat des ordres mendiants, qui en étaient d'ailleurs, à l'origine, le produit. Mais les mendiants furent incorporés aux cadres de l'Église : entre le saint François de la première Règle (*regula prima*, ou *non bullata* dont les aspects peu rassurants furent censurés par le Saint-Siège, qui n'autorisa qu'ensuite la promulgation d'une seconde règle épurée) et le béghard bientôt décrié, la différence n'était pas bien grande. Plus que de la nature d'une conduite ou d'une doctrine, il dépendait avant tout du jugement de la hiérarchie,

---

Voir notes 1 et suiv., p. 222.

qui était contingent, que l'individu qui les assumait fût soupçonné d'hérésie ou reçût un certificat d'orthodoxie.

Dans le Midi de la France actuelle, et en Italie, c'est la pauvreté franciscaine qui exerça sur les laïcs la plus forte attraction. Ces laïcs, fraticelles, béguins et béguines, se firent même les défenseurs intransigeants de la pauvreté absolue, que seuls les spirituels observaient encore parmi les frères mineurs. Allant contre les ordres du pape, soumis à l'influence joachimite, ils furent condamnés au concile de Vienne et progressivement exterminés au cours du XIVe siècle.

Dans la plaine du Rhin, l'ordre dominicain, pour sa part, exerça une forte influence sur la mystique, dans les monastères de femmes et les communautés de laïcs. Les grands maîtres de la mystique rhénane, les frères prêcheurs Eckart, Suso, Tauler, d'autres encore, qui entretenaient avec les Amis de Dieu une intense correspondance, ont exprimé avec force leur lutte intérieure, leur ascèse spirituelle tendant à la perte de l'âme dans la contemplation [3]. Mais les dangers de telles recherches intérieures, la liberté qu'elles impliquaient, les prolongements incertains qu'elles pouvaient avoir chez des personnes dont la formation dogmatique n'était pas aussi poussée, suscitèrent l'inquiétude de l'Église : moins hérétique qu'incompris, Eckart dut subir à la fin de sa vie, en 1329, une condamnation retentissante [4].

Un climat général de suspicion ne dut pas être étranger à sa condamnation : au même moment, la fusion de l'âme en Dieu constituait pareillement le but dernier des frères et sœurs du Libre Esprit, pourchassés pour hérésie [5].

Il n'est pas aisé de parvenir à une représentation satisfaisante de l'hérésie du Libre Esprit : d'un traité à l'autre, d'un manuel d'inquisiteur à l'autre, la liste des erreurs dénoncées s'allonge ou se réduit, insiste davantage sur les prises de position théoriques, ou, plus souvent, sur les conduites qui heurtaient l'Église. Dans les procès-verbaux des jugements d'inquisition, qui témoignent de l'interprétation donnée par chaque hérétique des principes généraux qui caractérisaient l'hérésie, les variations sont plus sensibles encore. Le fond commun de ces attitudes diverses était la volonté d'union mystique à Dieu. Les hérétiques en tiraient leur croyance en l'égalité de l'homme et du Christ en perfection. Ils ne pouvaient par conséquent admettre la possibilité même du péché, ni croire à l'existence de l'enfer ou du purgatoire. Les interdits de la morale, les prescriptions de l'Église, la prière et les sacrements, étaient pour eux dépourvus de signification et d'utilité [6]. La distinction des vices et des vertus ne pouvait procéder de la volonté de Dieu, qui n'était selon eux « offensé par aucune créature », et qu'ils croyaient « présent à l'âme même dans les plaisirs charnels », toute chose étant inscrite dans le plan divin. La toute-puissance et l'omniprésence de Dieu justifiait tous les comportements de l'hérétique, et exigeait qu'il ne tînt aucun compte des jugements de l'Église. Le mépris de la hiérarchie procédait du sentiment de supériorité morale qui animait ces hommes passionnés, convaincus de fustiger à bon droit les vices de l'Église des clercs.

Les frères du Libre Esprit appartenaient aux couches les plus humbles de la population des villes, et surtout de leurs faubourgs, et ils se caractérisaient par une extrême mobilité.

Les vaudois se distinguaient d'eux par un recrutement moins populaire et aussi par un comportement moins provocant.

L'hérésie vaudoise devait son nom à son « fondateur », le marchand lyonnais Pierre Valdo. Désirant vers 1170 réaliser avec quelques disciples son idéal de pauvreté, il se heurta à la hiérarchie ecclésiastique sur le problème de la prédication des laïcs. Ayant refusé de se soumettre aux interdits de l'archevêque, il fut condamné en 1184 [7]. Valdo fut en quelque sorte refoulé dans l'hérésie par l'Église. Après lui, l'hérésie vaudoise se précisa, et sur de nombreux points s'éloigna de plus en plus de l'enseignement de l'Église.

Les vaudois se fondaient sur l'exemple évangélique pour protester contre la richesse, celle du clergé en particulier. Le refus du travail, le recours à la mendicité, passaient à leurs yeux pour les conditions et les signes de la perfection chrétienne. Dès lors, ils se sentaient fondés à rejeter toutes les coutumes et les préceptes de l'Église, qu'ils jugeaient pervertie par son engagement dans le monde. Eux seuls étaient dignes de prêcher : ils dénonçaient le sacerdoce et les privilèges du clergé. Ils prétendaient aussi retrouver la pureté de l'enseignement du Christ, et se débarrasser des croyances rapportées par l'Église : la vénération des saints et de la Vierge ; la croyance en l'efficacité des dédicaces, des consécrations, des bénédictions, des exorcismes. Et comme l'Église était indissociable de l'ensemble de la société, leur attitude avait la portée d'une contestation globale de cette dernière : c'est pourquoi, par exemple, ils refusaient de prêter serment, rejetant ainsi le garant et comme le symbole de toute la société féodale [8].

L'hérésie vaudoise connut un développement immense et rapide, en particulier dans la plaine du Rhin. Dès 1212 à Strasbourg, quatre-vingts disciples d'Ortlieb de Strasbourg furent brûlés, en une seule fournée, dans les fossés de la ville. Ils prétendaient vivre comme des pauvres volontaires et s'arroger le droit de prêcher. Ils niaient l'existence de la Trinité et l'utilité des sacrements.

Les vaudois se recrutaient fréquemment parmi les artisans, qui trouvaient peut-être dans l'hérésie le moyen d'exprimer leur opposition au patriciat qui dirigeait la vie politique et économique des villes [9]. Mais leur nombre restait faible : à Fribourg, en Suisse, où trois grands procès se succédèrent en 1399, 1429 et 1430, l'hérésie n'aurait atteint que 1 % de la population [10].

Mais le danger que semblait représenter l'hérésie n'était pas forcément à la mesure du nombre réel des hérétiques. Par définition, les hérétiques se cachaient, et les clercs étaient portés à en surestimer le nombre. Les visages multiples de l'hérésie rendaient le mal plus insaisissable encore. C'est dans un climat de hantise de l'hérésie que se développa au XIVe siècle la polémique contre les béguines et les béghards, au point que leurs noms même devinrent synonymes d'hérétique.

II. L'ÉQUIVALENCE DE BÉGUINE ET HÉRÉTIQUE

Si nous avons montré les limites de certaines recherches étymologiques, l'étude des champs sémantiques que les mots traversent nous paraît au contraire de première importance pour l'historien.

Cette étude suppose une attention toute particulière à trois ordres de faits : les phénomènes de glissements sémantiques, de synonymie, et, inversement, de polysémie.

1. N'en déplaise à l'étymologie, la proximité de *bag* (mendier) d'une part, et d'autre part le rapprochement, par l'intermédiaire du mot *begginus* (béguin du Midi), des hérétiques albigeois *(albigenses)* et des béguinages rhénans, permirent d'attacher d'emblée aux noms de béguine et de béghard et aux personnes qu'ils désignaient les notions péjoratives de mendicité et d'hérésie. Or, cette observation est pour nous de la première importance : en effet, ces deux notions marquent les deux pôles entre lesquels la polémique sembla hésiter dans la seconde moitié du XIIIe siècle, les deux voies qu'en définitive elle emprunta tour à tour au XIVe et au XVe siècles.

Entre ces deux notions fondamentales, une infinité de nuances étaient possibles. Un terme français réunissait assez bien les différents contenus de ce champ sémantique : *begart* ou *begalt*, comme adjectif ou nom, pouvait signifier soit hérétique, soit fainéant : deux significations extrêmes liées entre elles par deux autres sens du mot, hypocrite et sot. Autant de glissements possibles, d'assimilations, d'insinuations, que la polémique a su parfaitement utiliser.

D'autant plus que la richesse sémantique des mots béguine et béghard était pour ainsi dire extensible. Pour certains, le néerlandais *beggen* (bavarder) serait l'origine de béguine. Du moins est-il sûr que l'idée de bavardage futile était fortement attachée au mot béguine. Cette connotation est confirmée par la double évolution de l'équivalent latin : *blaterare*. Du côté germanique, ce mot a donné naissance à *plaudern, blodern*, d'où fut tiré peut-être *blotzbruder*, synonyme de béghard. Du côté français, il est à l'origine de papelard, souvent associé à béguin [11].

2. *Beguina, beghardus,* n'étaient qu'une des façons de désigner les béguines et les béghards. Leurs synonymes étaient très nombreux : *swestrio, soror, conversa, beguta*... pour les unes. *Nolhart, lolhardus, zollbruder, blotzbruder*... pour les autres. A ces noms, des expressions telles que *pauperes utriusque sexus, pauperes mulierculae, pauperes pueruli, willige armen,* ajoutaient explicitement la notion ambiguë de pauvreté, subie ou volontaire.

Dans l'infinie variété de la terminologie, il faut voir le signe d'une incapacité à définir la place des béguines et des béghards dans la société et l'Église. D'une impuissance à distinguer aussi, dans le domaine mouvant des manifestations de la religion populaire, celles qui étaient louables et celles qui l'étaient moins. Mais en même temps la multiplicité des noms doit être interprétée comme la marque de tous les efforts faits par les contemporains pour parvenir à une désignation satisfaisante. Ils ont cherché à pallier, par l'abondance du vocabulaire, les difficultés qu'ils rencontraient dans leurs tentatives de définition et de classement.

3. Alors même que les béguines et les béghards étaient susceptibles d'être désignés par plusieurs noms, chacun de ces noms pouvait être porté par des personnes fort différentes. Jamais ces synonymes ne cessèrent de désigner les habitants familiers et rassurants des béguinages. Mais les tertiaires les portaient également. Et enfin, au cours de la polémique, les noms de béguine, béghard, lolhard, allaient être employés comme équivalents d'hérétique. Cette équivalence eut pour le développement de la polémique des conséquences considérables.

Elle permit tout d'abord d'attribuer aux béguines, aux béghards, et aussi aux tertiaires, les erreurs de certains hérétiques : ce fut le cas des frères et sœurs du Libre Esprit.

Elle permit inversement d'attribuer le nom de béguine et de béghard à l'ensemble des hérétiques locaux : frères et sœurs du Libre Esprit, vaudois. Ainsi l'assimilation fut-elle complète avec les hérétiques du Libre Esprit, partielle seulement avec les vaudois. En effet, par un recrutement de plus en plus populaire au XIVe siècle, un grand nombre de béguines et de béghards se rapprochait bien plus des sœurs et des frères du Libre Esprit que des vaudois, issus davantage des classes moyennes.

Les constitutions *Cum de quibusdam* et *Ad nostrum,* promulguées par Jean XXII en 1317, répétées ensuite pendant plus d'un siècle, imposèrent l'assimilation entre béguines, béghards et sœurs et frères du Libre Esprit. Elles faisaient état en effet de la « secte abominable de certains hommes mauvais et de certaines femmes infidèles appelés vulgairement béghards et béguines », et sévissant tout spécialement en Allemagne. Double erreur, puisque ni les hérétiques, ni à plus forte raison les béguines et les béghards, n'avaient jamais formé une secte. La première de ces deux constitutions reprochait ensuite aux béguines et aux béghards de « disputer et prêcher sur la Trinité et l'essence divine, les articles de foi et les sacrements de l'Église, en introduisant des opinions contraires à la foi ». La seconde, plus précisément, leur prêtait huit articles de foi erronés appartenant en fait à l'hérésie du Libre Esprit à laquelle seule une minorité de béguines et de béghards avait adhéré.

L'assimilation fut complétée peu après par l'évêque de Strasbourg Jean de Dürbheim (1306-1328), qui fit composer une liste des erreurs du Libre Esprit, pour l'attribuer à la « secte des béghards » [12].

De telles confusions, reproduites par tous les actes de l'administration ecclésiastique, étaient largement admises : ainsi Tauler parlait-il des « béghards des frères du nouvel Esprit » [13].

A la même époque, un grand nombre de traités d'inquisiteurs ou de clercs séculiers dénonçaient comme « erreurs des béghards » les croyances hérétiques des vaudois.

Ces traités ont été écrits le plus souvent dans la seconde moitié du XIVe siècle, au moment où les vaudois semblent s'être le plus largement répandus dans les pays du Rhin [14]. Ce fut le cas, par exemple, de deux traités anonymes provenant d'Allemagne du Sud consacrés aux « erreurs des béghards » [15], et du *Contra hereticos, beckardos, lulhardos et swestriones* de Jean Wasmod de Hombourg, inquisiteur à Mayence. Conrad de Megenberg (1308-1374), ancien professeur à la faculté des Arts à Paris, chanoine de Ratisbonne, auteur de nombreux traités polémiques prenant la défense de la papauté contre l'empereur ou critiquant les ordres mendiants, a lui aussi attaqué sévèrement les vaudois dans un *De erroribus begehardorum* [16].

Aux béguines, aux béghards, était attribuée l'hérésie du Libre Esprit. Sous le nom des béghards étaient aussi décrites les erreurs des vaudois. Dès lors, le corps d'accusation, qui, par emprunts à l'hérésie du Libre Esprit s'était constitué contre les béguinages, pouvait être retourné contre les vaudois eux-mêmes : les constitutions *Cum de quibusdam* et *Ad nostrum* furent utilisées par Jean Wasmod de Hombourg contre les vaudois, appelés béghards. Le ciment de cette relation à trois était le nom de béghard, coextensif à toutes les autres hérésies, et lui-même partagé entre ses deux acceptions, orthodoxe et hérétique.

Aussi surprenantes qu'elles puissent paraître, de telles confusions n'étaient pas rares. Ainsi Grégoire XI, dans une bulle destinée au royaume de France, en 1373, parlait-il de la « secte des béghards que l'on nomme aussi turlupins ». En fait, il laissait entendre plus loin que ces deux synonymes désignaient dans son esprit les vaudois du Dauphiné et du Viennois [17]. C'est non loin de là d'ailleurs que se retrouve l'association de béguinage et turlupinage, dans un poème satirique du bourguignon Jean Le Fèvre : mais ici turlupinage désignait moins l'hérésie qu'il ne complétait les reproches de cupidité, de violence et d'hypocrisie faits aux béguines [18]. Le rapprochement de ces deux mots peut s'expliquer par une richesse et une évolution sémantiques comparables. Désignant d'abord une secte particulière, turlupin devint, avec la généralisation des hérésies et de la lutte menée contre elles par l'Église, synonyme d'hérétique. A cette première étape de son évolution, il put s'attacher particulièrement aux vaudois, concurremment avec béghard, qui avait subi parallèlement la même évolution. Mais l'extinction progressive de l'hérésie aidant, il ne fut retenu de l'hérétique que ses conduites les plus spectaculaires, et avant tout son obscénité. Désormais, turlupinage releva davantage de la satire que de l'Inquisition : nous verrons qu'à un état avancé de la polémique, il en alla de même pour béguine. Enfin, au sortir du Moyen Age, chez Villon et Rabelais, le mot turlupinage ne recouvrit plus que l'accusation courante de paillardise et d'hypocrisie [19].

Jamais le nom de turlupin n'a été donné aux béguines et aux béghards du Rhin, même dans les bulles pontificales. En revanche, ils furent rapprochés des hussites de Bohême et même assimilés aux spirituels du Midi, alors que ces deux hérésies, à l'inverse de celles des vaudois et du Libre Esprit, ne sévissaient pas localement.

En Bohême, dans la première moitié du XVᵉ siècle, l'hérésie qu'avait prêchée Jean Hus fit des adeptes dans les béguinages [20]. Bientôt, le nom même de béghard se mit à désigner les hussites. Cette assimilation a été sans nul doute favorisée par une tradition déjà séculaire qui voulait que béghard fût synonyme d'hérétique. Il est possible aussi que la ressemblance des mots *beghardia* et *picardia* — les picards étant les tenants occidentaux du hussitisme — ait joué en ce sens. Les années passant, le couple béghard-hussite fut rejoint par d'autres : en 1524, le frère mineur Jean Aquensis écrivit une histoire des hérésies de Bohême, où le nom de béghard désignait aussi bien les vaudois que les flagellants et toutes les formes du hussitisme, adamites, taborites, frères Bohême [21]...

Dans le cadre limité des régions rhénanes, et surtout dans leurs béguinages, l'hérésie hussite n'eut guère d'influence. Mais la polémique en grossit l'importance, sans parvenir pourtant à une véritable assimilation des béghards et des hussites.

Sous l'effet peut-être de la peur provoquée dans le clergé allemand par les manifestes hussites au lendemain du supplice de Hus à Constance (1415), un chanoine de ce diocèse, Félix Hemmerlin, établit dans son *De valido mendicante* une comparaison entre les hérétiques de Prague et le *Beghardus* auquel il feignait de s'opposer dans son traité [22]. Dans le troisième quart du XVᵉ siècle, Matthias de Kemnat, dans sa *Chronique de Frédéric de Palatinat*, rapprocha plus précisément encore les uns et les autres : « des monstres de méchanceté, des coquins, des fripons, voilà ce que sont les béghards et les lolhards, et aussi les prédicateurs clandestins de la forêt de Bohême » [23]. Un proverbe latin d'origine bernoise, attesté au XVe siècle, mettait sur un pied d'égalité les béghards et les hussites (appelés ici wyclifistes), les flagellants, et aussi les quêteurs, parce que les uns et les autres soutiraient de l'argent au bon peuple en l'abusant par de fallacieuses paroles [24]. Ce proverbe se retrouve sous une forme presque semblable chez les chanoines augustins de Trebon, en Bohême, avec une assimilation plus poussée des béghards et des hussites, ces derniers se trouvant cette fois distingués des wyclifistes [25].

Ces allusions à Jean Wyclif, condamné en 1382 et dont les idées passaient pour avoir influencé fortement Jean Hus, cachaient peut-être un rapprochement, par l'intermédiaire des hussites, entre les lolhards du Rhin et les lollards anglais. Ces hérétiques populaires avaient connu, grâce à la prédication des *poor priests,* la doctrine du professeur d'Oxford. Ils en avaient surtout retenu l'exigence d'une réforme morale de l'Église, mais aussi celle d'une contestation sociale violente, dans la ligne du soulèvement des Travailleurs (1381). Tel fut peut-être l'arrière-fond du rapprochement polémique des béghards et des hussites : la référence était moins l'hétérodoxie traditionnelle qu'un danger pour l'ordre social. De plus ce rapprochement intervenait à une date tardive de la polémique, le béghard-hérétique n'en étant plus la figure centrale. C'est pourquoi les mesures prises au XVe siècle contre les hussites ne furent pas intégrées au *corpus* hérésiologique qui s'était constitué contre les béguines et les béghards.

En revanche, l'hérésie méridionale des spirituels, des fraticelles et des béguins avait donné un siècle plus tôt aux autorités ecclésiastiques des possibilités supplémentaires de lutte contre les béguinages rhénans, les mêmes armes étant employées contre des ennemis différents.

Au moment même où Jean XXII promulgua contre les béguines et les béghards du « royaume d'Allemagne » les deux constitutions *Cum de quibusdam* et *Ad nostrum,* il publia aussi la constitution *Sancta romana ecclesia,* élaborée comme les précédentes au concile de Vienne, mais dirigée contre les *fraticelli seu fratres de paupere vita, bizochi sive beguini* vivant « en Italie et en Sicile, dans le comté de Provence et les cités de Narbonne et de Toulouse » [26]. Cette hérésie était née parmi les tenants de la pauvreté absolue dans l'ordre des mineurs et certaines communautés de tertiaires méridionaux, sous l'effet d'un rapprochement complexe de l'eschatologie joachimite et de l'attachement passionné à l'idéal de pauvreté. En cela, les béguines et béguins de Provence n'avaient guère, avec les béguines et les béghards du Nord, que leur nom de commun [27]. Mais cela était bien suffisant pour autoriser maintes confusions.

Les hérétiques du Midi et les béghards du Nord ont été condamnés au même moment, dans un même effort de mise en ordre de l'Église, sous l'impulsion décisive de son pouvoir central. Partout la lutte s'engagea contre les formes jugées excessives de la piété laïque : la récupération de celle-ci dans les tiers ordres, approuvés et organisés par le Siège apostolique une trentaine d'années plus tôt, l'assaut donné contre la prolifération des ordres mendiants au récent concile de Lyon, faisant des ordres survivants, mieux encore que par le passé, les instruments du pouvoir pontifical, s'expliquent dans cette perspective. Pendant une quarantaine d'années, l'Église hiérarchique a resserré son autorité, mais aussi ralenti l'élan apostolique du XIIᵉ siècle et du début du XIIIᵉ siècle.

Dans ce contexte, les condamnations des spirituels, fraticelles, béguins et béguines d'une part, des béguines et des béghards d'autre part, semblèrent indissociables : dans les bulles pontificales ou les mandements épiscopaux dirigés contre les béguinages d'Allemagne, la constitution *Sancta romana ecclesia* servit de référence aussi souvent que les constitutions qui leur étaient effectivement destinées. De même, dans les traités que le frère prêcheur Jean Mülberg écrivit au cours de la polémique qui se déchaîna à Bâle, de 1400 à 1411, contre les béguines, cette constitution fut couramment citée. Engagé de près dans la lutte, Mülberg connaissait pourtant parfaitement la réalité qu'il combattait. Il pouvait savoir mieux que quiconque qu'elle n'était pas celle que dénonçait *Sancta romana ecclesia*. Mais il importait peu que telle hérésie particulière fut appelée par son nom. Elle était d'abord une hérésie, et toutes les armes étaient bonnes à la combattre.

C'est ainsi qu'un des manuscrits de Mülberg fut relié au XVᵉ siècle avec deux autres opuscules exposant, à en croire les titres, les « hérésies des béguines et des béghards »[28]. En réalité, toutes les croyances qui y étaient énumérées étaient celles des spirituels telles que l'inquisiteur aragonais Nicolas Eymerich les avait compilées en Avignon vers 1376[29]. Lui-même s'était contenté de reproduire intégralement un chapitre du manuel d'inquisition que Bernard Gui avait rédigé au début du siècle, à l'époque du concile de Vienne. Mais Bernard Gui entendait dénoncer seulement les erreurs des « beguins *(beguini)* ou pauvres frères de la pénitence de saint François »[30]. Il ne les attribuait pas aux lointains béghards. Eymerich au contraire, recopiant fidèlement le chapitre, en transforma le titre, qui devint : « erreurs des béghards, des béguins, des fraticelles ou frères de la pénitence du tiers ordre de saint François, ce qui est la même chose, qui surgirent en Provence, dans les provinces de Narbonne, Toulouse, Carcassonne, en Sicile et en Calabre, en Toscane, *en Allemagne* et en d'autres parties du monde ». La confusion s'est donc réalisée et affirmée au cours du XIVᵉ siècle, et elle s'est imposée par l'intermédiaire de tels manuels : dans les manuscrits alsaciens du début du XVᵉ siècle il n'était plus question de revenir sur le titre choisi par Eymerich.

Si l'on quitte à présent les manuels d'inquisiteurs et les traités polémiques pour considérer l'abondante série des actes de l'administration ecclésiastique, il est possible de dater avec plus de précision l'assimilation des béguins et des béghards : dès 1326 ils étaient associés dans la bulle *Cum de mulieribus*, dans laquelle Jean XXII rappelait les mesures prises contre les béguines et les béghards d'Allemagne, et s'inquiétait de voir le mal resurgir chez les béguines italiennes [31]. Inversement, Grégoire XI, en 1372, mit le clergé sicilien en garde contre les béghards, entendons les béguins ou les fraticelles [32].

Mais les véritables béghards n'entretenaient-ils pas eux-mêmes la confusion ? En 1395, Boniface IX inclut la constitution *Sancta romana ecclesia*, adaptée en principe aux hérétiques du Midi, dans sa bulle *Sedis apostolice providentia*, dirigée contre les *beghardi* ou *lullardi* et les *swestriones* qui en Allemagne, affirmait le pape, « se nomment eux-mêmes *pauperes fraticelle* ou *pauperes pueruli* » [33].

III. LE « CORPUS » HÉRÉSIOLOGIQUE

Synonymes d'hérétique, les noms de béguine et de béghard autorisèrent l'emprunt et l'utilisation contre les béguinages rhénans de tout un ensemble de constitutions pontificales destinées à des hérésies étrangères à cette région. Ces actes vinrent s'ajouter à ceux qui, au concile de Vienne, avaient été explicitement rédigés contre les béguines et les béghards. Comme eux, ils furent répétés tout au long de la polémique. Ils devinrent les constitutions-mères de plusieurs générations d'actes généraux et locaux, qui, invoquant l'hérésie, dénoncèrent pendant plus d'un siècle « le mode de vie, l'habit, et l'état » des béguines et des béghards.

Le graphique 1 permet de schématiser l'utilisation de l'ensemble de ces constitutions de référence et de montrer le fonctionnement de ce *corpus* hérésiologique.

Des flèches relient les constitutions-mères aux actes postérieurs qui les ont reproduites ou simplement citées. Parmi eux certains jouèrent le rôle de relais : reprenant les trois constitutions fondamentales, celles du concile de Vienne, ils servirent à leur tour de référence.

Mais dès avant le concile, on se rappellera que les synodes provinciaux, ceux de Mayence tout particulièrement, avaient pris de sévères mesures contre les béguinages : l'influence des évêques allemands a pesé sur l'orientation de la politique conciliaire et pontificale. Les décisions provinciales étaient encore citées au début du XVe siècle par le frère prêcheur Jean Mülberg. Il reprochait aussi aux béguines de contrevenir aux décisions du concile de Lyon de 1274 : la constitution *Religionum diver-*

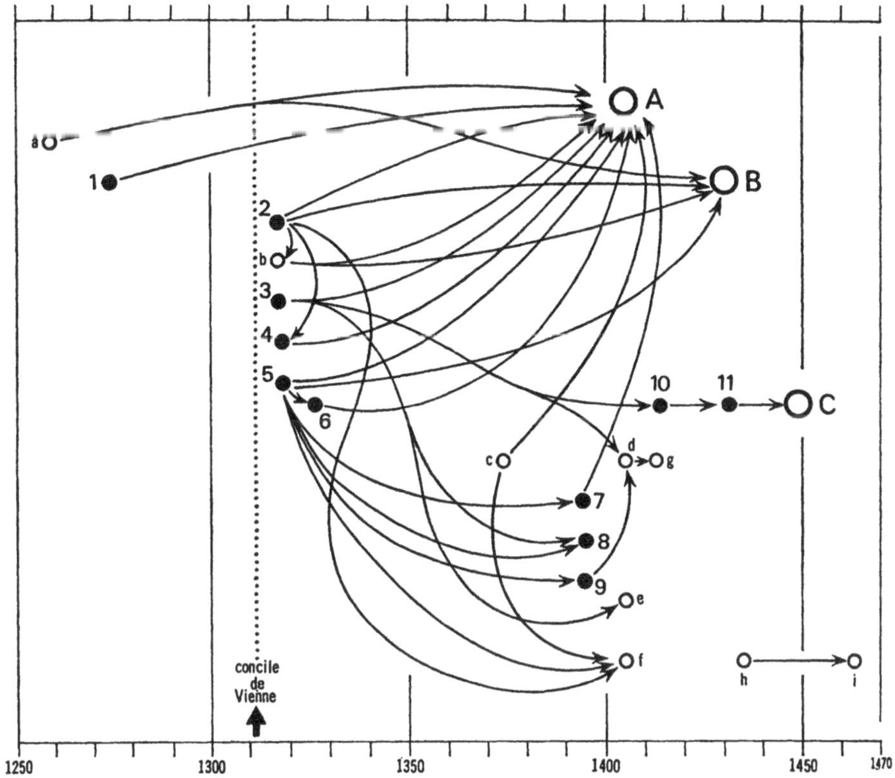

Légende: ● bulle pontificale ○ acte local ◯ traité polémique local

Graphique 1. *Les actes de référence dans la polémique*

Bulles pontificales

1. *Religionum diversitatem nimiam* (1274).
2. *Cum de quibusdam* (1317).
3. *Ad nostrum* (1317).
4. *Ratio recta non patitur* (1318).
5. *Sancta romana Ecclesia* (1318).
6. *Cum de mulieribus* (1326).
7. *Ex injuncto nobis* (1394).
8. *Sedis apostolice providentia* (1395).
9. *Ad ea quae* (1395).
10. *Ad audientiam nostram* (1414).
11. *Piis votis fidelium* (1431).

Actes locaux

a. Concile provincial de Mayence (1259).
b. J. de Dürbheim, évêque de Strasbourg (1317).
c. Lambert, évêque de Strasbourg (1374).
d. Marquard, évêque de Constance (1405).
e. Oddon de Colonna, légat, pour Bâle (1405).
f. Humbert, évêque de Bâle (1405).
g. Otto v. Hachberg, évêque de Constance (1413) : annulation de l'acte d.
h. Friedrich II von Zollern, évêque de Constance, statuts synodaux (1435).
i. Burkard von Randegg, évêque de Constance, statuts synodaux (1463), répétition de h.

Traités polémiques locaux

A. *Materia* et *positio*, de J. Mülberg, OP, à Bâle (1405).
B. *De saecularium religionibus* et *De paupertate perfecta saecularium*, de J. Nider (vers 1430).
C. *Glosa bullarum per beghardos impetratarum*, de F. Hemmerlin, chanoine de Constance (1419).

sitatem nimiam avait prohibé la fondation de tout nouvel ordre religieux [34].

Nous pouvons voir aussi qu'à la fin du XIVe siècle plusieurs textes pontificaux ont ranimé la lutte contre l'hérésie des béguines et des béghards. Encore ne faisaient-ils que reproduire des dispositions vieilles de près d'un siècle. Est-ce dire qu'ils brandissaient des armes immuables contre une réalité qui, elle, avait évolué, ou même contre un danger qui avait peut-être disparu, alors qu'il était encore dénoncé ? Le procès d'inquisition dont nous étudierons le déroulement à Bâle en 1405 prouve que la menace était encore présente. D'ailleurs les bulles pontificales de 1394-1395 furent utilisées presque aussitôt localement, sur le terrain, là où les autorités ecclésiastiques responsables avaient une conscience immédiate et précise du danger.

Mais au-delà du début du XVe siècle, ce type d'acte s'est raréfié et n'a plus joué de rôle aussi considérable. Souvent les actes de cette époque n'utilisèrent les textes antérieurs que pour les contredire et proposer une plus grande clémence à l'égard des béguines : ainsi, en 1413, l'évêque de Constance abrogea les décrets de son prédécesseur Marquard et en 1431, dans *Piis votis fidelium*, le pape Eugène IV ne cita la constitution *Ad nostrum* que pour s'y opposer et confirmer au contraire une bulle tolérante de Grégoire XII (1414).

Il apparaît que de plus en plus à cette époque le grief d'hérésie ne convenait plus tout à fait à ceux qui, refusant de se laisser enfermer dans les formules vieillies, cherchaient à définir au mieux le danger que représentaient réellement les béguinages : nous verrons qu'en 1449, glosant *Piis votis fidelium* et jugeant coupable l'indulgence d'Eugène IV à l'égard des béguines et des béghards, Félix Hemmerlin conserva le grief d'hérésie, mais pour lui donner un sens nouveau.

Un autre fait révèle cet épuisement d'un certain type de polémique : les condamnations les plus sévères contre les béguines et les béghards hérétiques furent désormais prononcées dans les statuts synodaux, dont les formules passent pour avoir été particulièrement figées. Cependant ces attaques restaient fort vagues, et si les décisions du synode de Constance de 1435 furent répétées en 1463, elles avaient été omises dans l'intervalle en 1438 et 1441.

Deux phénomènes, qui sont liés, demandent ainsi à être expliqués : l'ampleur du discours hérésiologique tenu sur les béguines et les béghards, qui dépassait largement le cadre des béguinages ; inversement, les limites chronologiques de ce discours, qui s'éclipsa peu à peu dans la première moitié du XVe siècle, tandis que la polémique contre les béguines et les béghards allait se poursuivre, mais sur des bases sensiblement différentes.

IV. L'HÉRÉSIE DANS LA TRADITION DE L'ÉGLISE

La toile aux fils serrés où l'Église a enfermé les béguines et les béghards apparaît caractéristique d'une époque et d'une forme de condamnation données : tout le système d'accusation qui s'est développé reposait sur l'identification de la béguine et du béghard à l'hérétique. C'est elle qui autorisa l'utilisation contre les béguinages de mesures prises contre d'autres hérétiques. C'est elle qui permit en revanche l'attribution à certains de ces hérétiques des noms de béguine et de béghard.

L'hostilité des polémistes et des inquisiteurs, et leur volonté de compromettre tous les béguinages dans une accusation d'hérésie généralisée, ne peuvent expliquer seules de telles assimilations. Avant tout, celles-ci furent possibles parce que, sur la base d'une identification de la béguine et du béghard à l'hérétique type, le discours sur les béguinages s'intégra à tout le discours traditionnel de l'Église sur l'hérésie.

Cette intégration eut deux conséquences : le discours polémique contre les béguines et les béghards se conforma aux principes qui régissaient le discours de l'hérésiologie. En échange, il emprunta à cette tradition toute l'efficacité de ses formules, utilisant celles-ci contre tous ceux qui, dans la logique de l'hérésiologie, allaient être assimilés aux béguines et aux béghards.

1. Une conception fondamentale déterminait tous les jugements de l'hérésiologie : il semblait que le temps ne comptait pas pour l'hérésie. La menace paraissait immuable, revêtant parfois des formes différentes, mais restant toujours identique à elle-même. Dans ces conditions, la réponse de l'Église devait demeurer, elle aussi, hors des atteintes du temps : c'est pourquoi, contre toute hérésie nouvelle, les écrits de saint Augustin, autorité fondamentale en la matière, gardaient toute leur actualité.

Pour les clercs, il semblait que chaque hérésie ne faisait jamais que reprendre une hérésie passée : les historiens modernes ont contesté cette thèse de la tradition des hérésies, reconnaissant au contraire, dans un contexte spirituel et social favorable, la résurgence d'erreurs anciennes, mais indépendamment d'elles. Ainsi le dualisme des cathares ne devait-il rien à celui des manichéens dénoncés par saint Augustin. Mais l'Église faisait entrer les hérésies nouvelles dans le cadre pourtant vieilli de la tradition augustinienne, les ajustant aux modèles anciens, trouvant dans une filiation dont le postulat était pris pour une démonstration, la justification de sa sévérité [35]. Chaque fois que le danger menaçait, la réponse de l'Église était toute prête : dès qu'une minorité se dressait contre elle, et avant même que fussent étudiées, le cas échéant, les particularités de sa doctrine, « elle risquait d'encourir l'anathème et d'être considérée d'emblée comme hérésie »[36]. A cette fin, au risque de susciter parfois l'hérésie là où quelques laïcs inspirés des meilleures intentions se distinguaient simplement du troupeau des fidèles, l'Église actualisait son expérience passée de l'hérésie, allant parfois jusqu'à donner le nom d'une ancienne secte à ceux qu'elle désignait comme ses nouveaux ennemis : les ayant ainsi identifiés comme hérétiques, elle se donnait par là-même les raisons de leur condamnation.

Plusieurs possibilités s'offraient à l'Église, dont la polémique contre les béguines et les béghards, autant que la lutte contre d'autres hérétiques fournit de nombreux exemples.

Les polémistes pouvaient se contenter de ranimer contre les hérétiques qu'ils entendaient pourfendre, l'argumentation utilisée dans le passé contre des hérésies notoires. Ainsi, au début du XVe siècle, le prêcheur bâlois Jean Nider écrivit un traité célèbre, le *Formicarius,* bâti sous la forme d'un dialogue entre le Paresseux et le Théologien auquel l'auteur s'identifiait. Dans ce traité, il était notamment question des béghards, considérés comme de dangereux hérétiques. C'est pourquoi le Paresseux demandait au Théologien de lui enseigner la manière de reconnaître ces « hypocrites hérétiques », qu'il nommait aussi bien Gentils *(Ethnici)* que *baghardi vel heretici.* La réponse n'était pas moins confuse : « Albert le Grand, rappela le Théologien, a écrit qu'en son temps cette hérésie était présente à Cologne »[37]. Nider faisait allusion à la *Determinatio* écrite au XIIIe siècle par le théologien de l'ordre dominicain. Cette œuvre connue sous le nom d'*Articuli haereticorum beghardorum,* présentait en fait un catalogue d'erreurs vaudoises[38]. Et Nider poursuivait : « Ce sont des blasphémateurs bouleversant toute chose publique et tout état ecclésiastique ... N'ai-je pas vu les mêmes personnes dans les livres d'Augustin, d'Isidore ? » L'auteur remontait ainsi, pour définir l'hérésie des béghards, jusqu'aux sources de l'hérésiologie : à la limite, il n'y avait pas de béghards particuliers, mais un seul danger qui sans cesse se réincarnait, même sous des noms différents. Tant pour l'hérésie que pour ceux qui luttaient contre elle, le temps ne comptait pas.

Ranimant les arguments de la tradition, les auteurs pouvaient aller jusqu'à attribuer aux hérétiques qu'ils voyaient surgir à leur époque, le nom d'une secte ancienne qui avait laissé aux clercs un souvenir effroyable. Le cas des adamites fournit un bon exemple de ce procédé : le nom avait été donné par saint Épiphane et saint Augustin à des hérétiques débauchés. Il fut utilisé de nouveau au XIIe siècle contre des sectes populaires, au XIVe siècle contre les turlupins, au XVe siècle contre certains hussites, aux XVIe et XVIIe siècles contre les illuminés de Séville, et en France aussi sous le règne de Louis XIII[39] ...

Naturellement, une similitude des comportements d'hérétiques de diverses époques pouvait favoriser de telles assimilations : le dualisme des cathares évoquait celui des antiques manichéens. La protestation violente de Luther rappelait celle, toute récente encore, de Jean Hus : son adversaire Jean Eck ne manqua pas de reprocher au réformateur d'être hussite [40]. Pour réfuter les frères de la Vie Commune, le prêcheur Mathieu Grabow utilisa contre eux les arguments éprouvés depuis un siècle dans la lutte contre les béguinages, et appela *begutae* les femmes du groupe : ce seul nom équivalait à une accusation d'hérésie, qui se révéla bientôt injustifiée [41].

Il existait un autre facteur important d'assimilation : plus les hérésies évoquées étaient anciennes, moins leurs particularités étaient perçues avec précision : il devenait alors possible de les citer les unes après les autres aux dépens d'un même individu. Lors de la censure de frère Melchior Cano O.P., au concile de Trente, les noms d'albigeois, de vaudois, de turlupin, de hussite, de luthérien furent rapprochés pour la seule raison que les hérétiques qui les avaient portés avaient tous prôné la libre interprétation des Écritures [42]. L'accusation se révélait de la sorte beaucoup plus efficace, puisqu'elle faisait la somme des arguments qui avaient été utilisés dans chaque cas particulier.

Mais ces procédés polémiques présentaient un risque : celui de ranimer des arguments ayant déjà fait leur preuve dans le passé, en raison de leur seule efficacité, sans chercher à savoir s'ils étaient adaptés à la situation. Dans ce cas, consciemment, les clercs qui brandissaient l'accusation d'hérésie ne s'attachaient plus qu'à sa fonction répressive. Car l'utilisation qu'ils pouvaient en faire était beaucoup plus vaste, s'ils ne songeaient pas seulement à préserver l'orthodoxie, mais s'ils entendaient plus généralement défendre leur autorité en appelant hérétiques ceux qui semblaient la menacer.

2. Du moment qu'un nom de secte s'était imposé comme synonyme d'hérétique, il suffisait de l'évoquer pour appeler, contre ceux à qui il était donné, les foudres de l'autorité ecclésiastique. Mais dès lors, les polémistes pouvaient l'employer, quand bien même la foi n'était pas en danger, simplement parce que le clergé ou une fraction seulement du clergé se sentait menacé dans son autorité.

Traditionnellement, il en allait de même pour le grief d'hérésie en général : l'hérétique n'était pas toujours hétérodoxe. Il pouvait n'être que l'adversaire de l'autorité ecclésiastique. Au début du XIVe siècle, le pape Jean XXII et l'empereur Louis de Bavière se lancèrent réciproquement au visage l'accusation d'hérésie : tous deux pensaient y trouver la meilleure justification de leurs politiques respectives, en même temps que l'argumentation la plus capable d'abattre le prestige de leur adversaire. Elle autorisait en particulier le pape à excommunier l'empereur, ce qui était le meilleur moyen de dissoudre son parti [43].

La polémique contre les béguines et les béghards fournit un exemple plus évident encore de ce procédé. En effet, synonyme d'hérétique, le nom de béghard devint à la fin du XIVe siècle, concurremment avec d'autres noms d'hérésies, susceptibles d'être employé en raison de sa seule efficacité, même contre un individu qui de toute évidence ne pouvait être confondu avec un authentique béghard : un prêtre, Jean Malkaw ou de Prusse, dans le diocèse de Strasbourg, fut obligé de répondre à cette accusation en 1391 [44].

Né en Prusse au milieu du siècle, il avait d'abord été novice chez les chartreux. Mais, peu résistant physiquement, il avait dû quitter cet ordre austère pour devenir clerc séculier. Maître en théologie en 1388, il devint prédicateur en Rhénanie après avoir quitté sa province natale dans des circonstances obscures. Mais le Grand Schisme sévissait : l'Alsace et la Rhénanie appartenaient pour l'essentiel à l'obédience romaine, dite urbaniste. A Cologne, puis à Mayence, Malkaw se montra un partisan décidé du pape de Rome, critiquant au contraire le pape d'Avignon et ceux qui demeuraient dans son obédience, dite clémentine. Esprit austère et réformateur, l'ancien moine prêcha aussi contre les abus et les désordres qui sévissaient dans certains couvents des ordres mendiants. Les religieux lui vouèrent en retour une haine tenace, mais les pauvres gens voyaient en lui une sorte de prophète épris de justice. D'ailleurs, il soutenait que les gens incultes pouvaient parvenir à la vérité aussi bien que les plus savants. En 1390, le jubilé du pape Boniface IX fut pour lui l'occasion d'un pèlerinage à Rome. Il en profita, en chemin, pour prêcher à Bâle et à Zürich contre l'immoralité du clergé. A tous égards, Malkaw n'avait pas choisi la voie propre à lui assurer une carrière tranquille ! Certaines de ses assertions évoquaient les hérésies populaires, dont les tenants avaient péri sur le bûcher. Il semble pourtant que sa prédication favorable aux urbanistes, qui tenaient la région, lui ait valu un sursis. Son orthodoxie politique compensait les ressentiments du clergé séculier et régulier.

Mais les raisons de ce salut provisoire furent aussi celles de sa perte : à Strasbourg où il était rentré après son voyage à Rome, Malkaw se trouva dans l'un des derniers bastions clémentins de la plaine du Rhin, bien que le parti urbaniste, surtout depuis la mort de Léopold d'Autriche en 1386 ne cessât de gagner du terrain. Le prédicateur perdit ici son dernier atout, face à un clergé clémentin.

Nul grief ne pouvait mieux convenir que celui d'hérésie : l'évêque l'invoqua pour enfermer Malkaw dans sa prison de Benfeld. C'est alors que Malkaw se justifia par écrit, et grâce surtout à l'intervention en sa faveur de l'université urbaniste de Heidelberg, il fut libéré en 1394. Il entra alors dans l'ordre bénédictin, mais reprit fait et cause pour le pape urbaniste Grégoire XII. Malheureusement pour lui, en 1409 se créa une troisième obédience, lors du concile de Pise, au profit du pape Alexandre V. Son archevêque se ralia à ce dernier, et de nouveau Malkaw dut subir un long procès, instruit par l'inquisiteur Jacob de Soest[45]. Mais le légat de Grégoire XII au concile de Constance, Jean de Raguse, fit pression en sa faveur et une seconde fois il fut déclaré innocent[46].

De ce drame complexe, nous reconnaissons le décor : le schisme partageait la chrétienté en deux, puis trois obédiences, à la limite desquelles, le long du Rhin, les enclaves, les hésitations et les trahisons, rendaient les passions plus vives encore.

La justification de Jean Malkaw, écrite dans la prison de Benfeld en 1391, rappelle la liste des quatorze griefs retenus contre lui, suivis des réponses, point par point, de l'accusé. D'après lui, ses adversaires ont volontairement falsifié sa pensée.

« Mes ennemis, se plaignait Malkaw, affirment que je prêchais sans la licence de mon évêque, et que je ne me souciais pas de l'obtenir : c'est pourquoi ils disent que j'appartiens à la secte des lolhards *(videtur igitur esse de secta Lolhardorum)* c'est-à-dire des béghards. Que je prêchais, confessais, administrais les sacrements sans l'autorisation épiscopale : me voici qualifié de vaudois *(videtur esse de secta Waldensium)*. Qu'à m'en croire, Jésus crucifié, le cœur transpercé par le coup de lance, vivait toujours : ils me rejettent parmi les disciples de Pierre Jean d'Olieu, les spirituels *(videtur ortum habere de errore Johannis Petri minoris condemnati)*. Que j'ai annoncé, pour anéantir l'autorité du clergé et des religieux *(ad turbationem cleri et religiosorum)* la venue prochaine d'hommes rustiques et mécaniques *(in habitu rusticorum et mecanicorum)* qui prêcheraient la vérité et qu'il faudrait défendre : c'en est assez pour que je sois appelé vaudois *(videtur esse de secta Waldensium)*. Enfin, ils prétendent que j'ai tenu sur les femmes des propos malhonnêtes, tel un débauché du Libre Esprit *(videtur esse de Libertate Spiritus)*. »[47]

Les autres articles mêlent des accusations semblables d'obscénité aux soupçons d'insoumission au clergé, mais ne les rattachent à aucune hérésie déterminée. Quant aux hérésies expressément nommées, le syncrétisme de l'accusation ne laisse pas de surprendre : à chacune est emprunté un trait caractéristique, et le corpus hétérogène ainsi constitué vient se concentrer sur un seul homme, pour mieux assurer sa condamnation, comme si une seule hérésie n'y eût pas suffi.

Pourtant, en dépit des apparences, cet ensemble a la plus grande unité : le reproche fait à Malkaw d'avoir répandu telle ou telle hérésie n'était pas l'essentiel. Sa faute était avant tout d'ordre disciplinaire, ce que tous les articles rappelaient : Malkaw incarnait l'hérétique populaire, ou plutôt l'hérésiarque, qui était souvent un clerc, dont le crime était d'abord de prêcher sans autorisation, quel que fut le contenu de sa prédication ; de refuser ensuite de se soumettre à l'évêque, et de sembler ainsi inciter les simples laïcs à se rebeller contre le clergé. « Personne très malfaisante, suspecte d'hérésie et cherchant à bouleverser le clergé séculier et régulier », Jean Malkaw incarnait trait pour trait le modèle de la tradition : sa cause était jugée d'avance [48].

Il réalisait le type accompli de l'hérétique : aussi tous les noms d'hérésies particulières pouvaient lui être attribués. Mais parmi eux, celui qui, à Strasbourg, à la fin du XIVe siècle, réalisait le mieux la synthèse de tous ces griefs, était celui de béghard : c'est lui qu'un bourgeois de la ville, employa, à l'exclusion de tout autre, pour désigner Malkaw [49].

Cependant, prêtre lui-même, théologien, Malkaw savait que l'accusation d'hérésie dont il faisait l'objet était moins justifiée par le danger qu'il faisait courir à l'orthodoxie que par les choix qu'il avait faits dans le schisme. Il était accusé d'être parjure ? Parce que dans un prêche contre les clémentins et aussi contre les *neutrales*, ceux qui étaient opposés au pape d'Avignon comme à celui de Rome, il avait pris le contrepied de l'augustin Jean Angeli de Hiltelingen, ami de l'inquisiteur Jean Bockeler, qui le dénonça à l'évêque. Était-il un lolhard gyrovague ? Pas du tout : lorsqu'il voulu quitter son pays, il ne put obtenir d'autorisation de son évêque parce que celui-ci était alors absent. Méritait-il l'épithète de vaudois, pour avoir administré les sacrements sans licence de l'ordinaire ? Bien au contraire, aux hommes et aux femmes qui venaient le supplier de les confesser, il répondait : « Va chez ton curé, et demande la licence, pour que je puisse t'entendre ». Était-il l'émule de Jean d'Olieu ? Certes, rapporte-t-il, il y eut à Strasbourg une grande controverse pour savoir si le cœur du Christ survécut au coup de lance, mais il remit lui-même les laïcs dans le droit chemin (« quia varia narrabantur inter laycos »), leur citant l'évangile de Jean, qui dit « Ils approchèrent de Jésus, et virent qu'il était mort » (Jean 19, 33).

Malkaw donne ici un précieux témoignage sur la vie spirituelle des laïcs de son temps, leur désir d'interpréter les Écritures, leur recours au savoir des prêtres, mais aussi les dangers toujours latents de déviation hétérodoxe. A cet égard, sa défense ne manquait pas d'habileté : pour se justifier aux yeux du clergé, il était bon de rappeler que l'accusé aussi était clerc, et que lui aussi se méfiait des laïcs qui prétendaient acquérir tout seuls la connaissance des Écritures. Dès le premier interrogatoire, l'inquisiteur lui avait demandé s'il appartenait à un ordre approuvé, et il s'était empressé de répondre qu'il était membre du clergé séculier. Ailleurs, il précisa qu'il avait toujours prêché « en tant que prêtre catholique ». L'antagonisme des clercs et des laïcs au sujet du monopole clérical de la culture religieuse était une composante essentielle de l'accusation d'hérésie.

Mais au-delà des motifs religieux, les raisons profondes de l'accusation d'hérésie proférée à l'encontre de Malkaw étaient essentiellement politiques : Malkaw avait eu le tort de prêcher contre les clémentins, et en particulier le vicaire général Ymerius de Ramstein, le frère augustin

Jean de Hiltelingen, les autres religieux mendiants, qui fomentèrent contre lui une véritable conspiration. A la fin de sa réponse, un long réquisitoire contre les « schismatiques » clémentins et les *neutrales*, puis l'apologie du pape urbaniste Boniface IX, rappellent pourquoi Malkaw était en prison : à Strasbourg, réduit clémentin, le prêtre Jean Malkaw fut lolhard et hérétique pour cause de schisme.

Ses démêlés avec l'évêque, l'inquisiteur, les religieux des ordres mendiants, montrent qu'à la fin du XIVᵉ siècle, les noms de lolhard ou de béghard avaient atteint la plénitude de leur fonction polémique : ils pouvaient être employés, concurremment avec d'autres noms d'hérésies, sans aucun égard à la spécificité de chacun, au seul titre d'instrument polémique, dans une lutte de clercs complètement étrangère à la controverse des béguines et des béghards. Même un prêtre pouvait être appelé béghard. Les motifs de cette lutte relevaient moins de questions proprement religieuses, que de celles qui touchaient à la politique et à la discipline du clergé.

Le procès de Malkaw permet d'achever de définir la phase hérésiologique du discours polémique, caractéristique du XIVᵉ siècle : l'image de la béguine ou du béghard hérétiques fut à cette époque le produit d'une conception purement ecclésiastique et même cléricale de la société, de ses valeurs et de ses contre-valeurs. La béguine et le béghard hérétiques incarnaient la négation de l'ordre de l'Église.

C'est pourquoi de tous côtés la polémique dépassait son objet. Mais à la vue des béguinages réels, l'ensemble de ce discours, avec toutes ses virtualités, toutes ses possibilités d'amalgame et de débordement, s'offrait aux clerc.

L'extension de l'hérésie dans les béguinages justifiait-elle l'ampleur de ce discours ? Les préambules des actes invoquaient les « multitudes » hérétiques, les « troupes innombrables » de béguines et de béghards hérétiques. Qu'en était-il dans la réalité, ou du moins dans ce que nous en révèlent les textes de la pratique ?

CHAPITRE III

Au-delà du langage polémique : béguinages et hérésie

I. JUSQU'AU DÉBUT DU XVe SIÈCLE

Dès le XIIIe siècle, des béguines ont été convaincues d'hérésie dans le Rhin supérieur : deux béguines et deux béghards hérétiques furent capturés à Colmar à l'occasion d'un chapitre franciscain, en 1290, et plusieurs autres subirent simultanément le même sort à Bâle [1].

En 1339, l'évêque de Constance fit enfermer dans une tour, et mourir de faim, trois béghards : de leurs trente erreurs, qui avaient été consignées dans une liste, quatre sont connues. Elles témoignent des excès provoquants du Libre Esprit [2]. Mais souvent, il n'est pas aisé de reconnaître dans les aveux des inculpés une croyance hérétique permettant de les rattacher à telle secte déterminée : des affirmations, des conduites semblables, la prétention commune à la perfection de l'hérétique, au monopole de la connaissance de la vérité, la volonté de ne pas travailler, voilà ce qui, dans la pratique, caractérisait un hérétique. Il était moins attaché que le clerc qui l'interrogeait à l'énoncé d'une liste d'articles de foi erronés.

Un béghard nommé Walter fut condamné au bûcher, en 1322 à Cologne [3]. L'abbé de Sponheim, Jean Trithème, rappela le fait à la fin du XVe siècle, dans sa *Chronique du monastère d'Hirsau.* Il établit un lien entre les propos de Walter et l'hérésie de type patarino-évangélique qui sévissait à Crémone en 1315 [4]. Mais il n'en dit pas plus sur le contenu de la doctrine de l'hérétique, dont il décrivit au contraire les formes d'action avec une grande précision : il était le « maître principal de l'école des hérétiques de cette secte », il répandit secrètement ses erreurs à Cologne et en dehors de la ville en de nombreux lieux, principalement chez les bonnes femmes *(mulierculae)* », il écrivit « des libelles en allemand » où « il pervertit les mots de la sainte Écriture en les interprétant mal », et enfin « il les fit lire aux femmes ». Arrêté, il

---

Voir notes 1 et suiv., p. 224.

s'obstina dans l'erreur et fut brûlé [5]. Mais il aurait laissé de nombreux disciples à Cologne et dans les environs.

En 1337, à Metz, plusieurs béghards périrent eux aussi sur le bûcher. Se disant « frères de la plus haute pauvreté », ils ne possédaient rien, « ni en propre, ni en commun ». Ils mendiaient, et leur maître, qu'ils appelaient leur serf *(servus)* partageait ensuite le revenu des aumônes. Se prétendant unis par l'Esprit, ils rejetaient toute autorité, ne se sentaient pas tenus de dire la vérité quand ils s'adressaient à leurs juges, refusaient de prêter serment. Certains d'être inspirés par l'Esprit, ils interprétaient l'Évangile « contre les gloses ordinaires ». Ils moururent sans invoquer la Vierge et les saints et sans recommander leur âme à la prière de ceux qui assistaient au supplice [6].

Chez un lolhard relaps brûlé à Spire en 1356, le refus de la dévotion de Marie trahissait une adhésion aux croyances vaudoises, mais les autres articles incriminés pourraient être rattachés à plusieurs autres hérésies [7]. Il était d'origine française : venait-il de la région de Metz ? Son adhésion au modèle par excellence, le Christ, sa conviction de posséder l'Esprit, l'assuraient du salut et le dispensaient d'observer les prescriptions de l'Église terrestre : à ses yeux, elles lui donnaient une supériorité incontestable sur les prêtres, bien qu'il fut un « laïc inculte et borné » *(laicus indoctus et idiota)*. Confirmée ici par l'hérétique lui-même, l'origine populaire, vite assimilée par l'Église à l'appartenance à l'hérésie, était au contraire promue par les intéressés au rang de justification suprême de leur élection : « à l'enseignement d'un tel laïc illuminé dans ses prédications et ses instructions, il faut croire plus qu'au saint Évangile, à toutes les autres Écritures et aux dires de tous les docteurs ». En règle générale, les causes sociales de l'hérésie sont difficiles à définir. Ici du moins, nous en distinguons l'empreinte tant dans le jugement d'hérésie, si l'on veut bien se souvenir que l'hérétique est d'abord celui qui est déclaré hérétique, que dans la manifestation de l'hérétique : des deux côtés, l'émergence de l'hérésie était liée à une opposition de classe.

C'est à Cologne que Jean de Brno, devenu frère prêcheur après sa rétractation, avait vécu dans une communauté de « pauvres volontaires », près de l'église Saint-Étienne, « dans la cité neuve » [8] : introduit par un « maître », son ami Nicolas, à qui il avait confié son désir de perfection évangélique, et qui, tel le Christ, lui avait conseillé de vendre ses biens et de partager le produit de cette vente entre sa femme qu'il abandonnait, et les pauvres qui allaient le recueillir. Il retrouvait ainsi la démarche fondamentale des tenants de la pauvreté évangélique, tels saint François et Pierre Valdo, et dans le même cadre de l'économie urbaine et monétaire : mobilisant sa fortune pour se rendre lui-même plus mobile, il a quitté la lointaine Moravie pour la grande ville de Cologne, il a trouvé la communauté dans la partie commerçante et récente de la ville. Pendant vingt ans, il y subit l'apprentissage du simple « béghard », astreint à l'obéissance absolue et aux mortifications, afin « d'annihiler sa vie » propre. Puis, ayant donné satisfaction, il put vivre huit ans « dans la liberté de l'Esprit », faisant tout ce qui lui plaisait, librement et sans remord, puisque l'Esprit accomplissait à travers lui chacun de ses actes. Son frère Albert était aussi béghard, et il réfutait la validité des messes dites par les prêtres.

Ce témoignage est d'un intérêt exceptionnel : certes, il s'agit d'une confession faite en 1335 à l'inquisiteur Gall de Neuhaus, qui cherchait d'abord à y retrouver les articles incriminés dans *Ad nostrum* [9]. Il semble pourtant que l'ancien hérétique ait parlé librement, sans avoir à répondre à un interrogatoire serré.

Il n'en fut pas de même pour le béghard Jean Hartmann, à Erfurt (diocèse de Mayence), en 1367 [10]. En comparant son interrogatoire à celui de Conrad Kannler (Eichstätt, 1381), et bien que le premier seul soit désigné comme béghard, H. Grundmann a montré très précisément l'abondance des points communs, qu'explique sans doute leur appartenance à une même hérésie, mais qui révèle surtout la contrainte du modèle hérésiologique utilisé par les juges ecclésiastiques : dans les deux cas, les huit erreurs dénoncées par *Ad nostrum* (1317) ont déterminé l'ordre des questions posées aux accusés, voire même la teneur des réponses qui étaient attendues [11]. De ce fait, l'intérêt de ce type d'interrogatoire paraît plus faible et les observations concrètes et particulières que faisait Jean de Brno sur la vie des hérétiques cèdent la place parfois ici à la litanie habituelle des erreurs du Libre Esprit.

En tant qu'individus singuliers, les béguines et les béghards hérétiques appréhendés à Cham en Bavière en mai-juin 1399 apparaissent moins bien encore. L'interrogatoire particulier d'un de ces béghards laisse simplement entrevoir l'organisation de la communauté. L'un des deux inquisiteurs, Martin de Prague, dirigea ensuite ses pas vers Strasbourg pour y organiser un nouveau procès à la fin de l'année [12].

A Strasbourg, les béguinages étaient nombreux. Pourtant, une béguine seulement y fut condamnée à être brûlée vive en 1366 [13]. D'autres personnes proches des béguinages, il est vrai, furent inquiétées à cette occasion [14]. Mais c'est en vain que l'Inquisition, en 1368-1369, tenta de démasquer de nouveaux hérétiques parmi les béguines et les béghards [15]. Enfin, en 1399 s'y déroula le grand procès de trente-deux vaudois ou *Winkler* [16]. Parmi les inculpés ne se trouvaient que deux béguines, étrangères à la ville, Petersche et Adelheit. La première était originaire de Souabe, et dirigeait à Strasbourg le béguinage de la rue *Heiligenlicht*, non loin du couvent des frères mineurs [17]. Elle avoua avoir longtemps partagé les croyances des *Winkler*, avoir écouté leur prédication, s'être soumise aux pénitences qu'ils lui infligeaient. Elle reconnut que les *Winkler* ne croyaient pas à la légitimité de l'Église et que pour eux la bénédiction d'un morceau de viande ou de cire n'avait aucune utilité. Mais elle affirma qu'ils croyaient à la Trinité. Elle assura aussi ses juges qu'elle ignorait que les *Winkler* n'étaient pas de vrais prêtres, et que son frère, qui avait bien cinquante ou soixante ans, ne le savait pas davantage. Enfin, elle révéla que les hérétiques avaient une école à Haguenau et une autre à Metz, où des vaudois avaient déjà été condamnés. Cette déposition permet de mesurer la bonne foi d'un certain nombre d'hérétiques : Petersche déracinée de son pays d'origine, immigrée en ville, pauvre sans doute, avait trouvé dans la secte une communauté qui la prit en charge et où elle avait pu vivre une religion qu'elle croyait être la bonne.

Adelheit, qui venait de Saint-Gall, avait au contraire enseigné elle-même l'hérésie à un autre accusé, Martin, dont la maison abritait l'une des écoles vaudoises [18]. A l'inverse de sa consœur, elle avait bien conscience d'être hérétique.

Mais les béguinages sont restés le plus souvent des bastions de l'orthodoxie. Les béguines inculpées étaient l'infime minorité parmi les accusés. La même année, se déroula à Fribourg en Suisse le procès de cent trente vaudois : parmi eux, aucune béguine, aucun béghard, ne sont mentionnés. La même remarque peut être faite lors d'un second procès, en 1429. Et lors du troisième, en 1430, une seule béguine fut compromise avec les hérétiques [19].

A l'éclairage direct et irremplaçable que les procès-verbaux des interrogatoires jettent sur l'hérésie, il est parfois possible d'ajouter les renseignements donnés par les traités, quand leurs auteurs ont fait part, en termes précis, de leur expérience personnelle. Ce fut le cas par exemple du chanoine de Ratisbonne Conrad de Megenberg, dans son *De erroribus begehardorum*. A propos des hérétiques qu'il désignait comme béghards, il parla de la mort de l'un d'eux, qui persévérait dans son erreur *(pertinax)*, dans les prisons de l'évêque de Ratisbonne. Surtout, Conrad aurait entendu lui-même le béghard Jean de Mechelina prêcher publiquement, et convaincre de simples clercs que la personne du Christ tout entière, sa divinité comme son corps, avait séjourné trois jours aux enfers après la crucifixion [20].

Un peu plus tard, le dominicain Jean Nider a longuement attesté lui aussi, dans le *Formicarius*, la présence d'hérétiques dans la plaine du Rhin vers 1400 [21].

Nider illustre ses propos d'exemples concrets qu'il affirme souvent avoir recueillis lui-même :

« Je m'efforcerai de consigner le murmure des chrétiens de notre temps, les faits que j'ai vus ou entendus, ou qui m'ont été rapportés par des témoins dignes de foi. Que l'on ne m'accuse pas de croire facilement les hommes, et encore moins les femmes, que je soupçonne pour la plupart de toujours délirer en telles matières, à moins que leur témoignage ne soit prouvé. »

Les occasions n'ont pas manqué à Nider de justifier ses préjugés. Les errances des femmes, et en particulier des béguines, « se produisent facilement et en grand nombre, si un homme avisé ne les dirige pas ». Plus que d'erreurs doctrinales, il s'agissait le plus souvent de prophéties ou du goût d'abuser de la crédulité d'autrui. Telle béguine de Constance convoqua le clergé de la ville le jour où elle allait être, croyait-elle, marquée des stigmates du Christ. Mais rien ne se produisit, et chacun s'en retourna fort déçu, en particulier le prêcheur Henri de Rheinfelden, qui joua peu après un rôle important dans la polémique bâloise contre les béguinages [22]. Nider s'en prenait aux « singularités » des béguines, plus qu'à leur hérésie éventuelle. D'ailleurs, l'hérésie n'était pas le sujet dominant de ce livre.

Cependant, la foi n'était pas à l'abri de toute menace : mais plus que les béguines, les béghards en étaient responsables. Ainsi l'auteur rapporte-t-il qu'au temps du concile de Pise (1409), lui-même vivant alors dans le diocèse de Constance, un béghard du nom de Burginus y sévissait, vivant tel un ermite, mangeant et s'habillant avec austérité [23]. Sa prière et sa contemplation ne cessaient pas même la nuit. Un jour, l'esprit malin, lui apparaissant sous l'aspect d'une lumière angélique, lui inspira la fondation d'un nouvel ordre religieux et l'élaboration d'une règle. Il s'entoura donc de disciples, qu'il soumit à une discipline très dure, et à qui il enseigna ce qu'il pensait être la vérité. Capturé par l'évêque de Constance, il persévéra dans l'erreur, et fut livré au bras séculier pour être brûlé vif. Nider ne dit rien du contenu de ses croyances, insistant seulement sur leur origine diabolique. Mais son récit montre bien ce qu'était d'abord un hérétique : un croyant passionné, se pliant à un rigorisme moral sans concession, animé d'une ardeur spirituelle qui le portait rapidement à se croire inspiré. La création d'une secte n'intervenait qu'après cette démarche individuelle. Quelles que fussent d'ailleurs les convictions de la communauté, la prétention à créer un ordre religieux était intolérable pour l'Église depuis le concile de Latran, et faisait naître aussitôt le soupçon d'hérésie.

Un autre témoignage de Jean Nider concerne l'hérétique Nicolas de Bâle, dont l'activité a été confirmée par d'autres sources [24]. Il sévissait « le long du Rhin, autour de Bâle et en aval, allant tel un béghard » [25]. De tous les hérétiques, il semblait le plus dangereux. Mais, avec les disciples qu'il avait réunis autour de lui, il réussissait toujours à échapper aux inquisiteurs. Affirmant que « le Christ agissait en lui, et qu'il était lui-même dans le Christ », il semble avoir été finalement arrêté et exécuté entre 1393 et 1397, à son retour de Vienne, en Autriche, où il serait allé avec deux disciples, Jacques et Jean, consulter un ancien professeur de l'université de Paris, réformateur de l'université de Vienne, Henri de Hesse [26]. Le procès-verbal du jugement de Nicolas de Bâle a disparu, mais l'influence de l'hérétique est attestée par le procès d'un de ses disciples, Martin de Mayence[27]. Enfin Nicolas de Bâle est mentionné dans les interrogatoires du procès d'Inquisition de 1405, à Bâle, ainsi que ses deux autres disciples, Jacques et Jean. La localisation et la date de ce procès, la place qu'y ont tenue les béguines de Bâle, la précision des renseignements, qui n'ont pas été encore exploités, justifient que nous nous arrêtions plus longuement sur ce témoignage.

II. LE PROCÈS D'INQUISITION DE BÂLE (1405)

Les interrogatoires de ce procès n'ont été que partiellement conservés : du dix-huitième au vingt-troisième inclus, plus un fragment séparé ; les dix-sept premiers manquent par conséquent, et nous ignorons l'importance matérielle qu'aurait le manuscrit s'il était complet[28].

Les quatre premiers interrogatoires conservés (n. 18 à 22), sont ceux de tertiaires et de béguines citées à titre de témoins seulement. La troisième déposition (n. 20), est celle d'une accusée, mais qui n'était pas béguine : il s'agissait d'une habitante ordinaire de la ville, convaincue toutefois d'être l'amie de béguines suspectes.

Le vingt-troisième interrogatoire, et le fragment suivant, concernent plus particulièrement l'activité des béghards. Le premier témoignage est celui d'un domestique de Bâle ; l'auteur de la seconde déposition reste inconnu en raison des lacunes du document.

Appelé à témoigner, ce domestique, Ruedimus Meiger, se dit originaire de Baden en Aargau, travaillant à Bâle au service d'un bourgeois *(civis basiliensis)*, Jean Wernher Fröweler. Ce dernier aurait hébergé cinq ans auparavant, en 1400, un béghard, Jean Myler *alias* Matzerer[29], *beghardus in silva Birseck* — près de Bâle —, puis trois béguines d'une maison de la ville, dite *Ad nigrum ursum* : Agnès de Saint-Alban qui en était la supérieure *(martha)*, ladite Hueterin, et ladite Suntgwerin (du Sundgau, en Alsace du Sud). Plusieurs autres béguines auraient aussi été reçues successivement. Enfin, au premier béghard s'en serait joint bientôt un autre, appelé Jacques (ou Nicolas), qui se présenta lui-même au témoin comme étant originaire du Rhin inférieur ; surtout, il reconnut qu'il avait été le compagnon de Nicolas de Bâle qu'il avait accompagné à Vienne avec un autre disciple.

Jacques accepta de creuser pour son hôte un puits, et, deux ans avant l'interrogatoire, en 1403, de le reboucher, pour une raison qui n'apparaît pas, en six semaines. Nous ignorons si le béghard est demeuré chez le bourgeois de Bâle entre les deux phases de ce travail ; il est probable qu'une absence plus ou moins longue du béghard les a séparées. Mais une fois au moins, Jacques a fourni un travail continu de six semaines.

peut-être pour dédommager le bourgeois. Les béghards ont dû se livrer à de telles tâches occasionnelles, plus souvent qu'à une véritable profession dont l'exercice n'aurait pas été conciliable avec leur vie errante : celui-ci provenait du Rhin inférieur, avait accompagné Nicolas de Bâle à Vienne. Le déracinement était le lot commun des individus issus des couches inférieures de la population : le *famulus* interrogé était lui-même originaire du pays de l'Aar, dans le diocèse de Constance. La forêt de Birseck, dont venait le premier béghard, était plus proche de Bâle. Dans l'interrogatoire d'une des tertiaires (n. 19), il est question d'un autre béghard, Jean Rumer, *beghardus de Muttentz,* originaire lui aussi des environs de la ville : Muttentz, au pied du Wartenberg, est situé dans l'actuel canton de Bâle.

Ces béghards ne formaient donc pas une secte fermée et repliée sur elle-même : d'origines diverses et parfois lointaines, ils continuaient d'aller et venir, ne se rencontraient qu'aux hasards de leurs déplacements ou en quelques points de ralliement, comme chez ce bourgeois de Bâle.

Le témoin donna quelques indications sur les motifs qui poussèrent son maître à accueillir tant de monde chez lui : fait notable, Jean Wernher et sa femme prirent l'initiative d'inviter le béghard Jean Myler à s'installer chez eux, en raison, dit le domestique, de ses « bonnes paroles ». Le couple a-t-il été abusé par l'hypocrisie d'un hérétique ? Il apparaît au contraire qu'ils étaient parfaitement conscients de la portée de leur geste, puisqu'ils confirmèrent à leur domestique que le béghard était bien un disciple de Nicolas de Bâle, qui avait été brûlé quelques années plus tôt pour hérésie. Ils veillaient par conséquent à ce que la présence chez eux du béghard ne fût pas connue : ils cachaient le béghard Jacques, le tenaient éloigné de la femme de leur domestique, de leur propre fils, et de leur servante Thina, « afin que nul ne le vît ». Pour ne pas attirer l'attention, Jacques de son côté, ne portait pas « l'habit des béghards », mais des vêtements laïques *(in habitu seculari)* de diverses couleurs et des chaussures blanches. Mais le souci de dissimuler le béghard n'explique pas seul que Jean Wernher et son épouse aient reçu Jacques dans leur intimité : il y eut de leur part une adhésion consciente à l'héritage spirituel de Nicolas de Bâle, le sentiment qu'ils étaient complices de ses disciples immédiats. Ceux-ci n'en avaient droit qu'à plus de considération : si Jean Wernher employait Jacques au travail du puits, il le faisait boire, manger et dormir dans sa maison. En lui faisant partager sa table, il lui donnait même, de l'aveu de son domestique, une nourriture plus délicate qu'à ce dernier[30]. Avec sa femme, il alla jusqu'à le recevoir dans leur grande chambre sous le toit *(solarium, i.e. cubiculum maius ac superius)*. Le désir d'offrir aux béghards un lieu sûr de rendez-vous et un abri paraît seul justifier l'attitude de Jean Wernher et de sa femme : ils ne semblent pas avoir attendu un enseignement doctrinal ni une direction spirituelle des hérétiques, étant sans doute déjà suffisamment initiés. Mais prié de dire ce qu'il savait de l'influence éventuelle du béghard sur ses maîtres, le témoin répondit qu'il ignorait si la femme de Jean Wernher s'était fait donner entièrement nue la discipline par la servante, à l'instar des hérétiques [31].

Il est probable que Jean Wernher et son épouse furent eux aussi interrogés, comme leur domestique et leur servante. Mais le témoignage de cette dernière [32], et leur déposition si elle a existé, ont disparu.

Même si elle fut exceptionnelle, leur attitude permet d'affirmer en tout cas que l'attrait des idées hérétiques ne s'est pas limité aux couches les plus populaires. Simplement, une fonction différente aurait été assignée aux uns et aux autres dans le cadre de l'hérésie : leur mobilité aurait fait des plus pauvres, les béghards, les vecteurs de l'hérésie. A ceux qui, moins nombreux, possédaient une maison, des biens, et un rang social honorable, serait revenue la charge de recevoir les premiers et de les protéger.

Les maîtres, cependant, ne furent pas les seuls, dans leur maison, à réserver un bon accueil aux béghards : lorsque Jean Wernher et sa femme firent entrer Jacques dans leur chambre, aucun des habitants de la maison ne s'en scandalisa [33]. A tel point que les soupçons des juges se portèrent aussi sur le témoin, qui avoua avoir joué aux dés avec le béghard, mais seulement pour de petites sommes et sans accumuler de dettes [34]. On chercha aussi à savoir dans quelle mesure il n'avait pas été lui-même initié aux secrets de la secte : savait-il si un serment *(juramentum)* de ne pas révéler « leurs coutumes, leur mode de vie et leur secte » *(modos, vitam et sectam eorum)* était exigé des béghards [35] ? Il répondit qu'il ne le pensait pas, et ajouta, se tenant sur ses gardes, qu'en tout cas il n'en avait pas prêté lui-même...

Les relations du béghard et du domestique ne semblent pas avoir eu d'autres suites : ils ont simplement sympathisé comme deux personnes d'extraction semblable et que le hasard a réunies sous le même toit. Si le béghard s'est confié au domestique, s'il est allé jusqu'à lui avouer son identité, il n'a pas cherché à le convaincre. La « secte » n'était pas toujours cette société occulte que l'Église se plaisait à décrire, et peut-être certains de ses membres, même s'ils se cachaient, manquaient-ils parfois de prudence. Elle n'était pas non plus cette hydre dangereuse cherchant à corrompre à tout prix les ouailles fidèles du Seigneur...

Le dernier fragment conservé renseigne, pourtant, sur les méthodes employées par certains béghards pour s'attacher de simples laïcs. Le début de ce témoignage manque et son auteur est par conséquent inconnu. Ce témoin rapporte comment il a tenté de dissuader un béghard, Jean Rumer (dont l'activité auprès des tertiaires est aussi décrite dans le dix-neuvième interrogatoire), de convaincre un certain

Karlispach, de Bâle, de quitter sa femme et ses enfants pour prendre l'habit des béghards. Le témoin aurait exhorté le béghard à ne pas entraîner derrière lui cet homme, qui était lié à sa femme par la promesse, qu'il lui avait faite en l'épousant, de lui rester toujours fidèle. Cette promesse précédait et annulait tout vœu postérieur et contradictoire [36]. Mais le béghard ne voulut rien entendre, et accusa son interlocuteur « de ne pas être plus habité par le Saint-Esprit qu'un grain de sénevé », autrement dit de n'y rien comprendre [37].

Nous ignorons si le béghard est parvenu à ses fins. Il est probable que des cas semblables furent rares, mais les textes polémiques n'ont pas manqué de les exploiter largement, dénonçant à l'envie les béghards qui arrachaient les hommes à leur foyer, et, plus encore, les femmes à leur mari [38]...

Mais les béghards étaient surtout accusés de pervertir les béguinages. En même temps que deux béghards, Jean Wernher et son épouse avaient aussi accueilli plusieurs béguines, en particulier trois béguines de la maison *Ad nigrum ursum*, dont la supérieure. De lourds soupçons devaient peser sur ce béguinage, puisqu'il fut reproché à une habitante de Bâle, Anne, épouse de Wernlin Schilling (n. 20), d'avoir seulement lavé et essuyé avec un linge, par charité, les pieds des habitantes de cette maison. L'accusée assura qu'elle ne s'était pas prêtée à cette coutume, qui était suivie par les béguines entre elles : c'est ce que nous apprend une allusion faite au sixième témoignage, qui a été perdu, celui de la béguine Agnès de Bysel. En soi, cette coutume n'avait rien de répréhensible, sinon qu'elle plagiait le lavement des pieds à l'Église : Anne Schilling dit ne pas avoir fait de même, ni vu le faire, sinon, dans les églises, le dimanche, et par les prêtres. Le danger représenté par une secte hérétique fut toujours apprécié par l'Église à la mesure de son don d'imitation. Tant l'usurpation des prérogatives des prêtres sous-entendait une critique de leur ministère...

Quatre béguines au moins furent ainsi accusées dans la maison *Ad nigrum ursum*, ou *zum schwarzen Bären* (n. 6 et 23). Cette communauté de *willige armen* est mentionnée dès 1345 ; d'après le nom de *martha* donné à la supérieure, il semble que ce béguinage ait dépendu des frères prêcheurs. Il aurait peut-être servi aux réunions mystiques des Amis de Dieu bâlois à la fin du XIVe siècle [39]. Cet exemple permet par conséquent de mesurer la distance, vite franchie, surtout dans l'esprit des clercs, qui séparait la mystique de l'hérésie. Dans le cas présent, il est possible qu'une tradition de religiosité inspirée et volontiers passionnée se soit maintenue et qu'elle ait été jugée d'autant plus dangereuse que ces béguines étaient pauvres.

Une autre béguine interrogée (n. 21) Marguerite (Greda) dite de Herten (entre Rheinfelden et Bâle), habitait la maison *In via* ou *Am Weg*, où s'étaient installées en 1329 douze pauvres femmes, sous la direction des prêcheurs. Le règlement intérieur prévoyait que les biens laissés par les béguines défuntes devaient revenir à la communauté. Une rente de 12 livres et demi avait été allouée par la fondatrice pour la nourriture, le chauffage et l'éclairage. Mais les béguines devaient en soustraire annuellement une livre et dix schillings au profit des frères prêcheurs. Chaque béguine disposait ainsi de moins d'une livre pour une année et les revenus personnels supplémentaires ne devaient pas être considérables, étant donné la pauvreté traditionnelle des membres de cette maison [40].

Soit par la tradition de mysticisme qui s'y était établie, soit, plus généralement, par la précarité de leur assise matérielle, ces deux béguinages ont dû offrir un terrain favorable à l'influence suspecte sinon hérétique des béghards. Mais on peut s'étonner de leur dépendance à l'égard des frères prêcheurs, alors que les accusations visaient généralement les béguines d'obédience franciscaine. Il faut admettre que l'hérésie était susceptible, au-delà des différences « institutionnelles », d'atteindre les unes et les autres indifféremment, pour peu que les conditions matérielles fussent propices à sa diffusion. Les béguinages dépendant de l'ordre des prêcheurs étaient d'ailleurs moins contrôlés par les religieux que ceux que dirigeaient les frères mineurs. Si la polémique, tout spécialement à Bâle, fut dirigée essentiellement contre ces derniers béguinages, il faut penser que le progrès de l'hérésie n'en était pas la seule raison.

Les tertiaires franciscaines elles-mêmes n'échappèrent pas à la suspicion des juges. Le dix-huitième interrogatoire concerne en effet Elsina dite Hinpachin, sœur du tiers ordre de saint François, membre de la *Bischoffinhuse* [41]. Il lui fut demandé si elle connaissait dans le diocèse quelqu'un qui eût erré ou fût suspect d'hérésie. Elle répondit qu'elle n'en connaissait pas, et que, pour sa part, elle était « une fille obéissante de l'Église ».

La dix-neuvième personne interrogée était une autre tertiaire : Elsina, veuve d'Heimann Sechs, de la maison *Ad lapides* du nom du faubourg où elle était située *(Steinenvorstadt)* [42]. Elsina témoigna des relations du béghard Jean Rumer et des tertiaires : « il avait coutume de venir dans la maison, et, à la demande des sœurs, de prononcer de bonnes et nombreuses paroles sur Dieu et le martyre du Christ, de dire aux sœurs de faire de bonnes actions et de servir Dieu ; il avait l'habitude de passer là la nuit. » Une fois de plus, l'interrogatoire tournait au « dialogue de sourds » : d'un côté, un sentiment d'innocence s'exprimant avec naïveté ; de l'autre, dans la mesure où un grief précis ne pouvait être retenu, où l'innocence apparente pouvait n'être qu'hypocrisie, de lourds soupçons prêts à saisir le moindre prétexte pour se muer en accusations : le béghard n'avait-il pas dit de « bonnes paroles » sur Dieu pour cacher ses intentions véritables ? Et pourquoi passait-il si souvent la nuit chez les tertiaires[43] ? Les inquisiteurs ne manquaient jamais de rapprocher les fautes qu'ils découvraient ou croyaient percevoir des formules toutes faites de la tradition hérésiologique dont ils étaient pétris : l'immoralité des hérétiques n'en était pas le thème le moins important, et les inquisiteurs excellaient tout particulièrement à la dénoncer.

Le vingt-deuxième interrogatoire concernait Agnès de Wicklingen, sœur du tiers ordre franciscain, de la communauté du Vieil Hôpital *(vetus hospitale)*, tout à côté du couvent des frères mineurs[44]. Avant même d'être citée par l'Inquisition, elle avait dû subir l'interrogatoire du lecteur du couvent des mineurs, frère Rodolphe Buchsmann, et de la supérieure de toutes les tertiaires de Bâle *(Regelmeisterin)*, Nesa d'Aarberg[45]. Les frères mineurs et le tiers ordre avaient par conséquent le souci d'éliminer eux-mêmes de leurs rangs les tertiaires suspectes d'hérésie. La bulle d'approbation du tiers ordre franciscain, en 1289, prescrivait d'ailleurs, dès son premier article, de soumettre tout nouveau candidat désirant entrer dans le tiers ordre à un examen préalable d'orthodoxie[46]. La règle de l'ordre de la pénitence de Saint Dominique débutait par les mêmes dispositions[47]. Ainsi la *Regelmeisterin* accusa-t-elle la tertiaire d'avoir adhéré aux huit articles hérétiques dénoncés par la constitution *Ad nostrum* de 1317[48]. Le tiers ordre risquait à tout moment d'être lui-même contaminé par l'hérésie, et l'erreur d'une seule pouvait le compromettre tout entier. Inversement, les hérétiques, ou les béguines qui se sentaient menacées, cherchaient à se prémunir contre les attaques de la hiérarchie, en se prétendant membres du tiers ordre, dans l'espoir de profiter de la protection qu'offraient ses privilèges[49]. Dans les deux cas, il était de la plus grande urgence pour le tiers ordre de bien se distinguer de ces individus douteux. Ici, la tertiaire avait répondu à sa supérieure qu'elle ignorait tout des articles auxquels il lui était reproché d'avoir adhéré[50]. Un siècle, ou presque, après le concile de Vienne, les huit articles avaient tout perdu de leur actualité, même s'ils conservaient, du moins pour la hiérarchie, leur résonance passionnelle. Ils n'étaient plus utilisés dans l'espoir de reconnaître avec précision une hérésie particulière. Mais, évoquant l'hérésie, ils étaient devenus un simple instrument polémique, choisi pour son efficacité, quelle que fût la raison de son utilisation. A ce titre, cet instrument pouvait être retourné contre ceux qui l'avaient eux-mêmes utilisé : le lecteur franciscain et la *Regelmeisterin* de Bâle, qui s'en étaient servi contre l'une des tertiaires, allaient être accusés à leur tour des mêmes erreurs par le frère prêcheur Jean Mülberg et le clergé séculier de la ville.

III. AU XVe SIÈCLE : LES DERNIERS PROCÈS

En règle générale, les mentions de béguines et de béghards hérétiques se font plus rares au XVe siècle dans les pays rhénans.

En 1406 à Mayence, juste un an après le procès de Bâle, l'inquisiteur Henri de Lapide déclencha « une grande persécution des lolhards et des béguines »[51]. Une béguine provenant d'un béguinage situé à l'extérieur de la ville fut appréhendée. De même, plusieurs femmes de Strasbourg, où quelques années plus tôt avait eu lieu le procès des *Winkler*, furent convaincues d'hérésie. Enfin, un jeune homme de Rotenbourg-sur-la-Tauber, fut accusé d'être « l'un des soixante-dix disciples du diable », et d'avoir été induit dans l'erreur par « le vieux confesseur lolhard des béguines ». Il avoua en effet avoir prêté l'oreille aux propos des béguines et des béghards.

Glosant une bulle pontificale concernant les béguines et les béghards, le chanoine Félix Hemmerlin rapporta qu'en 1438 plusieurs hommes ont répandu des erreurs dans le diocèse de Constance. Ils se réunissaient en « conventicules » où ils lisaient leurs livres hérétiques. Citant à ce propos la constitution *Ad nostrum*, le glosateur semblait voir en eux des frères du Libre Esprit, mais il leur reprochait surtout de prétendre que le refus de travailler et la mendicité des hommes valides ne sont pas des péchés[52].

Il faut ensuite attendre 1457 pour voir un béghard, Bosehans, poursuivi à Francfort et enfermé par l'archevêque pour avoir répandu des écrits hérétiques[53]. L'année suivante, se déroula à Mayence le procès d'un béghard, Jean Becker, qui fut brûlé le 28 octobre 1458[54]. Becker affirmait que le Saint-Esprit était descendu sur lui à la Pentecôte 1442. Devenu l'instrument de Dieu, il se disait plus saint que le Christ lui-même. L'autorité ecclésiastique n'avait donc aucun pouvoir sur lui, et son âme n'avait nul besoin des sacrements. Ignorant le latin *(laicus indoctus)*, il soutint qu'il avait puisé ses croyances dans de vieux livres en allemand. Témoin des derniers sursauts de l'hérésie du Libre Esprit, son supplice par le feu fut la dernière exécution d'un hérétique à Mayence.

A la même époque en revanche, la Bohème était le terrain le plus favorable à la contamination des béguinages par l'hérésie. Au cours du siècle précédent déjà, les frères du Libre Esprit avaient fait des adeptes parmi les béguines et les béghards[55]. Les hussites à leur tour furent accusés d'avoir leurs propres béguines, qu'ils faisaient chanter en tchèque[56].

Cette hérésie dut remporter aussi quelque succès dans la vallée du

Rhin, et dans les béguinages même : en 1458 fut brûlé à Strasbourg un hérétique originaire de Souabe, qui avait beaucoup circulé entre Nuremberg, Bâle et Strasbourg : Frédéric Reiser. Son influence lui valut d'être désigné comme « évêque vaudois ». Mais il faut noter aussi qu'il était allé à Prague, où il avait noué des relations avec les hussites. Quant à ses croyances, il refusait de vénérer les saints, il jugeait que les indulgences et les suffrages pour les morts étaient inefficaces, que le purgatoire n'existait pas. Pour lui, l'homme se sauvait par son seul attachement au Bien, et notamment à la chasteté. Sa doctrine se rattachait ainsi au fond commun des hérésies de la pauvreté, mais sans les excès des frères du Libre Esprit ou des taborites [57].

C'est à Bâle que Frédéric Reiser avait tenté pour la première fois d'attirer des béguines dans l'hérésie [58]. Que faisaient ces béguines dans une ville où tous les béguinages avaient disparu en 1411 ? Il est possible que certaines béguines aient pu demeurer dans la ville et y vivre isolément après la persécution, à moins qu'une communauté se soit reconstituée au milieu du siècle [59]. Toujours est-il que l'hérétique dut se rendre à trois reprises auprès des béguines avant de parvenir à en convertir quelques-unes. Mais il ne put éviter une scission de la communauté et le départ de celles qui lui restaient obstinément hostiles. Lorsqu'il fut supplicié à Strasbourg, une servante bâloise, Anne Weilerin, convaincue elle aussi d'hérésie, mourut avec lui. Une béguine de Strasbourg, Marguerite Wileter, avait aussi été arrêtée : elle avoua à l'inquisiteur qu'elle s'était confessée à Reiser, mais soutint qu'elle n'avait pas saisi le sens de ce qu'il prêchait. Ayant abjuré ses erreurs, elle fut absoute [60].

Incontestablement, ces derniers bûchers témoignent du déclin de l'hérésie dans la première moitié du XVe siècle. Les hérétiques eux-mêmes en prirent conscience : apprenant qu'il allait devoir mourir, Frédéric Reiser se lamenta de voir sa cause de plus en plus compromise, « tel un feu qui veut s'éteindre » [61].

*
**

Tableau 1. *Béguines et béghards hérétiques*

	Date	Lieu	Accusés *Béghard* (B) *Béguine* (b)	Sentence
	1290	Colmar	2 B, 2 b	
		Bâle	plusieurs B et b	prison
1300				
	1322	Cologne	1 B (Walter)	bûcher
	1335	Cologne	2 B (J. et A. de Brno)	rétractation
	1337	Metz	plusieurs B	bûcher
	1339	Constance	3 B	prison à vie
1350				
	1356	Spire	1 B (Berthold)	bûcher
	1366	Strasbourg	1 b (M. de Westhofen)	bûcher
	1367	Erfurt	1 B (J. Hartmann)	?
	?	Ratisbonne	2 B (dont J. de Mechelina)	prison à vie
	1397	Bâle	1 B (N. de Bâle) - Martin, Jacques et Jean	bûcher
	1399	Cham	plusieurs B et b	?
	1399	Strasbourg	2 b (parmi 32 *Winkler*)	?
1400				
	1405	Bâle	3 B, 5 b, 3 tertiaires	?
	1406	Mayence	1 b et plusieurs personnes	prison
	1409	Constance	1 B (Burginus)	bûcher
	1430	Fribourg	1 b (parmi plusieurs vaudois)	?
	1438	Constance	plusieurs B	bûcher
1450				
	1457	Francfort	1 B (Bosehans)	prison
	1457	Strasbourg	F. Reiser - plusieurs b, 1 b	bûcher, 1 rétractation
	1458	Mayence	1 B (J. Becker)	bûcher
1500				

Même en tenant compte des lacunes de la documentation, qui interdisent toute évaluation chiffrée certaine, il est possible d'apprécier les limites de l'extension de l'hérésie dans les béguinages. Ces limites sont d'abord d'ordre chronologique. Mais elles concernent aussi le mode de pénétration de l'hérésie dans les béguinages.

1. C'est au XIVe siècle surtout, période du plus grand développement des béguinages, et aussi vraisemblablement des progrès les plus importants de l'hérésie en général, que le plus grand nombre de béguines et de béghards fut convaincu d'hérésie. Le tableau 1, regroupant sommairement l'ensemble des données qui ont été analysées précédemment, permet de s'en assurer. Il montre aussi, si du moins ses imperfections ne voilent pas trop la réalité, que la persécution ne fut pas régulière, mais procéda par bonds successifs. Plusieurs phases peuvent être distinguées : la première au lendemain du concile de Vienne. La deuxième vers 1356-1370, à un moment où le nombre des inquisiteurs fut sensiblement accru. La troisième à la fin du siècle et dans les premières années du XVe siècle : sans nul doute, cette période connut une recrudescence de l'activité de l'Inquisition. Pas moins de trois bulles pontificales rappelèrent en 1394-1395 les constitutions du concile de Vienne (cf. graphique 1). En 1400, le pape Boniface IX demanda aux dominicains d'Allemagne d'accroître le nombre des inquisiteurs « en raison de la multitude des hérésies et des hérétiques, et aussi du grand nombre des cités et des localités très éloignées les unes des autres »[62]. Simultanément, à Strasbourg en 1404, à Bâle en 1405, à Mayence en 1406, les béguines furent inquiétées, sans que les inquisiteurs parviennent toujours à découvrir des hérétiques parmi elles. Enfin, en 1409-1411, elles furent expulsées de Bâle.

Un dernier sursaut eut lieu en 1457-1458, mais moins violent que les précédents, à la mesure d'une hérésie qui, de l'aveu même d'un de ses adeptes, était en voie d'extinction. Tant pour l'hérésie que pour la polémique qui apparaissent ici en concordance[63], la première moitié du XVe siècle fut la fin d'une époque.

2. A ces limites chronologiques, il convient d'ajouter les limites assignées à l'extension de l'hérésie dans les béguinages. Les hérétiques véritables ne constituaient qu'une minorité parmi les béguines et les béghards. Rares furent les suspects convaincus de croyances hétérodoxes, et livrés au bras séculier s'ils s'obstinaient. Des griefs précis n'étaient jamais retenus contre toute une communauté, mais seulement contre l'un ou l'autre de ses membres : parmi les *Winkler* de Strasbourg ne se trouvaient que deux béguines et leurs consœurs ne furent pas inquiétées. Quelques années plus tard à Bâle, seul le béguinage *Ad nigrum ursum* fut mis collectivement en cause ; encore ses habitantes furent-elles interrogées à titre de témoins et non d'accusées. Ici donc, le discours polémique était en profond désaccord avec la réalité, lorsqu'il associait

l'ensemble des béguines dans un même soupçon d'hérésie, voire dans une condamnation de principe. Cette impression se renforce encore, si l'on se souvient que la réalité la plus commune des béguinages n'était pas celle que laissent entrevoir les procès de l'Inquisition, mais celle que livrent les règlements de béguinage, les chartes de fondation... L'humble travail, la piété docile de la majorité des béguines et des tertiaires étaient fort éloignés des errances et de l'instabilité de quelques-unes, et à plus forte raison du portrait polémique auquel l'Église voulait les identifier toutes. Mais existait-il vraiment un moyen de les distinguer, ou bien leurs points communs les vouaient-ils à être toujours confondues, même involontairement ?

CHAPITRE IV

L'impossible distinction

Les béguines ordinaires, et même maints béghards, n'avaient pas la perfidie qui leur était attribuée par l'Église. D'ailleurs, chaque fois que la persécution a été relancée par le Saint-Siège, des protestations se sont élevées, y compris dans le clergé, pour dénoncer les confusions qui étaient faites entre les béguines hérétiques et ces femmes pieuses et honnêtes, qui portaient le même nom et le même habit, mais que la répression frappait injustement. Parmi elles se trouvaient en particulier les tertiaires, qui étaient désignées par les mêmes noms de *beguina* ou *swestrio*, et qui vivaient de façon comparable : mais il paraissait d'autant plus odieux de les confondre avec les hérétiques, qu'elles étaient plus que toutes les autres femmes préservées des croyances hétérodoxes grâce au contrôle des frères mendiants et à la garantie d'une règle approuvée. Ainsi, l'évêque de Strasbourg, qui avait pris pourtant de sévères mesures contre les béguinages de son diocèse à la suite des constitutions de Jean XXII [1], mit peu après le pape en garde contre l'interprétation abusive qui était donnée de ses actes. Dans un mandement à son clergé, l'évêque se porta aussi garant de l'orthodoxie des tertiaires [2]. Les bulles pontificales exhortèrent désormais à plus de discernement [3].

Ainsi, ni les papes, ni les évêques, ne manquèrent au XIVe siècle de préciser que leurs constitutions ne concernaient pas les femmes vivant honnêtement, pieusement, dans une complète soumission à l'Église... Mais aucun critère de distinction n'était proposé. Au contraire, des noms communs, des modes de vie souvent semblables, pouvaient justifier toutes les persécutions. Il dépendait de l'appréciation subjective de l'inquisiteur qu'un béguinage devînt un « conventicule », une « cachette occulte », voire une « caverne »...

Mais à défaut de bien distinguer les « bonnes » béguines, les prescriptions pontificales et épiscopales semblaient reconnaître une individualité aux béguines et aux béghards réprouvés, dont elles condamnaient

---

Voir notes 1 et suiv., p. 227.

« l'habit, l'état et le mode de vie ». Au milieu de tant d'incertitudes, ces trois termes offraient-ils des critères plus sûrs de distinction, sinon entre toutes les béguines, du moins entre béguines et tertiaires ?

I. LE « MODUS VIVENDI »

L'apparence extérieure, les comportements individuels, les gestes, situaient les personnes dans le paysage urbain du Moyen Age, les classaient dans les catégories sociales ou morales, autorisaient à porter sur elles un jugement. Mais dans ce regard de l'autre, quelle était la part de subjectivité ? L'ancien béghard hérétique Jean de Brno a évoqué dans sa confession l'accueil reçu par les béghards qui mendiaient : certains passants les traitaient d'hérétiques et les frappaient, d'autres au contraire, qu'on ne peut soupçonner d'hérésie, les rattrapaient en leur disant « Frère, reçois cette aumône ! »[4]. Ainsi la simple vue d'un béghard, de son expression de profonde humilité, inspirait deux jugements opposés : à l'un il semblait hérétique, à l'autre adepte authentique de la pauvreté évangélique.

Un mode de vie comparable ne favorisait-il pas l'assimilation des béguines ou des béghards orthodoxes aux hérétiques qui portaient le même nom qu'eux ?

La comparaison de leurs modes de vie pose un problème de méthode préliminaire : en effet, nombre des renseignements les plus précieux que nous possédons sur le comportement des béguines et des béghards sont donnés par les mandements épiscopaux. Or, la plupart du temps, leurs auteurs étaient défavorables *a priori* aux béguines, voire enclins à les soupçonner d'hérésie. Sans doute, certains des traits sous lesquels elles étaient dépeintes avaient été effectivement recueillis dans les béguinages. Encore étaient-ils réinterprétés à la lumière de la tradition hérésiologique livrée par les manuels d'inquisiteurs. Les évêques conformaient les descriptions de leurs mandements à celles que proposait cette tradition. Partant de la réalité qu'ils percevaient, mais avec des yeux de clercs, à travers les catégories contraignantes de la tradition qu'ils subissaient, ils étaient portés à ériger en identités les moindres ressemblances.

C'est bien ce que suggèrent les exemples suivants : il était reproché aux béguines de vivre hors du contrôle de l'Église, d'habiter en commun dans leurs maisons, d'élire leurs supérieures, qui leur donnaient la discipline[5]. Parfois, disait-on, elles vont jusqu'à administrer des simulacres de sacrements[6]. Dans les béguinages, celles qui se révoltent contre la loi commune sont chassées sans pitié par leurs consœurs, qui usurpent ainsi à la face des évêques les clefs de l'Église[7]. Par suite, elles n'obéissent pas aux curés et ne vont à l'Église paroissiale « qu'un dimanche sur vingt ou trente, en disant que cela leur suffit bien »[8].

Or, aux hérétiques manifestes, les inquisiteurs reprochaient pareillement de « mépriser les clefs de l'Église »[9]. Et à leurs supérieurs, d'exercer un pouvoir discrétionnaire sur les simples adeptes[10].

Contaminations polémiques ou similitudes objectives ? Ces dernières ne doivent pas être sous-estimées : Conrad de Megenberg n'accusait-il pas les hérétiques de choisir les béguinages pour y tenir leurs « conventicules » occultes[11] ? De telles rencontres pouvaient justifier, même si elles étaient exceptionnelles, les soupçons de la hiérarchie. Surtout si les comportements extérieurs des uns et des autres se ressemblaient : hérétiques ou non, n'appartenaient-ils pas souvent aux mêmes couches sociales ?

De ces comportements communs, nous ne retiendrons que trois aspects : une gestuelle particulière, jugée rapidement scandaleuse tant elle semblait exprimer un intérêt excessif et pervers pour les choses du corps. Autour de la dénomination de *martha* attribuée par les béguines orthodoxes et hérétiques à leurs supérieures, certaines attitudes communes à l'égard du travail. Enfin, la manière dont les uns et les autres étaient les représentants d'une même culture populaire face à la culture savante des clercs.

1. *Les pratiques du corps*

Le corps de la béguine semblait se mouvoir pour la satisfaction de ses seuls désirs, l'indignation des fidèles et la dérision des gestes réglés par l'Église. Tout un comportement physique, toute une gestuelle que les béguines et les hérétiques semblaient partager, creusaient le fossé entre les béguinages et la hiérarchie ecclésiastique, favorisaient l'assimilation des groupes orthodoxes et hétérodoxes.

Les béguines d'abord : leurs fonctions même les mettaient au contact du corps des autres, car elles soignaient les malades, assistaient les mourants, accompagnaient les morts. Par le seul fait qu'elles étaient des femmes, libres du joug marital, et vivant ensemble dans une maison à elles, elles semblaient aussi devoir céder plus facilement aux désirs de leur propre corps, aux dangers de la sensualité. Leur sexe s'ajoutait ainsi à la relation privilégiée qu'elles entretenaient avec la mort pour alourdir encore l'atmosphère trouble qui les entourait. Admises dans la chambre d'un malade, n'en profitaient-elles pas pour le séduire à l'insu de l'épouse ? Le péché les caractérisait : à leur sujet l'évêque de Constance parlait de « race adultère »[12].

Or, ces femmes redoutables s'exposaient aussi en public : la rue était à elles, elles y couraient « d'un bout à l'autre »[13], cherchant à attirer l'attention. Pour retenir leur auditoire, elles mettaient au service de leur prédication toutes les techniques de l'expression corporelle : prêchant d'une voix forte et distincte, elles ne faisaient l'économie d'aucune mimique susceptible de capter l'attention des badauds. Des silences soudains les tenaient en haleine. Bras en croix, genoux fléchis, elles frappaient les imaginations par une extase feinte[14].

Les génuflexions et les contorsions des béguines font penser aux démonstrations spectaculaires des flagellants. Les béghards et ces derniers étaient d'ailleurs rapprochés dans un proverbe bernois du XVe siècle[15]. Mais aucun texte, à notre connaissance, ne signale véritablement l'adhésion d'une béguine ou d'un béghard à leurs troupes. Pourtant, chez les uns comme chez les autres se retrouve cette dynamique du corps qui, de flexions en extensions, au milieu des chants et des prières, devaient accroître simultanément l'émotion du public et les transes des acteurs[16].

A ces gestes s'ajoutait la voix : en 1317, l'évêque de Strasbourg interdit aux béguines leurs cantilènes *(cantilenae)*, dont nous ignorons tout malheureusement. Quand elles mendiaient, leur cri particulier *Brott, durch Gott* ! les annonçait de loin et inquiétait le clergé. Mais surtout, elles étaient d'une prolixité sans pareille, raillée jusque dans les proverbes : la langue des béguines répand la pourriture, tout ce que disent les béguines est haïssable[17].

L'attention se portait ainsi sur le visage de la béguine, sur ses lèvres, sa langue : sur les organes physiques de la parole, comme s'ils étaient responsables d'avoir laissé s'échapper les erreurs contenues dans le corps, et de les répandre. Car les béguines s'acharnaient à parler[18], à prêcher même, en usurpant les privilèges du clergé[19], à mêler avec habileté des propos hérétiques à des paroles innocentes[20].

Le comportement des hérétiques était souvent présenté sous des traits exactement semblables, simplement plus accusés peut-être, qui contribuaient à attirer sur les béguines le soupçon d'hérésie.

En effet, les hérétiques s'imposaient pareillement dans le paysage urbain par leur démarche singulière : un groupe colonais qui paraît avoir été condamné se répandait tous les jours en ville, se rendant à l'église deux par deux, chaque ancien *(senior)* ayant la charge d'un jeune *(juvenis)*. Remplissant l'édifice de leurs chants, ils s'asseyaient, se levaient, s'agenouillaient d'un seul mouvement[21].

La même unanimité se retrouve chez les vaudois : ils déambulaient toujours « par deux ou par trois, comme les grues »[22]. Cette comparaison avait-elle à l'époque la valeur péjorative que nous lui donnerions aujourd'hui ? Du moins est-il certain que la singularité du comportement des hérétiques semblait exprimer surtout une volonté de liberté totale à l'égard de la morale sexuelle : selon le témoignage d'un ancien hérétique, un langage par signes scellait même la complicité dans la débauche des hérétiques de sexes opposés [23]. Les adeptes du Libre Esprit étaient persuadés qu'ils ne pouvaient pas commettre de péché. Aussi les conduites fondées sur de tels principes étaient-elles jugées « bestiales » par les clercs [24]. Non seulement les hérétiques s'estimaient en droit d'avoir des relations sexuelles jusque dans les églises, mais l'autel semble même avoir été le lieu privilégié de leurs ébats [25].

Les interrogatoires manifestent sans doute les refoulements d'un clergé garant de l'ordre moral de tous les fidèles et astreint en principe à la continence : ainsi peut-on comprendre peut-être cette recherche minutieuse d'aveux et de détails de plus en plus scabreux, et attendus de toute évidence avec impatience. Mais il est vrai aussi que les hérétiques ont donné un développement considérable à leur refus de la morale chrétienne. L'adultère, la sodomie et même l'inceste n'étaient pas pour eux des péchés [26]. Ils ne se sentaient pas tenus d'honorer leur père et leur mère [27]. Ils prétendaient même être en droit de les tuer [28]. Pareillement, l'infanticide était à leurs yeux légitime, car cette mort permettait de renvoyer l'enfant à son « principe originel ». De plus, l'impossibilité matérielle de le nourrir excusait ses parents meurtriers [29].

Ainsi, rejetant les règles morales communes, les hérétiques en venaient à mettre en cause les bases même de la société : les structures de parenté, l'institution de la famille, ses possibilités de reproduction.

Or le mode de vie des béguines semblait prêter le flanc aux mêmes attaques. Dès 1274, l'évêque Bruno d'Olomouc reprochait aux béguines « de fuir la contrainte du mariage » [30]. Quant à celles qui donnaient naissance à un enfant, le chanoine Nicolas de Bibera les accusait, vers la même époque, de lui rompre le cou ou de le noyer [31].

Les pratiques, ou seulement les assertions, des béguines ou des béghards hérétiques, dépassaient de beaucoup ce dont étaient capables les béguines ou les béghards ordinaires. Mais des similitudes de comportement, et cette relation trouble que les béguines semblaient entretenir avec le corps — femmes sans époux, vivant en groupe, approchant les malades, familières de la mort — réveillaient à leurs dépens le souvenir des hérétiques et faisaient craindre pour l'ordre moral et social. Ainsi, jusqu'à la fin, les railleries, les sous-entendus, l'ironie un peu lourde, et des soupçons plus graves encore, s'éveillaient à leur passage.

2. *Marthe mère*

Parmi les pratiques reprochées tant aux béguines qu'aux hérétiques et susceptibles de favoriser l'assimilation des unes aux autres, figurait en bonne place la mendicité.

Sans doute certaines béguines mendiaient-elles, et leur recrutement de plus en plus modeste a vraisemblablement étendu ce recours aux aumônes. Mais la mendicité n'était pas l'unique moyen de subsistance de la plupart d'entre elles, ni surtout une règle de vie, comme l'insinuait le clergé. A l'en croire, elles cherchaient à usurper les revenus et les privilèges des religieux. Elles auraient aussi mendié pour ne pas avoir à travailler, nuisant ainsi aux pauvres infirmes. Surtout, il leur était reproché de mendier en troupes provocantes, et de refuser d'être confondues avec les autres mendiants : leur cri singulier les caractérisait au point de les désigner [32].

Pour la plupart des hérétiques, qui affirmaient leur volonté de suivre l'exemple du Christ, la mendicité était impérative. Dans certaines communautés, les frères allaient deux par deux, un *senior* ou *antiquus* accompagnant un *juvenis* : l'un des deux portait un sac de lin, et, à leur retour, ils jetaient le produit de leur quête dans une corbeille au centre de la maison [33]. Plus proches encore des griefs adressés aux béguines, les descriptions par Wasmod de Hombourg de la mendicité des vaudois permettent de souligner tous les points communs : mendicité publique et singulière, hostilité aux véritables pauvres, frustrés des aumônes qui leur revenaient en droit, repoussés de la communauté. Enfin, les hérétiques eux-mêmes prétendaient imiter les religieux : certains faisaient de la mendicité une entreprise organisée sur le modèle des *termini*, ou secteurs de quête et de prédication des ordres mendiants [34].

La mendicité des hérétiques a été utilisée par le clergé pour démontrer que les béguines étaient coupables d'hérésie. Pourtant, la plupart des béguines travaillaient de leurs mains. Mais leur travail, loin d'aider à les distinguer des hérétiques, risquait au contraire, autant que la mendicité, de favoriser leur confusion. En effet, elles s'adonnaient surtout au tissage. Or, traditionnellement les hérétiques passaient pour des tisserands, les mots *textores* ou *textrices* étant même synonymes d'hérétiques [35].

Quel rapport y avait-il entre la réalité et cette tradition ? Dans le procès des *Winkler* de Strasbourg, en 1399, des tisserands furent effectivement inculpés, mais d'autres artisans étaient aussi mentionnés (des cordonniers, des brasseurs...). Il est difficile de dire si les tisserands entrèrent comme tels dans la secte, ou s'ils ne commencèrent à se livrer à cette activité qu'après leur adhésion à l'hérésie. Dans ce dernier cas, les béguinages auraient pu constituer pour certains hérétiques le champ privilégié de leur activité.

Ainsi, que les béguines aient mendié ou qu'elles aient travaillé, il était possible de reconnaître en elles les traits contradictoires de l'hérétique, mendiant et tisserand tout à la fois. Mais il existait encore un autre facteur de confusion : le nom de *martha*, référence symbolique à cet antagonisme du travail et de la mendicité, était porté aussi bien par les supérieures de certains béguinages que par les chefs de communautés hérétiques.

Martha, Marthe, était une allusion à l'Évangile de Luc (10, 38-42) où le Christ oppose la vie contemplative, représentée par Marie, à la vie active, incarnée par Marthe. Dans les béguinages, ce nom se rencontre surtout à la fin du XIVe siècle ou au début du XVe siècle [36]. Notons que les documents qui en font mention sont le plus souvent ceux qui soupçonnent ou accusent explicitement les béguines d'être hérétiques [37]. Mais cette dénomination était communément employée aussi dans les béguinages bâlois d'obédience dominicaine [38].

Par ce titre de Marthe, les béguines entendaient-elles illustrer une activité concrète, leur travail manuel ? En tout cas, elles s'intégraient de la sorte à un courant spirituel de la fin du Moyen Age qui tendait à réhabiliter le travail manuel. Le dominicain maître Eckart, qui était d'ailleurs très proche des béguinages, a contribué dans la plaine du Rhin au début du XIVe siècle, aux efforts accomplis pour élever Marthe à la dignité de Marie, semblant même accorder ses préférences à la première [39].

En fait, la position qui prévalut chez les prêcheurs, fidèles à la tradition thomiste, fut celle d'un compromis entre Marthe et Marie : ainsi un siècle après Eckhart, un autre prêcheur, Jean Nider, défendait l'*otium* de Marie, indispensable à la contemplation, tout en soutenant que le pauvre volontaire authentique devait aussi suivre l'exemple de Marthe [40] : il vaut mieux travailler un peu que pas du tout, ne serait-ce que pour donner aux pauvres les fruits de son travail.

A ces textes dominicains peuvent être comparés ceux de la tradition franciscaine : au milieu du XIIIe siècle, saint Bonaventure accordait nettement ses préférences à la vie contemplative, dont les fins supérieures dispensaient à ses yeux les religieux du travail manuel [41]. Le débat sur Marthe et Marie donne bien la mesure de l'évolution de l'ordre des mineurs par rapport à son fondateur. Loin de privilégier Marie, saint François conseillait aux frères désirant se retirer dans la vie érémitique de se mettre au nombre de quatre : deux « mères » destinées à vivre comme Marthe, et deux « fils » qui, à l'instar de Marie, seraient de purs contemplatifs et vivraient des aumônes que leur donneraient les deux autres. Au bout d'un certain temps, ils échangeraient leurs rôles [42].

Ce texte surprenant montre l'importance que saint François accordait au travail manuel, à côté de la contemplation : ceux qui se recommandèrent ensuite de lui ne le suivirent pas toujours dans cette voie. Mais il autorise aussi une comparaison avec le mode de vie des hérétiques.

Les « béghards et les béguines de la pauvreté volontaire », condamnés à Cham en 1399, mendiaient « de porte à porte » et ne travaillaient pas. Et pourtant « ils appellent leur supérieur 'père', et la femme 'Marthe'. Communément, toutes les autres femmes sont dites 'Marthe', selon leur office : par exemple 'Marthe en chef', 'Marthe de la mendicité', 'Marthe des chaussures', 'Marthe de la cave', 'Marthe des verres', 'Marthe des draps' »[43].

Par rapport à ces coutumes hérétiques, le texte de saint François présente un caractère original : les deux « mères Marthe » étaient évidemment des hommes, des frères franciscains, alors que chez les hérétiques, le prénom de Marthe désignait une femme.

En ce qui concerne les franciscains, l'attribution de telles « mères » masculines à une communauté d'hommes, de religieux astreints au célibat, paraît évoquer le désir profond de compenser une frustration de présence féminine, et plus précisément de pallier l'absence d'une vraie mère.

La situation était différente dans la communauté hérétique : des hommes et des femmes y vivaient tous ensemble. Le modèle familial esquissé pour les franciscains était ici complété : il y avait un père, le supérieur. Celui-ci n'apparaît pas dans le petit groupe des quatre ermites franciscains, mais il n'en existait pas moins : c'était le prieur, resté au couvent. Chez les uns et les autres, il y avait aussi une mère : la béguine Marthe, il est vrai, n'était pas explicitement désignée comme mère, mais tel était bien sa place, distincte de « toutes les autres », aux côtés du père.

Ainsi, autour des notions de père, de mère et de fils, une première question se pose : quelle était la fonction de ce modèle familial, tant chez les ermites franciscains que chez les hérétiques ? Chez les béguines et les béghards de Cham, dont les aveux doivent être rapprochés de ceux que nous avons déjà rencontrés chez d'autres tenants des hérésies populaires, ce modèle accompagnait le refus des hérétiques d'honorer leur père et leur mère véritables, leur proclamation de la légitimité du parricide et de l'infanticide, ou même leur désir de briser par l'inceste les structures d'alliance communes. De son côté, saint François lui-même n'avait-il pas commencé, différemment sans doute, mais non moins violemment au niveau des symboles, par rejeter sa famille et l'autorité de son père ? Mais ensuite ce modèle familial d'abord réfuté présidait à la constitution de l'ordre religieux comme de la communauté hérétique : sans doute parce qu'il était nécessaire à la cohésion de ces groupes, qui ne pouvaient s'abstraire totalement de la société ambiante, dont la parenté constituait l'une des structures essentielles.

Il nous faut aussi poser une seconde question : dans quelle mesure le titre de *martha* était-il le signe d'un travail manuel effectif ? Tel était bien sa signification dans les ermitages franciscains du début du XIIIe siècle. Mais elle n'était plus perçue par les adeptes du Libre Esprit qui avaient érigé en règle de vie la mendicité et le refus du travail manuel. Même lorsque nous le voyons attribué à Cham à « toutes les autres » béguines, il ne paraît pas avoir accompagné un véritable travail manuel, mais plutôt un simple office, une responsabilité dans la gestion de la communauté.

Quant aux béguines ordinaires, qui souvent travaillaient, s'il est bien exact qu'elles ont assuré à la fin du XIVe siècle le succès du titre de *martha* dans leurs communautés, auraient-elles voulu donner ainsi l'image de femmes attachées au travail manuel, alors que la mendicité leur était de plus en plus reprochée ?

Nous ne pouvons en être certain, parce que les documents qui mentionnent l'usage de cette dénomination dans les béguinages sont issus le plus souvent, non de ces derniers, mais des chancelleries épiscopales ou pontificale. A défaut de connaître la manière dont les béguines elles-mêmes concevaient l'emploi du nom de *martha,* nous sommes donc en mesure de savoir ce qu'il signifiait pour les clercs qui le rencontraient dans les béguinages. Or, pour eux, qui savaient que les hérétiques aussi avaient leur Marthe, ce titre ne pouvait apparaître comme une référence au travail manuel. Il ne pouvait justifier le mode de vie des béguines. Au contraire, ils y voyaient le signe de l'hypocrisie des béguines, qu'ils s'obstinaient à accuser d'oisiveté alors même qu'elles travaillaient en grand nombre. Ils y voyaient surtout un indice supplémentaire d'hérésie : c'est pourquoi les documents où l'usage de cette dénomination est attribué aux béguines sont aussi ceux où elles sont accusées d'être hérétiques.

3. *Culture savante et culture populaire*

Le clergé détenait le monopole de la culture sacrée. C'était là un des fondements les plus sûrs de son influence sociale et de sa domination idéologique. Une des origines aussi de l'hostilité des clercs aux groupes de laïcs qui prétendaient rivaliser avec eux sur le terrain de la culture sacrée et s'affranchir de leur enseignement.

Le recrutement des béguines dans les premiers temps, leur désir d'édification morale, l'influence des ordres mendiants, l'essor de la mystique et plus généralement la familiarité avec la liturgie et les Écritures, ont peut-être permis aux béguines d'atteindre un niveau culturel au-dessus de la moyenne. Certaines avaient d'ailleurs des tâches d'enseignement. Mais il faut se garder de généraliser : à l'échelle d'une ville, les béguines sachant lire ou écrire, celles qui possédaient un ou deux livres de piété, étaient fort rares [44]. La connaissance des livres saints exigeait dans la grande majorité des cas la médiation d'un clerc. Mais si le cas se présentait, un membre plus instruit de la communauté pouvait assumer cette fonction.

Là commençaient les soupçons : surtout lorsqu'il s'agissait de femmes, traditionnellement privées par l'Église des tâches d'enseignement, d'instruction religieuse et de prédication. Même dans le cas des hommes, parce qu'ils étaient laïcs, l'inquiétude du clergé était prompte à naître : à Cologne, les jours de jeûne, avant de gagner leur dortoir, les « frères de la pauvre vie », à la place du dîner, écoutaient la lecture par un ancien d'un Évangile ou d'une vie de saint. Ces lectures supposaient des traductions, et les mêmes frères possédaient « des livres latins et vulgaires » qu'ils emportaient avec eux à l'église [45]. Or, rien ne garantissait la fidélité de la traduction : au contraire, le seul fait pour les béguines et les béghards d'être tout à la fois « laïcs, pauvres et illettrés » justifiait toutes les craintes.

A plus forte raison la velléité d'écrire soi-même, et surtout en langue vulgaire, vouait la béguine à des persécutions qui n'étaient pas toujours justifiées [46].

Paraître contester le monopole culturel du clergé désignait à coup sûr l'hérétique : car les hérétiques étaient, se devaient d'être, illettrés et de basse extraction ; ils prétendaient interpréter les Écritures, répandre des livres en langue vulgaire traitant des choses sacrées, imiter « les livres des antiques docteurs » [47]. Dans les manuels d'inquisiteurs ou les traités sur l'hérésie, il n'est pas toujours aisé de faire la part de la réalité et celle des lieux communs de la tradition : souvent l'origine populaire de l'hérétique, « homme rustique ou mécanique », était exagérée pour souligner davantage son inculture, et par conséquent le scandale de ses prétentions à écrire et à enseigner [48]. Il n'en est pas moins vrai que des livres hérétiques ont effectivement circulé [49]. Sans doute étaient-ils utilisés par les *seniores*, seuls capables de les lire, et qui prêchaient aux *juvenes*. Peut-être aussi certains « simples clercs », séduits par des hérétiques tel le béghard Jean de Mechelina, ont-ils fait bénéficier les hérétiques de leur formation antérieure [50].

Cependant, plus grave encore qu'une rivalité avec la hiérarchie ecclésiastique sur son propre terrain, une pratique totalement différente de la culture sacrée séparait les hérétiques du clergé. Peut-être même le fossé s'était-il creusé à partir du XIIIe siècle, au moment où les clercs, formés désormais dans les universités, acquirent une culture de plus en plus abstraite et inaccessible. Une conception nouvelle de la religion s'y forgea, fondée sur un recours croissant à la raison. Même si les ordres mendiants excellèrent dans l'apostolat urbain, la formation intellectuelle des religieux, des frères prêcheurs surtout, parmi lesquels se recrutaient les inquisiteurs, ne les a-t-elle pas privés d'une faculté de compréhension des formes plus populaires de la religion ?

Une plainte du Magistrat de Cologne, adressée au pape en 1375, montre un inquisiteur dominicain pressé d'accuser d'hérésie des béguines et des béghards dont le clergé séculier unanime garantissait l'orthodoxie[51]. Selon les bourgeois, la méprise s'expliquait par la difficulté des questions théologiques *(questiones fidiales)* posées à ces « pauvres hommes laïcs et complètement illettrés ». A leur avis, un « grand théologien » lui-même n'aurait pu répondre « sans beaucoup de réflexion et sans brasser ses livres » : « sine librorum revolutione ». Expression admirable qui résume toute une nouvelle pratique de la culture sacrée, reposant de plus en plus sur un solide bagage théorique et une circulation accrue de l'écrit[52]. Pour les membres du Magistrat de Cologne, il suffisait au contraire de s'assurer que ces pauvres laïcs illettrés connussent les articles du dogme *(scire articulos fidei)*, sans les interroger plus avant *(examinari)*.

Deux attitudes possibles à l'égard du dogme et de l'Écriture étaient ainsi opposées, l'une relevant plutôt du savoir, l'autre de la réflexion. Les hérétiques eux-mêmes faisaient cette distinction : mettant en cause l'importance croissante de la dialectique dans la religion, ils n'avaient que mépris pour les universités de Paris, de Prague et de Vienne, « où l'on perdait son temps »[53]. Selon l'inquisiteur H. Kalteisen OP, en 1458, imitateur fidèle d'Alain de Lille (mort en 1202) — l'imitation des autorités jouait justement un rôle essentiel dans la reproduction de la culture ecclésiastique — les « anciens hérétiques » tentaient de convaincre par des raisons humaines et des autorités : au contraire, le béghard qu'il interrogeait, J. Becker, rejetait les unes et les autres, c'est-à-dire toute méthode de démonstration qui pût rappeler celle des clercs[54].

Dans les reproches adressés par les hérétiques aux clercs, ou, inversement, par les clercs aux hérétiques, les différences de vocabulaire révèlent cette opposition de leurs pratiques respectives de la culture sacrée : face à l'Écriture, à la Vérité, le devoir du clerc était de *legere, intelligere, studere.* L'attitude des béghards était exactement contraire : pour eux, il importait de *scire, videre, vivere, agnoscere, habere, tenere veritatem,* ou encore de *revelare, narrare.* L'un avait appris la dialectique à l'université ou dans les *studia* de son ordre, et il s'efforçait d'expliciter le texte sacré. L'autre était possédé par l'Esprit depuis le jour où il en avait eu la révélation bouleversante[55], et il entendait dire brutalement ce savoir. Le béghard Albert de Brno voulait bien étudier, mais « dans le livre de la Trinité », et il raillait « le prêtre qui étudie dans des peaux de veau »[56].

***

Des comportements semblables, qu'explique souvent une origine sociale identique, favorisaient la confusion entre les béguines et les béghards qui étaient orthodoxes, et ceux qui étaient hérétiques.

Nourrie de l'expérience de l'hérésie, l'image polémique de la béguine s'interposait ainsi entre les clercs et ces femmes, faisant courir à ces dernières, même aux plus innocentes, le plus grand danger.

Mais si le *modus vivendi* ne permettait pas de distinguer parmi les béguines les « bonnes » et les « mauvaises », l'habit et le statut, que les actes ecclésiastiques évoquaient en même temps, donnaient-ils au moins la possibilité de ne pas confondre les tertiaires et les béguines ?

II. L' « HABITUS »

Si la constitution *Cum de quibusdam* faisait état d'un « habit qui est dit des béguines », elle ne donnait aucune précision sur son aspect. Mais localement, les autorités ecclésiastiques, pour qui les béguinages constituaient une réalité plus concrète et familière que pour l'ensemble des pères du concile ou que pour le pape, ont décrit cet habit avec force détails chaque fois qu'ils ordonnèrent aux béguines d'en changer [57]. La couleur, le choix et l'arrangement des pièces de cet habit furent minutieusement observés : sur la tête, un voile passé dans le manteau, et non flottant et libre comme d'ordinaire chez les femmes *(more secularium)*. Sous le manteau, il était en effet cousu à la *tunica superior* qui devait être un long froc descendant jusqu'aux talons [58]. Dès le 13 août 1317, l'évêque de Strasbourg ordonnait aux béguines, en termes violents, de changer d'habit dans les trois jours, sous peine d'excommunication, pour en adopter un autre, qui devait comprendre « une petite capuche non cousue à la tunique » [59]. Seuls convenaient aux laïques le voile indépendant ou la petite capuche séparée du reste de l'habit. Et les béguines étaient des laïques : mais elles prétendaient porter un habit semblable à celui des nonnes ou des religieux, qui se couvraient la tête, les unes de leur long voile, et les autres en remontant simplement leur capuchon.

La ressemblance était d'autant plus frappante, que les béguines allaient jusquà porter, par dessus leur habit, un scapulaire : il était le privilège des clarisses et des sœurs dominicaines [60]. Les tertiaires elles-mêmes n'y avaient pas droit : la bulle *Supra montem* de Nicolas IV, décrivait avec minutie l'habit des tertiaires, mais ne mentionnait pas le scapulaire parmi les pièces qui devaient obligatoirement le composer [61].

Quant au manteau des béguines, il était lui aussi mis en cause, en raison de sa couleur grise ou brune, celle de la « camelote », la laine de chameau dont il était fait *(pannus kembelinus)* ou dont il avait du moins l'aspect : cette fois, les béguines usurpaient la couleur du tiers ordre [62].

Les motifs de tant d'usurpations de privilèges vestimentaires, en même temps que les raisons qui poussaient les autorités ecclésiastiques à dénoncer ces usurpations avec tant d'insistance, sont deux problèmes évidemment liés.

L'habit était un signe : dans sa forme et sa couleur, il était la marque ostensible d'un *status*. Il faisait partie intégrante de ce dernier, comptait parmi les privilèges qui lui étaient attachés : l'habit engageait bien plus que lui-même. Porter celui des tertiaires, c'était se proclamer sous la protection des mineurs et d'une règle approuvée par le Saint-Siège, jouir de leur caution spirituelle et juridique, et surtout pouvoir mendier en leur nom.

L'individu se réduisait en quelque sorte à son habit, parce que celui-ci disait publiquement, dans sa forme et sa couleur, avant la parole et avant toute preuve écrite, la place dans la société et la nature des privilèges de celui qui le possédait. C'est pourquoi, porter un habit réprouvé, ou usurper l'habit auquel on n'avait pas droit, revenait à bouleverser l'ordre de cette société, à vouloir paraître celui que l'on n'était pas.

Dans l'Église, chaque ordre avait son habit comme il avait sa règle. Et l'Église avait ses habits, qui n'étaient pas ceux du monde : quand saint François quitta son père, il commença par quitter ses habits laïques. Puis l'évêque le recouvrit de sa propre chappe : François entra ainsi dans l'Église, en reçut les ordres mineurs, la tonsure, et put jouir de ses privilèges. Son froc devint, à son tour, signe d'appartenance à l'Église et au nouvel ordre bientôt créé. Aussi la simple bure était associée au sacré : même la prise d'habit d'une tertiaire donnait lieu à une cérémonie religieuse. Dès que le célébrant avait béni l'impétrante, il bénissait son nouvel habit, qui était tenu au-dessus d'elle *(benedictio vestium super beginas)*. Puis il lui remettait le voile et le manteau en prononçant une formule rituelle : ce *genus vestimenti*, disait-il, est « le signe de l'innocence de ceux qui ont renoncé au monde »[63].

Cette importance de l'habit, comme signe de la condition de l'homme, justifiait par conséquent les réglementations les plus sévères : le chapitre général de Bologne (1289), qui organisa le tiers ordre franciscain approuvé quelques mois plus tôt par Nicolas IV, se préoccupa par priorité de l'habit des tertiaires. Dès l'article 3 de ses actes, il fut interdit aux tertiaires de porter cet habit avant leur profession, car il devait en être le signe. Par l'article 5, il fut décidé que les membres défunts du tiers ordre seraient portés en terre revêtus de leur habit de tertiaire. Mais les vivants ne devaient pas le quitter davantage : l'article 7 leur interdit de s'éloigner sans leur manteau de leur maison plus loin qu'un jet de pierre[64].

Mais que cet habit, « indice d'innocence », fût usurpé, il devenait signe de révolte, et même de provocation lorsque les condamnations étaient impuissantes à dissuader les fautifs de le porter : pendant plus d'un siècle, papes et évêques reprochèrent aux béguines et aux béghards de porter « ouvertement et publiquement *(palam et publice)* », l'habit qu'ils ne cessaient de leur interdire. Il n'est pour ainsi dire par une de leurs prescriptions qui ne commence par cette interdiction.

Ainsi l'habit était-il un signe ambigu, et l'habit le plus digne d'estime, pour peu qu'il ne fût plus porté par la même personne, n'était pas long à devenir la manifestation matérielle de l'hypocrisie [65].

L'habit des béguines, pourtant, n'était pas la reproduction fidèle de celui des tertiaires. Il scandalisait par ses ressemblances avec ce dernier, mais provoquait aussi par sa singularité : « fendu du haut en bas à partir du nombril », il était le signe évident de la perversité [66].

Approuvant le tiers ordre, Nicolas IV n'avait pas manqué d'exiger, y compris des hommes, un habit bien fermé par des fibules : « que les frères portent aussi des manteaux et des pelisses au-dessous de l'encolure, coupés ou entiers, mais fermés par une fibule comme il sied à l'honnêteté, non ouverts, et que leurs manches soient closes » [67]. L'habit était investi de toute la valeur morale de la personne : par là, celui des tertiaires différait de l'habit des béguines. Il signifiait l'adhésion des premiers à une éthique que les béguines niaient, comme leur habit sans fibules en faisait foi.

La *singularitas* manifestée par l'habit des béguines marquait, plus profondément, la volonté de se distinguer du troupeau des fidèles [68]. Elle trahissait même la prétention scandaleuse à surpasser tous les autres par les apparences d'une vie sainte qui n'était qu'hypocrisie : le désir de paraître, et de paraître plus saintes que les autres fidèles, poussait pareillement les béguines à mettre des croix au-dessus de leur porte, et aussi à jeûner « ad ostentationem hominum, ostentacionis causa ». Leur vrai but ? « Laudem querunt, manifestari se apud homines volunt » : elles veulent se faire remarquer et briguent les louanges [69]. Aussi les évêques les obligeaient à changer d'habit. Mais ils autorisaient les dévotes authentiques à porter à même la peau, si c'était à l'insu de tout le monde et pour faire discrètement pénitence, une tunique ou une veste de laine : « car nous n'entendons pas, affirmait l'évêque de Constance, empêcher l'humble dévotion » [70]. La piété féminine authentique se reconnaissait à son humilité, la « singularité » des béguines en était la contradiction violente et permanente.

Les prescriptions minutieuses concernant l'habit des tertiaires expriment bien l'idéal vestimentaire que l'Église formulait à l'intention des femmes : « qu'elles soient vêtues d'un manteau et d'une tunique faits du même drap humble, ou du moins qu'elles portent un surplis [71] blanc ou noir, ou une ample cape de chanvre ou de lin, cousue sans la moindre fronce [72]. Qu'elles ne fassent pas usage de lacets ni de rubans de soie, qu'elles utilisent des pelisses d'agneaux, des bourses de cuir et des lacets faits simplement et sans la moindre soie... » Tissus rudes et de bas prix, refus de toute concession faite à la fantaisie et à la coquetterie, sources d'orgueil. Aucune fronce, des formes sévères, tout à la fois signes et garants de la rigueur morale, voilà ce qui convenait aux vraies dévotes [73].

Chez les béguines, la volonté de se singulariser était d'autant plus inacceptable qu'elles étaient des femmes. Un traité anonyme de Bâle témoigne bien de quelle considération les femmes étaient entourées : dans la hiérarchie des *status*, elles étaient, conformément à la tradition, reléguées à une place inférieure, et ne devaient pas chercher à s'élever plus haut : « hommes comme femmes, sont emplis du Saint-Esprit, mais les femmes moins que les hommes, puisqu'il leur a été interdit de prêcher, à l'exception de Marie-Madeleine ». Parmi les femmes, les veuves — et les béguines en étaient souvent — étaient toutefois privilégiées : des dons du Saint-Esprit, elles recevaient la soixantième partie, alors que les épouses en recevaient deux fois moins, et que les vierges n'avaient droit qu'à la centième partie. Mais les veuves n'en étaient pas moins astreintes à huit obligations de piété, de travail et de chasteté. La première les résumait toutes : les veuves devaient abandonner toute vie mondaine. Dès la seconde étaient précisées les normes vestimentaires du veuvage : la veuve devait s'abstenir de toute recherche vestimentaire (« quod vidua sit vestibus inculta »...) La rigueur de leur habit était imposée par priorité aux veuves, parce qu'elle témoignait, et en même temps permettait de s'assurer du respect de toutes leurs autres obligations[74].

Il était inconcevable qu'un individu fût digne d'estime s'il ne portait pas l'habit convenant à son « état ». Inversement, s'il revêtait l'habit de son « état », cet habit constituait à lui seul, du moins dans un premier temps, un certificat de bonne conduite.

Le désir des béguines et des béghards de se singulariser effrayait surtout parce qu'il n'était pas individuel, mais collectif : leur habit semblait exprimer la menace d'un corps constitué aux seules fins de troubler l'ordre immuable de l'Église. Il était l'uniforme d'une *multitudo* visible et provocante, et pourtant fuyante et toujours insaisissable. La couleur commune de leur froc semblait le signe de ralliement de ces « congrégations et conventicules », où l'on ne savait trop ce qui pouvait se tramer...

Pareillement, la couleur semblable pour tous, l' « uniforme » des « béguines et des béghards » vaudois, scandalisaient Wasmod de Hombourg.

Mais, même indépendamment de l'hérésie, la volonté collective d'exprimer sous le signe d'un même habit des prétentions religieuses communes, était suspecte à l'Église : le concile de Lyon (1274), avait fermement interdit de fonder tout ordre nouveau, et, en conséquence, de porter « l'habit d'une nouvelle religion »[75]. Dès lors, contrevenir à cette prescription équivalait à une rebellion contre l'Église, et la réaction de cette dernière se cristallisait aisément sur l'accusation d'hérésie, si d'autres indices venaient renforcer ses soupçons : les fraticelles et les béguins du Midi et d'Italie s'étaient attiré le reproche de porter « l'habit d'une nouvelle religion[76]. Il n'en alla pas de même dans les premières constitutions promulguées contre les béguines et les béghards, mais ils se virent attribuer rapidement, comme nous l'avons vu, l'ensemble des griefs retenus contre les hérétiques méridionaux.

L'habit des béguines et des béghards, par un jeu complexe d'associations d'idées, de textes et de personnes, devint par excellence l'habit de l'hérétique, de même que ceux qui le portaient étaient tous assimilés aux hérétiques. Entre l'habit et l'individu il n'y avait pas, du reste, de véritable distinction, et le premier faisait partie du second, en même temps qu'il le désignait. Il était donc le signe le plus provocant de l'erreur à pourfendre, et la béguine la victime désignée des inquisiteurs. Pour la même raison, tous les mandements épiscopaux commençaient par contraindre les béguines et les béghards à changer d'habit dans les quinze jours, puis un délai d'un mois leur était laissé pour demander l'absolution, s'ils n'avaient pas récidivé [77]. Mais c'est aussi « à l'occasion de l'habit » que se produisaient les erreurs les plus fréquentes sur l'identification des personnes, et le pape reprochait aux inquisiteurs d'avoir imposé à des femmes honnêtes « le raccourcissement, la transformation, la transmutation » de leurs habits [78].

III. LE « STATUS »

Le concile de Vienne a « prohibé et aboli » le *status* des béguines, et il fut dès lors interdit de le suivre : *sectari hoc statum*. D'emblée, le mot *status* en appelait un autre : *secta* [79]. Comme l'appartenance à une secte — on disait *secta lolhardorum* —, le *status* s'assumait en effet collectivement. Mais le glissement sémantique très péjoratif, de *sectari* à *secta* ne s'opérait pas nécessairement, et il n'affectait pas dans tous les cas le mot voisin *status* d'un indice défavorable : *sectari statum* était en soi une expression neutre. Mais qu'un soupçon d'hétérodoxie vînt à surgir, et *sectari statum* imposait l'équivalence *status sive secta.*

Status pouvait aussi être employé comme synonyme de privilège. Par exemple, la constitution *Sancta romana ecclesia* lui donnait le sens de privilège accordé par le pape de mener une vie religieuse particulière : *statum seu privilegium habuisse.* Mais ce n'était pas ce *status*-là qui était reconnu aux béguines, puisqu'elles ne jouissaient pas d'une *regula approbata.*

Status beginarum ou *status beginagii* avaient un sens assez voisin de celui que les maîtres séculiers donnaient au XIIIe siècle au mot *status* : pour eux, il était synonyme de *modus vivendi*, équivalence qui se trouve fréquemment dans les bulles concernant les béguines. Mais pour les séculiers, ces mots désignaient les activités concrètes exercées dans l'Église par les clercs [80]. Les béguines, au contraire, étaient des laïques dont la place dans l'Église restait à définir [81].

Précisément, le dominicain Jean Nider traita vers 1435 du *status* des laïcs qui ne vivent ni dans des ordres approuvés, ni comme les autres laïcs : parmi eux, au premier rang, il entendait parler des béguines et des béghards. Il définit le *status* de ces laïcs particuliers comme le rapport entre la *libertas* dont ils jouissaient et le *servitus* auquel ils étaient astreints. Ce rapport déterminait un type d'activité revêtant pour eux un caractère d'obligation profonde et permanente. Leur *status* les définissait essentiellement : il n'était pas éphémère et changeant, comme le fait d'être, à un moment donné, bon ou mauvais, jeune ou vieux [82]. En ce sens, il les caractérisait autant qu'une règle approuvée caractérise un religieux. Mais tout cela restait bien imprécis dans le cas des béguines et des béghards, dont le *status*, justement, n'était défini par aucun texte juridique faisant foi.

Pour dissiper ces ambiguïtés et donner une définition véritablement juridique du *status* des béguines, il était nécessaire de comparer la condition des béguines et des béghards à celle des religieux et à celle des tertiaires. C'est ce que fit un prédécesseur de Nider, le frère prêcheur Jean Mülberg.

Dans maints textes de la polémique, et en particulier chez cet auteur, l'emploi de *status* à propos des béguines et aussi des tertiaires a pour seule fin de montrer que ces personnes étaient laïques : même les tertiaires n'avaient qu'un *status*, et ne formaient pas d'*ordo* véritable, d'ordre religieux. En ce sens, et surtout au pluriel, *ordo* était pour ainsi dire une création pontificale du XIIIe siècle : après le temps de l'*ordo monasticus* unique, était venu celui des *ordines*, celui des ordres mendiants [83]. Chacun de ces ordres s'était créé avec l'approbation pontificale. Avant de l'obtenir en 1210, les compagnons de saint François disaient d'eux-mêmes : « poenitentes sumus et in civitate Assisio nati sumus ... Adhuc enim religio fratrum non nominabatur ordo. » [84] Ils réservaient donc *religio* pour désigner leur ancienne fraternité de laïcs, *ordo* pour marquer leur entrée dans l'Église grâce à l'approbation pontificale. Mais ensuite *ordo* et *religio* furent employés de façon équivalente, grâce à une sorte de promotion de *religio* : c'est ainsi que les frères des ordres mendiants furent appelés religieux [85]. Conscient de cet abus de langage. Mülberg disait : « quatuor ordines mendicantium id est religiones ».

Seuls les religieux formaient un ordre : les tertiaires ne formaient pas un *ordo*, ni même une *religio*. Ils ne pouvaient prétendre qu'à un *status*. Les tertiaires, en effet, étaient des laïcs. Ils ne devaient pas espérer échapper « à la mesure des laïcs (non extra metam laicorum) ». Si l'on parlait d'un « ordre des tertiaires », il fallait l'entendre au sens où l'on disait communément que des écoliers, ou une communauté de parents forment un ordre [86]. Rien de commun avec les membres des deux premiers ordres, qui sont véritablement frères et sœurs (« vocantur vere fratres et sorores »). Eux seuls surtout avaient le privilège des anniversaires, des aumônes. Les tertiaires n'avaient pas le droit de vivre du « patrimoine du Christ », ils devaient travailler de leurs mains pour subsister.

Ici apparaît l'enjeu profond de ces discussions : prétendre à un autre *status* que le sien, c'était s'approprier de façon illégitime les avantages matériels qui y étaient attachés. A l'instar des *rustici*, affirmait aussi Wasmod de Hombourg, les simples laïcs doivent travailler, et non prier pour vivre [87].

Ordo s'opposait donc à *status*, le premier étant réservé aux religieux, le second aux laïcs. Mais dans le cas des tertiaires, ils avaient un point commun : en effet, autant que le premier et le deuxième ordres, c'est-à-dire les mineurs et les clarisses, ce que l'on nommait à tort le tiers ordre avait une *regula*, une règle approuvée par le Saint Siège. Ce n'était pourtant qu'un simple *status*. Pour bien le distinguer des deux premiers ordres il aurait donc fallu l'appeler « la troisième règle », et non « le tiers ordre » : « sans doute, disait Mülberg, le droit et les docteurs parlent de *tercius ordo*. Mais il faut dire *tercia regula*, puisque les tertiaires ne forment ni un *ordo*, ni une *religio*. » [88]

Mais si les tertiaires avaient un *status* garanti par une *regula*, tous les *status* n'étaient pas accompagnés d'une *regula* : tel était le cas des béguines et des béghards.

Une possibilité de distinction existait donc entre tertiaires et béguines : elles n'avaient pas le même *status*. D'ailleurs, la constitution *Cum de quibusdam* le disait déjà : le *status* des béguines n'était accompagné d'aucune *regula approbata* semblable à celle dont jouissaient les tertiaires depuis 1289. Mais c'était donner des béguines une définition négative. Rien ne caractérisait pour lui-même le *status* des béguines, si ce n'est... qu'il avait été interdit par le concile de Vienne. Toutes les bulles, tous les mandements le répétèrent ensuite à l'envie : le tort des béguines était d'assumer le *status* des béguines, « réprouvé, condamné, prohibé » par les deux constitutions de Jean XXII.

Dans la pratique, toute distinction était laissée au bon vouloir des inquisiteurs : les ressemblances d'habit, le nom qu'elles portaient en commun, ne pouvaient que favoriser les confusions entre tertiaires, bonnes béguines, et mauvaises béguines.

Quant aux distinctions théoriques, elles n'avaient pas même la rigueur que Mülberg semblait leur donner. Lui-même en était conscient : après avoir longuement disserté sur les *ordines, religiones, status, regulae*, il finissait par remarquer que les béguines et les tertiaires portaient les mêmes noms, qui étaient des plus variés [89]. Il soulignait surtout que les termes d'allure juridique se révélaient dans leur emploi pleins d'ambiguïté : ainsi, pour *tercia regula*, disait-on à tort *tercius ordo*.

De là « toute incertitude et imperfection », comme Mülberg le déplorait amèrement, en écho aux plaintes de l'évêque de Constance qui, constatant son impuissance à distinguer les tertiaires et les béghards hérétiques, se résignait à voir l'ivraie prospérer dans le champ de l'Église [90].

*
**

Tout le flou qui pour l'historien aujourd'hui encore, entoure les béguinages, était déjà sensible aux contemporains. De la situation intermédiaire *(Zwischenstand)* des béguines et des béghards, ils furent incapables de donner une définition satisfaisante. Rompus aux exercices scolastiques, parfaitement capables, dans une sphère de raisonnement déterminée, de penser avec rigueur, ils échouèrent à faire entrer dans leurs classifications la réalité des béguinages, qui était nouvelle et leur était étrangère. Nous voyons à l'œuvre des esprits inquiets de précision, décrivant les pièces d'un habit avec la plus grande minutie, s'acharnant à dégager les catégories juridiques des personnes, à énumérer les droits qui y étaient attachés. Mais ensuite ils se heurtaient au mur de la pratique et avouaient leur impuissance à donner à chacun sa place dans le cadre théorique qu'ils avaient élaboré.

C'est dans ce hiatus entre les représentations sociologiques des clercs et les nouveaux modèles de vie religieuse des laïcs qui leur étaient irréductibles, qu'était secrété le soupçon d'hérésie. Mais avançant en terre inconnue, incapables de distinguer les bons et les mauvais, les clercs accumulaient les méprises. Il dépendait de l'appréciation de l'official ou de l'inquisiteur qu'une béguine fut persécutée ou non. Il pouvait être plus difficile de confondre les tertiaires, qui vivaient sous la garantie d'une règle approuvée et la protection des frères mineurs, avec les béguines réprouvées. Pourtant, les tertiaires aussi furent parfois assimilées aux mauvaises béguines, au point qu'il faille se demander si cette confusion fut toujours involontaire.

CHAPITRE V

Béguines, tertiaires, mineurs

I. LA RIVALITÉ DES SÉCULIERS ET DES FRÈRES MINEURS

En 1321, le frère mineur Jean de Winterthur s'indignait dans sa chronique des incertitudes de la constitution *Cum de quibusdam*, trop confuse à son avis pour être comprise des curés de paroisse, et leur éviter d'assimiler par méprise les tertiaires aux béguines. Mais il accusait aussi certains curés, d'interpréter faussement, mais sciemment, « par envie », la constitution pontificale, pour porter préjudice aux tertiaires [1].

Les séculiers profitaient par conséquent de la ressemblance des tertiaires et des béguines pour utiliser, au détriment des premières, les mesures destinées à combattre les secondes. Il importe de savoir pour quelles raisons ils agissaient de la sorte, ce qu'était leur *invidia* dénoncée par le chroniqueur franciscain.

Quand des clercs, au cours de la polémique contre les béguines, s'en prenaient à des tertiaires en connaissance de cause, ce n'était jamais sans une certaine ambiguïté. Nous les voyons toujours contraints, non sans regrets, de ne s'attaquer qu'aux membres individuels du tiers ordre approuvé par le pape. Toujours tentés de formuler une condamnation générale contre le tiers ordre, d'accéder au niveau des principes sans considérer les cas d'espèces.

La première attitude consistait à reprocher à certains tertiaires de porter l'habit et de suivre le mode de vie des béguines et des béghards. Implicitement, leurs détracteurs les accusaient d'hérésie, puisque celle-ci avait justifié la condamnation des béguines maintenant utilisée contre les tertiaires.

La seconde attitude, qui revenait à mettre en cause l'existence du tiers ordre lui-même, ne pouvait être soutenue longtemps, puisqu'elle allait à l'encontre du droit canon : en effet, le tiers ordre avait été

Voir notes 1 et suiv., p. 234.

approuvé par le Saint-Siège. En janvier 1405, par exemple, un prêtre séculier de Berne, Marc Aicheloch, d'Ulm, prétendit que le tiers ordre n'avait pas été approuvé par le pape : devant la réaction des frères mineurs, l'évêque Marquard dut aussitôt le désavouer [2]. Mais l'évêque était lui-même hésitant, et prit moins la défense du tiers ordre que des tertiaires qui travaillaient et ne mendiaient pas, qui portaient vraiment leur habit et non celui des béguines et des béghards. Semblant même inclure tous les tertiaires hommes dans la condamnation des béghards, il s'engagea seulement à ne pas réprouver le tiers ordre tant que le pape le tolérerait [3]...

Le rapport des forces en présence déterminait généralement l'attitude adoptée par les ennemis des tertiaires. En 1405, il fut reproché au frère prêcheur Jean Mülberg, à Bâle, d'avoir prêché publiquement contre le tiers ordre : il aurait affirmé que les peines infligées aux béguines et aux béghards visaient également les tertiaires, que Boniface IX, dans sa bulle *Sedis apostolice providentia* (31 janvier 1395), révoquant tous les privilèges accordés dans le passé aux béguines et aux béghards, avait abrogé du même coup ceux du tiers ordre, que les mandements promulgués par l'évêque de Bâle contre les béguines s'adressaient également aux tertiaires, et enfin que les frères mineurs en raison de leurs relations avec les tertiaires étaient excommuniés par la même occasion [4].

Mais les protestations des frères mineurs imposèrent à Mülberg et à ses partisans une attitude plus nuancée : le procureur de l'évêque, Jean Inlasser, soutint que le prêcheur n'avait jamais tenu de tels propos. Pour Mülberg, le tiers ordre aurait été bon « en soi » [5]. Seuls devaient être excommuniés les tertiaires vivant comme des béguines et des béghards. Ils méritaient même plus de sévérité que ces derniers, puisqu'ils avaient une règle pour les guider, mais ils la trahissaient : c'est pourquoi leur règle ne les excusait pas, elle les accusait [6].

Cité finalement en Cour de Rome à la suite d'une supplique adressée au pape par les frères mineurs de Bâle, Mülberg y trouva la possibilité de revenir à sa première position : dans une lettre adressée à son partisan le séculier Jean Pastoris, resté à Bâle, il expliquait que Grégoire XII lui avait accordé sa faveur et l'avait encouragé, en présence des cardinaux, à continuer de prêcher, non seulement contre « les béguines et les béghards hors du tiers ordre », *extra regulam,* mais aussi contre les autres, *tales in regula,* les tertiaires [7]. Nous verrons les raisons de cette attitude étonnante du pape. Mülberg, pour sa part, se sentant dans une position de force, en profitait pour revenir à une condamnation de principe de l'ensemble du tiers ordre.

Derrière les béguines et surtout les tertiaires se trouvaient les frères mineurs : leur défense farouche des béguinages et du tiers ordre fut à la mesure des attaques qui, à travers les béguines et les tertiaires, les atteignaient eux-mêmes. Les frères mineurs n'épargnèrent ni efforts, ni argent, pour soutenir les tertiaires et faire respecter leurs privilèges, ou pour intervenir en leur faveur à Rome [8]. Il était pour eux essentiel d'imposer une nette distinction entre les béguines hérétiques et les tertiaires : l'assimilation des tertiaires aux béguines les mettait eux-mêmes en danger, en raison des liens étroits qui les unissaient aux tertiaires.

En face d'eux se dressait le front uni des clercs séculiers. Les frères prêcheurs qui, tel Jean Mülberg, s'opposèrent aux frères mineurs, furent l'exception [9].

Les griefs que les séculiers adressèrent aux frères mineurs à l'occasion de la polémique contre les béguines, de même que le déroulement des événements, permettent de comprendre les raisons de leur hostilité réciproque dans cette affaire.

Les frères mineurs, plus encore que les prêcheurs, exerçaient sur les béguines un contrôle très étroit : ils se heurtèrent d'autant plus violemment au clergé séculier, désireux de maintenir ses droits sur tous les paroissiens. C'est ce qui ressort du déroulement du conflit, tel qu'il est décrit par exemple par le cardinal Jacobin de Torso, appelé par Grégoire XII à servir d'arbitre [10]. L'évêque Humbert avait mis tout spécialement en cause les supérieurs et les membres de onze communautés de béguines et de tertiaires : parmi elles, une seule était indépendante, aucune n'était contrôlée par les frères prêcheurs. Sur les quatorze communautés dépendant des frères mineurs, onze furent dissoutes par l'évêque [11].

Il est frappant de constater que ces communautés, à l'exception d'une seule *(Bischoffinhus)*, ne sont pas celles qui furent impliquées la même année dans le procès d'inquisition que nous avons décrit plus haut : ni les béguinages *Ad Nigrum Ursum* et *In Via*, ni les maisons de tertiaires *Vetus hospitale* et *Ad Lapides* ne se retrouvent ici. Sans doute disposons-nous seulement d'un fragment du procès-verbal d'inquisition. Mais il y a tout lieu de penser que nous ne rencontrons pas les mêmes maisons dans le procès-verbal d'inquisition et dans les mandements de l'évêque de Bâle, à une exception près, parce que nous avons affaire à deux actions bien distinctes : d'une part la lutte véritable contre l'hérésie, qui a amené à interroger quelques béguines suspectes, généralement pauvres. D'autre part, la polémique proprement dite, utilisant les constitutions que l'hérésie avait justifiées près d'un siècle plus tôt, mais n'attaquant les béguines et les tertiaires que pour atteindre à travers elles les frères mineurs.

Les séculiers ne disaient jamais expressément qu'ils voulaient supprimer les béguinages et les communautés de tertiaires parce que ces maisons détournaient vers les couvents une part des revenus que les curés entendaient garder pour eux. Ils n'en laissaient pas moins entendre, dans les reproches qu'ils adressaient aux frères mineurs, quel était le sens véritable de leur combat : les mineurs, disaient-ils, administrent aux béguines les sacrements à l'insu du clergé séculier, invitent ces femmes à choisir leur sépulture dans le cimetière franciscain. De fait l'évêque ayant jeté l'interdit, les frères mineurs célébrèrent l'office chez eux en présence des tertiaires : et les séculiers d'affirmer qu'elles ne se souciaient pas d'être excommuniées. Elles refusaient d'être confessées par les curés. Enfin, un véritable clan, formé par les frères mineurs, les tertiaires et les béguines, aurait cherché, aux dires de l'évêque, à soulever le peuple contre le clergé [12].

Ainsi l'accusation d'hérésie, évoquée par les séculiers lorsqu'ils se référaient aux constitutions de Jean XXII pour étayer les reproches qu'ils faisaient aux béguines et aux tertiaires, n'était-elle qu'un simple moyen utilisé pour détruire les béguinages et les communautés du tiers ordre, faute de pouvoir détourner leurs habitantes du couvent des frères mineurs, à qui profitaient les produits des quêtes et les droits de sépulture. En effet, lorsque les religieux enterraient un laïc, ils étaient seulement tenus d'abandonner au clergé paroissial le quart (la « quarte ») des droits qu'ils percevaient. Tous les actes du ministère sacerdotal étaient rétribués : si les religieux se substituaient aux séculiers, ceux-ci ne pouvaient plus prétendre qu'à une partie des prestations qui leur revenaient de droit. Certes, les béguines étaient des laïques, soumises en tant que telles aux obligations de tous les paroissiens. Mais pour s'y soustraire, elles pouvaient chercher à se faire passer pour des tertiaires à qui leurs privilèges conféraient une plus grande latitude à l'égard de la paroisse. Les séculiers répliquaient en reprochant aux frères mineurs de protéger les béguines que l'Église réprouvait depuis un siècle. A travers les béguines, ils s'en prenaient aux tertiaires qu'il devenait impossible de distinguer des béguines, puisque les unes et les autres se retrouvaient chez les mineurs. Et enfin, ils accusaient les frères eux-mêmes, dont l'ordre était garant de l'orthodoxie des tertiaires...

En raison de tout le flou qui les entourait, les béguinages pouvaient à tout instant compromettre les frères mineurs. Ils n'en étaient pas moins, avec les maisons de tertiaires, les postes avancés de leur apostolat, et surtout de leur influence, en milieu laïque. Ils étaient, au cœur de la paroisse, des piliers assurés de leur assise matérielle. Les béguines s'acquittaient de tâches matérielles, telle la lessive, au profit des frères. Dans quelle mesure leurs fonctions funéraires leur ont-elles donné l'occasion, en leur permettant d'approcher les mourants, de suggérer à ceux-ci de recevoir des frères les derniers sacrements ? Séculiers et religieux ne manquaient pas de s'empresser auprès des moribonds, dont les œuvres pies devaient, au dernier instant, sceller le destin, mais pouvaient aussi profiter matériellement aux uns plutôt qu'aux autres.

Les frères mineurs avaient tout avantage à conserver les béguinages : c'est pourquoi ils mettaient autant d'acharnement à les défendre, en dépit des menaces et des attaques des séculiers, que ces derniers à revendiquer leurs droits. Dans la lutte violente qui opposait les séculiers aux mineurs, seule l'accusation d'hérésie semblait assez forte aux premiers pour triompher des seconds et de leurs protégées. Mais cette accusation semblait pareillement aux mineurs la seule qui fût à la hauteur des intérêts qu'ils avaient à défendre : c'est pourquoi ils l'utilisèrent contre une tertiaire qui les avait « trahis ».

Au cours du procès d'inquisition de 1405, à Bâle, une tertiaire de saint François, Agnès de Wicklingen, de la communauté *Vetus Hospitale*, rapporta qu'elle avait déjà été accusée par la *Regelmeisterin* de Bâle et le lecteur du couvent franciscain, d'avoir adhéré aux huit articles hérétiques condamnés par la constitution *Ad nostrum*. La tertiaire leur avait répondu qu'elle ignorait ce qu'étaient ces articles. En fait, une lecture attentive du procès-verbal éclaire vite sur les motivations de l'accusation, et sur l'ambiance de la polémique : la tertiaire affirma aux inquisiteurs qu'elle avait été dénoncée par certaines de ses consœurs, et citée avec d'autres tertiaires à l'assemblée du tiers ordre, tenue dans le couvent des frères mineurs, parce qu'elle avait obéi au curé qui lui intimait l'ordre de quitter le manteau caractéristique de sa règle. Ce n'était qu'un cas parmi d'autres de confusion, peut-être involontaire ici de la part du curé, entre béguines et tertiaires ; le curé, trop pressé d'appliquer les precriptions pontificales et épiscopales, avait contraint la tertiaire, en qui il voyait une béguine, à adopter un autre habit.

Mais la *Regelmeisterin* et le lecteur franciscain étaient d'autant moins enclins à tolérer cet acte de soumission au clergé séculier, que la tertiaire, pour s'en justifier, soutenait que le curé était « le juge suprême de son âme », et qu'elle lui devait obéissance [13] ! Il n'en fallut pas davantage pour déchaîner la colère du frère, accusant le prêtre de menées diaboliques, et menaçant la tertiaire, résignée, de la peine du feu [14]. Il va sans dire que cette menace du bûcher n'était pas justifiée, dans l'esprit du lecteur, par l'idée que la tertiaire avait véritablement adhéré à l'hérésie. Elle avait pour seule raison la rivalité des deux clergés, régulier et séculier. L'hérésie était l'instrument d'une polémique étrangère à l'hérésie.

Ensuite, intervint aux côtés du frère mineur, la *Regelmeisterin* Nesa d'Aarberg, qui accusa la tertiaire d'avoir adhéré aux huit articles de foi hérétiques condamnés par la constitution *Ad nostrum* de 1317. La signification de l'accusation, et l'attitude de la tertiaire, qui affirma tout ignorer de ces articles, s'éclairent mieux à présent. Il est peu vraisemblable qu'elle ait réellement mérité une telle accusation d'hérésie. Au procès d'inquisition, d'ailleurs, où elle vint raconter ensuite ses démêlés avec ses supérieurs, elle semble n'avoir été citée qu'à titre de témoin. Certes, la tertiaire pouvait avoir eu une conduite jugée hétérodoxe par l'Église, sans avoir elle-même le sentiment d'une relation entre cette conduite et celles qui avaient été dénoncées près d'un siècle plus tôt. On pourrait soutenir aussi qu'une hérétique, issue d'un milieu populaire, pouvait ignorer un tel acte, ancien, et produit par l'administration suprême de l'Église. Mais il nous semble surtout que l'accusation d'hérésie, dans la bouche de Nesa d'Aarberg, n'était qu'un prétexte : son intention véritable était de sanctionner une tertiaire qui avait obéi au parti adverse, celui des séculiers. Le climat de suspicion qui régnait dans le tiers ordre de Bâle, l'hostilité qui entourait ceux de ses membres qui témoignaient trop de déférence au clergé séculier, expliquent que la *Regelmeisterin* en soit venue à utiliser de tels moyens : dans le tiers ordre, expliqua le témoin, on ne trouve la paix que si l'on choisit son confesseur chez les frères mineurs, et si l'on accepte d'élire chez eux sa sépulture [15]. Ce témoignage renseigne bien sur les liens de dépendance du tiers ordre à l'égard des frères mineurs ; mais il dit aussi quel était l'acharnement des franciscains à défendre un état de fait qu'ils avaient intérêt à maintenir.

Nous voyons enfin quelle utilisation était faite du grief d'hérésie : entièrement séparé de son contexte originel, l'antinomie de l'orthodoxie et de l'hétérodoxie, il pouvait, dans une simple rivalité d'intérêts entre deux clergés, être brandi par chaque camp contre le parti adverse. Il n'était qu'un instrument efficace, choisi pour sa résonance passionnelle dans le milieu clérical où il était utilisé, et pour ses conséquences redoutables s'il venait à déclencher l'appareil de la répression ecclésiastique. Le grief d'hérésie ne servait pas seulement la défense de la foi. C'est pourquoi, nous voyons, par un retournement peu commun du sort, la *Regelmeisterin* Nesa d'Aarberg qui avait accusé une de ses tertiaires de contrevenir aux décisions du concile de Vienne, citée à comparaître devant l'évêque de Bâle, sous l'inculpation du même délit : avec d'autres tertiaires, elle se voyait reprocher de porter l'habit des béguines [16].

II. LES ENJEUX DU CONFLIT

Les béguines et les tertiaires, cependant, n'étaient que les membres les plus menacés d'un vaste parti, que ne limitaient pas les murs de leurs maisons et l'enclos des frères mineurs : la polémique contre les béguines, les tertiaires et les frères mineurs, affectait aussi les « amis laïcs » de ces derniers, tous ceux qui appréciaient particulièrement l'apostolat des frères et leur rendaient des services matériels.

S'indignant, au lendemain du concile de Vienne, des persécutions que les évêques et les curés allemands faisaient subir injustement aux tertiaires, un franciscain anonyme de la province de Strasbourg décrivit comment l'hostilité des séculiers de Bâle envers les tertiaires rejaillit sur les frères mineurs et tous leurs amis [17]. Les séculiers cherchaient à inclure les religieux dans la sentence d'excommunication dont ils avaient frappé les tertiaires, sous prétexte qu'ils soutenaient des « personnes condamnées »[18]. Puis, ils étendaient la persécution aux « amis des mineurs »[19].

Dès le début, tout un parti fut par conséquent impliqué dans la persécution dirigée en principe contre les béguines : les intérêts qui étaient réellement en jeu conduisaient à assimiler aux béguines les tertiaires, à condamner les frères mineurs en raison du soutien qu'ils apportaient à ces dernières, à harceler tous ceux qui aidaient les religieux : durant tout le temps que dura l'interdit, soit plus de trois années, les curés refusèrent aux « amis laïcs » des frères mineurs, le baptême, l'eucharistie, le sacrement des malades. Il fallut enterrer les morts dans les champs[20]. Sous peine d'excommunication, nul ne put donner d'aumônes aux frères, ni même leur vendre de quoi se nourrir. Ces mesures rallièrent aux curés de nombreux fidèles[21]. Mais les bourgeois de Bâle, et principalement les membres du Magistrat, restèrent fidèles aux franciscains[22].

Le 20 mars 1321, la levée de l'interdit provoqua une grande joie dans toute la ville, tout particulièrement chez les « amis des mineurs »[23].

Sans doute le témoignage n'est-il pas impartial : nous ne voyons que trop le frère mineur insister sur la haine des séculiers, souligner la sympathie de tout le peuple, y compris des juifs, à l'égard des frères, et surtout l'appui des hommes puissants de la cité. Toutefois, son témoignage peut être parfois confirmé par d'autres sources : tel est le cas de l'attitude d'abord hésitante du comte Ulrich de Ferrette, qui ne se rangea définitivement dans le parti des frères mineurs que lorsque le pape se déclara en leur faveur[24]. En effet, le 12 avril 1320, puis le 11 janvier 1321, avec son vassal Conrad de Flachslanden, le comte protesta contre les abus de certains clercs qui continuaient de persécuter les tertiaires du diocèse de Bâle sous prétexte qu'elles fréquentaient l'église des frères mineurs, alors que l'évêque lui-même s'était rétracté[25].

Un siècle plus tard, des circonstances semblables permirent aux uns et aux autres d'exprimer leurs sympathies. Cette fois encore, les nobles ne furent pas les derniers à soutenir les franciscains. La majorité des bourgeois cherchait surtout à éviter les désagréments de l'interdit : l'évêque de Bâle l'avait jeté sur la ville le 3 octobre 1405, alors que sévissait l'épidémie. Les malades risquaient de mourir sans les derniers sacrements, les morts allaient être privés de sépulture religieuse. Les magistrats rencontrèrent l'évêque à Porrentruy où il résidait, pour tenter de le faire revenir sur sa décision : leur démarche fut vaine. Cependant, quelques femmes nobles n'hésitèrent pas à enfreindre les ordres de l'évêque, en assistant au service religieux que les frères mineurs célébraient portes closes[26]. Au début de l'année suivante, l'évêque ayant de nouveau jeté l'interdit à huit jours de la Chandeleur, les bourgeois voyaient avec inquiétude se rapprocher ce jour de fête. Mais ils ne purent fléchir l'évêque, et, le jour venu, puis le dimanche de la Septuagésime, il n'y eut ni messe, ni chant, dans les églises de Bâle [27]. En de telles circonstances, les nobles adoptaient des attitudes plus tranchées que les bourgeois. Leur comportement était celui d'une classe sociale consciente et fière de son prestige, et se refusant à la dissimulation. En 1407, les nobles, tels le margrave Rodolphe de Hochberg et sa femme Anne, seigneurs de Rötelen, s'affichaient ouvertement dans l'église des frères mineurs, provoquant ainsi l'évêque. Anne aurait invité toutes les femmes nobles de Bâle à suivre son exemple, leur disant qu'elles devraient renoncer à lui témoigner de la considération et de l'amitié, si elles ne saisissaient pas cette occasion de le faire [28] : face à l'évêque, elle les conviait à un acte courageux qui devait manifester publiquement l'appui prestigieux et massif de la noblesse aux franciscains. En fait, cet appui, plus hésitant à s'affirmer en une période difficile, venait seulement confirmer une amitié traditionnelle qui s'exprimait diversement : le margrave de Rötelen comptait deux filles chez les clarisses, et c'est dans les villages de sa seigneurie que des béguines chassées de Bâle trouvèrent refuge en 1408 [29]. L'appui que la noblesse apportait aux frères mineurs n'était pas exclusif. G. Boner a décrit les relations étroites des frères prêcheurs et des plus grandes familles nobles de Bâle, les Münch de Lanskron et les Münch de Münchenstein, dont certains membres étaient même religieux ou procurateurs du couvent [30]. Une étude semblable pour les frères mineurs de Bâle nous montrerait sans doute si les mêmes familles ont aidé indifféremment les deux couvents, ou si elles ont eu chacune une préférence pour l'un ou l'autre ordre. Les troubles suscités par l'hostilité de l'évêque aux mineurs poussaient d'ailleurs certains fidèles dans leur parti, car exempts de l'interdit, les frères assuraient seuls encore les services religieux et y admettaient leurs amis influents. La multiplication et l'inflation des interdits finissaient par rendre indifférent à ces mesures. Quand en novembre 1407 l'évêque de Bâle en fit usage une fois de plus, le chevalier Gunther Marschalk, *Bürgermeister* de Bâle, et sa famille, n'en tinrent pas compte [31]. Et quelques mois plus tard, Gunther, ayant perdu son fils, le fit ensevelir chez les franciscains, provoquant un accès de colère sans précédent chez l'évêque [32].

Si l'apostolat des religieux mendiants, plus particulièrement ici des mineurs, s'adressait en principe à tous les fidèles, il n'est pas exagéré de dire que chaque couvent était le centre d'un clan d'amis plus dévoués ou plus utiles aux religieux. L'intérêt matériel de telles relations, qui se traduisaient concrètement pour les frères mineurs par une augmentation du profit des quêtes, des rentes, des droits attenants à leur ministère religieux, suscitait d'âpres convoitises chez les séculiers, qui s'estimaient dépossédés : aussi, ils ne manquaient pas une occasion de rappeler leurs droits, de se plaindre des ordres mendiants et surtout des mineurs, de les tourmenter [33].

Ainsi l'offensive des séculiers contre les béguinages s'inscrivait elle dans une vaste polémique dont l'enjeu dépassait de beaucoup le sort de ces communautés de femmes pieuses. Dans les béguinages le clergé séculier voyait ses services refusés avec le moins d'égards pour ses prérogatives. Mais bien d'autres fidèles échappaient au ministère paroissial au profit des mineurs, dont les positions se trouvaient renforcées d'autant. Cependant, pour affaiblir ces dernières, les séculiers s'en prenaient de préférence aux béguinages, qui étaient particulièrement précieux aux mineurs, et dont il semblait aisé de faire condamner les habitantes pour hérésie.

*
**

Dans une certaine mesure, la polémique contre les béguinages ne fut qu'une manifestation secondaire de la lutte traditionnelle et plus vaste des séculiers et des ordres mendiants, en particulier des mineurs. C'est bien ainsi que le frère mineur anonyme de la province de Strasbourg comprit les troubles qui eurent lieu à Bâle au lendemain du concile de Vienne. La publication des canons conciliaires coïncida avec l'un des nombreux litiges qui opposaient périodiquement les deux clergés : les chanoines de Saint Léonard reprochaient aux mineurs d'avoir usurpé par deux fois leurs droits de sépulture [34]. Le chroniqueur présenta à la suite ces événements et les troubles suscités par les constitutions de Jean XXII contre les béguines, comme les épisodes divers d'un seul et unique conflit, qui avaient une cause commune : l'empiètement des mineurs sur les droits du clergé séculier, l'ardeur de ce dernier à défendre ses prérogatives. Dès le XIIIe siècle, les deux polémiques ont été liées : en 1233, puis en 1244 à Fritzlar, l'archevêque de Mayence et son synode provincial avaient imposé aux béguines la tutelle des curés. En 1261, précisant les conséquences de ces mesures, ils interdirent aux religieux mendiants d'administrer le sacrement de l'eucharistie aux béguines [35]. En marge du vaste conflit des ordres mendiants et du clergé séculier, le synode de Mayence tentait ainsi de définir les droits des uns et des autres.

Au concile de Vienne, cette unité des deux polémiques distinctes au premier abord, est apparue pour la première fois à l'échelle de l'Église entière et dans le cadre de la politique pontificale.

Dans la controverse générale des séculiers et des réguliers, le pape a tenté de délimiter, au gré des pressions qui pouvaient s'exercer sur lui, les droits et les devoirs de chacun. Tout au long de la période considérée, il n'y eut pas de correspondance rigoureuse entre la politique fluctuante du Siège apostolique à l'égard des mineurs, et les degrés de son hostilité pour les béguinages. En effet, cette dernière polémique n'a eu d'effets que dans un cadre géographique limité, où les mesures pontificales ont dû s'adapter aux conditions locales. C'est pourquoi il nous faut reconnaître à cette polémique particulière un temps propre, relativement indépendant de l'évolution d'ensemble de la politique pontificale à l'égard des frères mineurs. Cependant au moins au début de la polémique contre les béguines, la coïncidence est remarquable entre l'attitude du pape les concernant, et son hostilité croissante aux mineurs.

Dès février 1300, Boniface VIII avait promulgué la bulle *Super cathedram*, défavorable aux ordres mendiants puisqu'elle leur imposait d'abandonner aux curés le quart (la « quarte ») de tout ce que leur rapporterait l'enterrement de paroissiens [36]. Mieux disposé à leur égard, Benoît XI, le 17 février 1304, accorda inversement aux religieux mendiants de ne relever que de la justice pontificale, et chargea les conservateurs des droits des ordres mendiants de faire scrupuleusement respecter ses décisions [37]. Mais quelques années plus tard, le concile de Vienne, réuni par Clément V, remit en vigueur *Super cathedram*, au détriment des ordres mendiants ; en même temps, il condamna les béguines et les béghards, et aussi « ceux qui les aideraient » : il ne pouvait y avoir aucun doute sur l'identité de ces derniers, d'ailleurs expressément désignés dans la constitution *Cum de quibusdam* qui excommunia comme « fauteurs » des béguines « les religieux à qui elles s'attachent en leur vouant une affection particulière » [38]. Dès lors l'aide *(fovere)*, les relations *(participare)* avec les « hérétiques » furent interdites aux mineurs dans toutes les bulles pontificales et tous les mandements épiscopaux, où le vague du vocabulaire dissimule mal la réalité concrète des intérêts qui étaient en jeu et que se disputaient les ordres mendiants et le clergé séculier. Mais si les dévotions multiples des béguines accroissaient les avantages matériels de leur direction, les béguinages n'étaient qu'une partie du champ d'action des frères mineurs : aussi, au moment même où le pape et le concile manifestaient leur hostilité aux mineurs à propos des béguinages, ils réduisaient plus généralement et avec moins de détours l'ensemble de l'apostolat des ordres mendiants : le concile leur retira le droit d'absoudre les cas réservés, de confesser sans l'autorisation de l'ordinaire, requis officiellement par le provincial de l'ordre, d'enterrer chez eux des laïcs qui n'en auraient pas exprimé le désir ; en aucun cas, les religieux ne pourraient échapper au paiement de la quarte canonique [39]. Toutes ces mesures affectaient au premier chef les relations des frères mineurs et des béguines. Mais, en Allemagne, la question des béguinages n'était qu'un aspect de la controverse plus vaste des religieux mendiants et des séculiers. Ainsi au concile de Vienne, où les prélats allemands étaient influents, les béguines furent expressément accusées d'être « la cause principale de la mésintelligence entre les curés et les mendiants » [40]. Le problème particulièrement brûlant des béguines et des béghards exacerba un conflit plus ancien, et, inversement, la polémique des béguinages hérita de toute une tradition d'opposition, économique, disciplinaire, théologique, entre séculiers et ordres mendiants.

En dehors même des régions rhénanes, il est significatif qu'un des plus grands ennemis des ordres mendiants au milieu du XIIIe siècle, le chanoine Guillaume de Saint-Amour, se soit opposé farouchement aux béguines. Et tout autant que, ce faisant, il ait dû se défendre de vouloir s'en prendre aux religieux mendiants eux-mêmes [41]. Après lui, les maîtres séculiers furent nombreux à s'opposer aux religieux. Or l'un d'eux, l'archevêque Richard d'Armagh, primat d'Irlande (mort en 1360), auteur d'une *Defensio curatorum adversus mendicantes*, dont le titre révèle à lui seul le contenu de l'œuvre, fut largement cité un demi-siècle plus tard par le chanoine du diocèse de Constance Félix Hemmerlin, dans son *De valido mendicante* où les béguines et les béghards étaient violemment condamnés [42] : la liaison des deux causes n'avait pas échappé à l'auteur.

La polémique contre les béguines était le prétexte d'une offensive séculière contre les frères mineurs. Le préjudice causé à ces derniers était d'autant plus grand que certaines béguines avaient été convaincues d'hérésie et que l'accusation, avec ou sans l'aide intentionnelle des séculiers, s'était rapidement étendue à tous les béguinages, compromettant les frères mineurs qui en avaient la charge. Ainsi l'accusation d'hérésie portée contre les béguines ne fut-elle plus qu'un moyen détourné, mais efficace dans le cadre toujours ferme des institutions ecclésiastiques de cette époque, de combattre les frères mineurs. Lorsqu'en 1443 encore, les béguines de Strasbourg décidèrent d'un commun accord de ne plus se confesser aux séculiers, mais seulement aux mineurs, le vicaire Conrad Cotman qualifia aussitôt cette résolution d'hérétique, au grand scandale du visiteur du tiers ordre, qui le fit traduire en justice [43].

L'hérésie était une arme polémique, mise au service d'une lutte qui n'était elle-même que l'instrument de la controverse générale des séculiers et des frères mineurs.

III. LES FRÈRES PRÊCHEURS : UN « TIERS PARTI » ?

Sur le marché de l'apostolat et des sacrements, face aux séculiers, les frères mineurs n'étaient pas seuls : les prêcheurs jouissaient de privilèges semblables et déployaient une activité voisine. Ils n'avaient pas moins de prétentions à en tirer quelque profit. Les frères prêcheurs avaient eux aussi un tiers ordre, les pénitents et pénitentes de saint Dominique, et ils contrôlaient à proximité de leurs couvents des béguinages, généralement moins nombreux et plus indépendants que ceux que dirigeaient les mineurs. Le partage du champ d'action spirituelle et des profits matériels que les religieux attendaient de leur apostolat, intervenait essentiellement entre ces deux grands ordres : ce que l'un gagnait, il l'enlevait à l'autre.

Pourtant une rivalité violente n'était pas fréquente. Mais certains points étaient plus litigieux que d'autres : en 1287, à Strasbourg, le légat pontifical jeta l'interdit sur la ville, pour punir les bourgeois d'avoir expulsé les frères prêcheurs. Les mineurs en profitèrent pour encourager les habitants, privés de services religieux dans les églises paroissiales en raison de l'interdit, à devenir tertiaires de saint François : ils leur firent valoir qu'ils bénéficieraient ainsi de l'exemption de l'ordre et pourraient assister aux offices dans l'église franciscaine, où ils étaient encore célébrés. Les frères mineurs, qui avaient joué jusqu'alors un rôle effacé en comparaison des prêcheurs, comptaient accroître ainsi leur prestige et leur influence [44].

Cet épisode montre comment le tiers ordre a pu être, sinon l'enjeu d'une rivalité entre les ordres mendiants, du moins l'instrument d'un renforcement de la situation locale des frères mineurs, au détriment des frères prêcheurs. Quelle attitude adoptèrent ces derniers face à la persécution où les tertiaires furent mêlées aux béguines quelques années plus tard ?

Le chroniqueur de la province franciscaine de Strasbourg, dont nous avons déjà suivi le récit précis et nuancé, leur prêta à Bâle une attitude ambiguë : les prêcheurs aidèrent les mineurs avec acharnement contre les mesures trop injustes de l'évêque qui s'obstinait, en dépit des mises en garde de la papauté, à tourmenter indistinctement les béguines, les tertiaires et les franciscains [45]. La solidarité des ordres mendiants jouait alors pour défendre l'autorité apostolique, tenue en échec par le clergé séculier local lui-même.

Mais la situation se troubla quelque peu : non seulement les frères mineurs furent accusés d'avoir usurpé, à l'occasion de deux enterrements, les droits du clergé séculier, mais une parente de la première défunte blessa cruellement un chanoine de saint Léonard. Ce geste compromit la cause franciscaine : l'interdit fut jeté, les mineurs et leurs amis furent excommuniés, et les frères prêcheurs se détournèrent d'eux [46]. Cependant, cet incident ne fut pas la cause essentielle du changement d'attitude des prêcheurs.

Une fois de plus, il nous faut considérer non seulement l'enchevêtrement des intérêts locaux, mais aussi leurs relations avec la situation générale. Le retournement des prêcheurs de Bâle s'explique surtout par leur attachement à Jean XXII, tandis que les mineurs soutenaient Louis de Bavière. A cette lutte politique venait se mêler la polémique des spirituels, également combattus par le pape : pour mieux s'opposer à ce dernier, Louis de Bavière se faisait le champion de l'idéal de pauvreté, se gagnant ainsi l'appui des mineurs. L'un d'eux, le chroniqueur Jean de Winterthur, montra au contraire les frères prêcheurs qui soutenaient la papauté contre le Bavarois, réduisant à néant l'idéal de pauvreté : en fait, ils avaient seulement pris le parti du Siège apostolique, dont toute la politique, aux dires du chroniqueur, ne visait qu'à jeter le discrédit sur l'ordre des mineurs [47].

Cependant, avant même de succomber en 1342, Louis de Bavière perdit peu à peu du terrain. Par ailleurs, la communauté d'intérêt des deux ordres mendiants pouvait prévaloir sur leurs dissensions : les frères prêcheurs étaient aussi intéressés que les mineurs à la question épineuse de la portion canonique, à laquelle une bulle pontificale donna à Bâle un début de solution, le 20 mars 1321. En permettant la levée de l'interdit, elle fut à l'origine du débordement de joie populaire que nous avons vu. Les prêcheurs ne pouvaient y rester étrangers, et leur procurateur laïque vint au son du tambourin, le dimanche de la Pentecôte, participer avec ses proches au repas offert par les mineurs, afin que « chacun pût voir sa joie » [48]. Cette ostentation subite montre vraisemblablement que tout ressentiment n'était pas éteint. Mais le mardi suivant, les prêcheurs reçurent les mineurs dans leur église pour assister ensemble à l'office divin. Le mercredi et le jeudi, ce fut le tour des frères mineurs d'inviter douze prêcheurs à leur table, l'évocation de la Cène devant sceller sans doute leur amitié renouvelée. Ce jeudi, les mineurs chantèrent aussi la messe chez les dominicaines de Klingental et Steinenkloster, qui les avaient aidés à organiser leur chapitre [49]. De tels assauts de courtoisie, une amitié aussi soudaine qu'intense, ont de quoi surprendre. Peut-être même le chroniqueur les souligne-t-il avec trop de complaisance pour croire vraiment à la sincérité des frères ; mais peut-être aussi a-t-il cédé à son goût du merveilleux, au spectacle de si belles fêtes... L'amitié des frères, en effet, semble ne pas avoir été sérieusement remise en question au cours du siècle : les deux ordres avaient pour l'essentiel des intérêts communs, ce qui n'était pas toujours un ferment de discorde. Leur unité était sanctionnée par l'attribution des mêmes privilèges.

Sans doute les confirmations de privilèges, à l'occasion de litiges avec le clergé séculier, concernaient-elles le plus souvent les mineurs seuls, signe d'une agressivité plus grande de leur part à l'égard des séculiers et d'une hostilité latente toujours prête à resurgir chez ces derniers, et visant davantage les franciscains que les dominicains. Ceux-ci étaient-ils moins engagés dans le ministère paroissial, ou bien étaient-ils les héritiers d'une tradition de conciliation, tant dans leurs rapports avec les séculiers que sur la question de la pauvreté ? Du moins, ils ne se heurtèrent pas avec les mineurs, à Bâle, avant 1400, au moment où rebondit la lutte contre les béguines.

Dans cette lutte, nouvelle en apparence, les prêcheurs furent les partenaires de l'évêque et du clergé séculier, contre les mineurs.

Toutefois, les suppliques adressées au pape par les franciscains, accusaient moins l'ensemble du couvent des prêcheurs, que son prieur Henri de Rheinfelden, et surtout le frère Jean Mülberg.

A en croire le procureur de l'évêque, qui était du même parti que Jean Mülberg, ce dernier, « champion zélé de la foi catholique »[50], désirait empêcher les béghards d'attirer les gens simples dans leur « secte », et dénonçait seulement dans ses sermons les ennemis de l'Église, que le Saint-Siège avait condamnés. Il est possible en effet que Mülberg ait eu le sentiment d'un danger réel pour la foi, d'autant plus qu'il appartenait à l'ordre des prêcheurs, qui fournissait traditionnellement à l'Église, en Allemagne, ses contingents d'inquisiteurs. Mais il serait insuffisant de considérer exclusivement les documents d'un seul parti.

Les suppliques franciscaines, en effet, prêtaient d'autres intentions à Mülberg : il aurait prêché contre le tiers ordre franciscain, affirmant que ses membres étaient compris dans les condamnations visant les béguines et les béghards. Il aurait surtout affirmé que les frères mineurs étaient excommuniés en raison de l'appui qu'ils accordaient aux tertiaires *(propter participationem)*. Une autre supplique franciscaine, citée le 16 juin 1407 par le commissaire pontifical Oddon de Colonna, précisait que Jean Mülberg s'en était pris plus particulièrement aux biens des tertiaires. Pour lui, les tertiaires ne formaient pas un ordre, aussi ne pouvaient-ils recevoir de legs[51]. Excommuniés, ils devaient être évités et ne devaient pas être gratifiés d'aumônes. Il fallait confisquer tous leurs biens au profit du trésor épiscopal. Ainsi Mülberg cherchait-il à démanteler le réseau des relations économiques qui unissaient les frères mineurs aux tertiaires. Sous le couvert d'une accusation des béguines comme hérétiques, et d'une assimilation volontaire des tertiaires aux béguines, il visait en définitive les mineurs. Les mineurs constituaient l'ordre rival : supprimer le tiers ordre franciscain, c'était affaiblir considérablement l'assise matérielle du couvent des mineurs, et priver ces derniers d'intermédiaires précieux pour la diffusion de leur apostolat. Il eût été délicat pour Mülberg, en réclamant la confiscation des biens du tiers ordre, de ne pas en demander l'attribution à la chambre épiscopale. De toute manière, sans même en profiter directement, les prêcheurs auraient été parmi les premiers bénéficiaires de l'affaiblissement des mineurs.

Une telle explication des raisons de la participation dominicaine à la polémique bâloise, où la lutte contre les béguines et les béghards aurait été finalement, pour les frères prêcheurs comme pour les séculiers, le moyen détourné d'atteindre les mineurs, ne rend pas compte cependant du caractère soudain de cette hostilité implacable : les contemporains en furent eux-mêmes frappés, à commencer par Mülberg [52]. Si les facteurs économiques que nous avons dits avaient été les seules causes de l'hostilité, au début du XVe siècle, des prêcheurs et des mineurs de Bâle, nous voyons mal pourquoi cette violente opposition ne s'était pas manifestée plus tôt, ces facteurs existant depuis longtemps déjà. Cette explication ne nous fait pas comprendre davantage pourquoi Mülberg s'est si souvent opposé seul, ou au mieux avec son prieur, aux frères mineurs : il nous semble insuffisant d'invoquer uniquement sa forte personnalité, qui transparaît dans ses sermons et ses traités. Les autres frères sont restés dans l'ombre, même si l'ensemble du couvent fut parfois visé en retour par la contre-offensive franciscaine [53]. Mais Jean Mülberg et Henri de Rheinfelden furent les seuls prêcheurs à être cités à la Curie pour répondre des accusations proférées contre les frères mineurs. La solitude de Mülberg, isolé dans son combat et vite délaissé matériellement par ses partisans, s'éclaire bien dans une lettre qu'il adressa de Rome à Jean Pastoris, recteur des écoles à Bâle, pour l'exhorter à lui faire envoyer l'argent nécessaire à la défense de leur cause [54].

Jean Mülberg a mené un combat personnel, ce qui ne signifie pas que ses motifs étaient individuels : nous devrons en éclairer les raisons, et par là d'autres aspects de la polémique, en étudiant en leur temps les traités qu'il a écrits à l'occasion de la polémique contre les béguines.

*
**

Centrée sur le grief d'hérésie, la polémique contre les béguines et les béghards a été utilisée par les séculiers, voire même par les prêcheurs, contre les mineurs, dans une lutte d'intérêts totalement étrangère à l'hérésie proprement dite, et qui dépassait de beaucoup la seule question des béguinages. En soutenant des « personnes condamnées » les mineurs étaient intégrés à leur tour dans une réprobation qui s'était déjà étendue à toutes les béguines et aux tertiaires. Ils devenaient, dans ce contexte hérésiologique, « fauteurs » d'hérétiques.

Cependant, l'hostilité vouée aux frères mineurs n'a pas été la cause première de la polémique contre les béguines et les béghards.

La méfiance de l'Église à l'égard des formes trop indépendantes de la vie religieuse de certains laïcs, des femmes surtout, la crainte, parfois justifiée, de déviations hétérodoxes, expliquent le développement d'un sentiment de suspicion puis d'une opposition ouverte des clercs aux béguinages, se traduisant par une accusation d'hérésie généralisée sans peine. A l'époque considérée, cette accusation n'était pas seulement la sanction de l'hétérodoxie : l'hérésie était, plus que cela, rupture de l'ordre établi de l'Église, menace de son équilibre mental et matériel que préservait un clergé puissant. L'hérésie ne peut être comprise que dans ce contexte ecclésiastique ou même clérical, cohérent et sans faille. C'est à l'intérieur de ce milieu clérical, que la polémique contre les béguines est venu se greffer sur la controverse des séculiers et des religieux mendiants : la puissance des mineurs menaçait l'équilibre de la construction ecclésiastique et des intérêts des clercs. Les frères usurpaient les droits des séculiers, non seulement dans les béguinages, mais auprès de nombreux paroissiens, et non des moindres. Mais ils étaient irrémédiablement compromis par toute l'*aura* de suspicion et de réprobation qui entourait les béguinages. Ainsi la polémique contre les béguines pouvait-elle servir au mieux les intérêts du clergé séculier.

Instrument d'une lutte de clercs, la polémique des béguines s'alimentait au grief d'hérésie, qui nous apparaît au XIVe siècle comme le moyen propre, pour les clercs, à exprimer leur hostilité à d'autres clercs ou d'autres personnes, le moyen efficace pour faire valoir leurs intérêts, le prétexte habilement utilisé pour voiler les réalités profondes de leurs luttes. L'hérésie, négation de l'ordre de l'Église, était aussi l'arme favorite des clercs.

Conclusion

Le vague soupçon que les béguines, laïques menant une vie religieuse mal définie, à la fois trop proche et trop éloignée de la vie conventuelle, s'étaient attiré dès les premiers temps, était à l'origine de l'évolution sémantique des noms de béguine et de béghards, et des transformations de l'image que les clercs s'étaient forgé de ces femmes et de ces hommes. Évolution et transformations complexes, que des apports extérieurs au mouvement proprement dit des béguinages vinrent enrichir : les béghards et les hérétiques de diverses sectes échangèrent leurs noms, signe que béghard était devenu synonyme d'hérétique. Aussi les béguines, les tertiaires qui leur ressemblaient et que certains clercs se plaisaient à leur assimiler — fussent-elles orthodoxes — furent identifiées aux modèles de la tradition hérésiologique, et virent se tourner contre elles les moyens répressifs que cette tradition permettait.

Les « fauteurs » d'hérésie ne pouvaient être épargnés. Mais le grief d'hérésie était choisi autant pour son efficacité que pour son bien-fondé. Il exprimait l'hostilité de la hiérarchie, et justifiait les conséquences de cette hostilité. Intégrant à elle et généralisant ce grief d'hérésie, la polémique contre les béguines et les béghards perdit en même temps sa finalité propre, son rapport aux béguinages, et devint susceptible de servir d'instrument à une autre lutte. Elle se greffa ainsi sur la controverse des séculiers et des religieux mendiants, dont les béguinages étaient l'un des enjeux. L'aide que les frères mineurs apportaient aux béguines fut le prétexte de la condamnation des premiers, l'attaque des tertiaires, habilement assimilés aux béguines et aux béghards, permettant d'ouvrir une brèche décisive dans le parti des mineurs. Mais les motifs de cette lutte étaient d'ordre essentiellement matériel, et le grief d'hérésie, joint au nom de béghard et utilisé de part et d'autre, n'était qu'un moyen pour les adversaires de faire prévaloir leurs intérêts.

Désormais, la polémique des béguines pouvait acquérir son autonomie complète à l'égard des béguinages. Le grief s'identifiant à ses conséquences, l'hérésie à la fonction répressive de l'hérésiologie, l'accusation de béghard, identique au grief d'hérésie et susceptible de se substituer à lui, devint à son tour une arme commode : par exemple, les dissensions du clergé durant le Grand Schisme offrirent un terrain favorable à son emploi.

*
**

Ainsi le grief d'hérésie, commun à toutes les étapes de cette évolution, fondement de toutes les accusations dérivées, de l'hypocrisie à la luxure, catalyseur de toutes les confusions, entre les béguines, les tertiaires et les membres d'une infinité de sectes présentes et passées, donnait pour ainsi dire le ton à toute la période considérée.

Encore la notion d'hérésie doit-elle être précisée : tous ceux qui, par référence à elle, portaient les noms de béguines et de béghards, ou plutôt à qui ces noms étaient donnés, se trouvaient placés en dehors de la communauté de l'Église, sous prétexte d'hétérodoxie. Certes, l'hérésie pouvait comporter l'hétérodoxie, mais il s'en fallait de beaucoup qu'elle se limitât jamais à elle : elle était avant tout refus de l'ordre ecclésiastique du moment, souvent provoqué par la hiérarchie elle-même autant que par l'hérétique. Elle était par conséquent une notion relative dépendant de l'opinion des clercs responsables et de la situation de la hiérarchie à un moment donné. Mais celle-ci l'invoquait au nom d'un ordre immuable, dont elle ne pouvait pas ne pas se dire la garante exclusive et infaillible. Toute l'ambiguïté de l'hérésie, et en l'occurrence de l'accusation d'être béguine et béghard, provenait de ce que ces griefs étaient des mesures de circonstance nécessairement prises au nom de l'absolu.

Toute la polémique, au moins jusqu'au début du XVe siècle, s'est située dans ce cadre ecclésiastique et même clérical. C'est la fermeté encore grande de ce cadre, mais aussi les déchirements de l'Église amenant peut-être la hiérarchie à durcir ses positions, qui expliquent l'importance de l'hérésie dans la polémique à cette époque. Autant l'importance sociologique des clercs était grande, et sensible l'ordre ecclésiastique qu'ils défendaient, autant l'hérésie, négation de cet ordre, devait apparaître présente : dans la lutte contre l'hétérodoxie, certes, et certains béghards, et même des béguines, ont été condamnés à juste titre pour leurs déviations spirituelles. Mais aussi dans toute lutte de clercs, où une fraction d'entre eux, ayant conscience d'incarner l'ordre absolu de l'Église, se donnait aussi l'arme de l'Église.

Ainsi pouvons-nous mieux comprendre pourquoi toutes les béguines ont été confondues dans une même suspicion, et pourquoi leur nom et celui de béghard se sont couverts aussi vite d'une telle valeur péjorative, au point de devenir bientôt synonymes d'hérétique.

L'hérésie procédait moins d'une doctrine que d'une pratique, et l'individu était jugé hérétique par référence, moins à l'orthodoxie, qu'aux règles, aux conventions, à la discipline de la hiérarchie ecclésiastique. *Haeresis* signifie choix, mais l'hérétique, le plus souvent, ne choisissait pas lui-même. La chance de saint François fut d'être « récupéré ».

Encore sa première règle dut-elle se plier à la censure pontificale. Après 1215, la liberté de fonder un nouvel ordre religieux ne fut plus admise dans l'Église occupée à mettre de l'ordre dans un bouillonnement angoissant d'initiatives et d'enthousiasmes laïques. Cette décision du concile de Latran fut un demi-échec puisqu'il fallut, en 1274, au concile de Lyon, condamner tous les ordres fondés depuis 1215 à une disparition définitive, à laquelle n'échappèrent que les frères prêcheurs, mineurs, carmes et augustins. Dans le même esprit, la papauté dota quelques années plus tard les tiers ordres de « règles approuvées », rassurants « labels » de qualité...

Les béguinages allaient à l'encontre de ce mouvement de centralisation et de durcissement des structures de l'Église. Leur *status* imprécis, qui faisait des béguines de pseudo-religieuses vivant dans le monde, n'était pas même l'expression vivante de l'idéal laïque des XIIe et XIIIe siècles. Il s'agissait plutôt d'un mode de vie résiduel assumé au début dans la nostalgie du couvent, et de plus en plus à portée des dangers de la rue. D'un compromis entre un idéal collectif qui allait s'affaiblissant, et les exigences de l'autorité ecclésiastique qui se renforçait.

Dès l'origine, les béguinages étaient condamnés. D'ailleurs, ils étaient d'autant plus vulnérables qu'ils regroupaient le plus souvent des femmes et que celles-ci, même si elles se considéraient « d'Église », restaient en marge des institutions ecclésiastiques officielles. Leur mode de vie évoquait aux yeux des clercs le goût de l'indépendance spirituelle des laïcs, le désir de plagier le clergé pour mieux s'opposer à lui, l'esprit de subversion contre la hiérarchie : derrière chaque béguine se profilait la silhouette d'une hérétique.

Cependant, dans la polémique contre les béguines et les béghards, un changement profond est sensible dès le début du XVe siècle. Non que l'Église réunifiée après le schisme nous semble subitement s'affaiblir, et avec elle sa résolution à condamner. Tout au plus s'agirait-il, face à l'essor du monde laïque, d'une baisse relative de son influence, perceptible jusque dans les conceptions et le langage des clercs au cours de la polémique. A l'intérieur même du vocabulaire et du système de valeurs traditionnel des clercs, un renouvellement intervint dans le choix des griefs opposés aux béguines et aux béghards. Ce changement, des indices à peine sensibles nous le signalent d'abord, qui ne peuvent bien souvent être interprétés qu'*a posteriori,* de façon régressive, en remontant des aboutissants aux origines qu'ils éclairent...

SECONDE PARTIE

Le mendiant valide

Jusqu'au début du xve siècle, la polémique des béguines et des béghards s'est déroulée autour de l'accusation d'hérésie, proférée par les clercs contre les béguinages, ou utilisée par eux comme une arme efficace dans des luttes parfois totalement étrangères à cette polémique. En effet, dans le système institutionnel et culturel de l'Église, champ clos de la polémique et de ces luttes, l'accusation d'hérésie et l'appellation bientôt équivalente de béguine et de béghard, exprimaient au mieux l'hostilité des clercs et de la hiérarchie à ceux, clercs ou laïcs, qui semblaient troubler l'ordre de l'Église.

Au début du xve siècle, ce langage polémique s'est lentement modifié : certes, il a continué d'être un langage de clercs, mais d'une part ses supports ont changé, d'autre part le grief central ne fut plus l'hérésie.

Désormais les bulles pontificales, les mandements épiscopaux perdirent leur importance relative par rapport aux traités polémiques où les béguines et les béghards faisaient figure de types littéraires ayant souvent peu de liens avec la réalité des béguinages.

Par ailleurs, l'hérésie s'est effacée au profit d'un autre grief, nouveau venu dans la polémique : le mendiant valide. Plus exactement, ce grief avait déjà connu aux origines de la polémique un premier succès, mais qui était resté sans lendemain. Au xve siècle au contraire, les textes polémiques furent tous bâtis autour du reproche, fait aux béguines et aux béghards, de mendier alors qu'ils étaient physiquement capables de travailler de leurs mains, et qu'ils le devaient même, comme tous les autres laïcs. Sans doute la polémique, au XIVe siècle, n'avait-elle pas ignoré de tels reproches. Mais ceux-ci restaient dépendants de l'accusation fondamentale : l'hérésie. Par ailleurs, si la mendicité des béguines inquiétait dès cette époque, elle était généralement tolérée, quand du moins les béguines ne cherchaient pas à se distinguer des autres mendiants, soit en exhibant un habit singulier, soit en poussant un cri particulier [1].

Au xve siècle, au contraire, la mendicité des béguines et des béghards se heurta à une interdiction de principe, tandis que le grief de mendiant

---

Voir notes 1 et suiv., p. 237.

valide se plaçait au centre du discours polémique, déterminant à son tour l'ordre des autres accusations.

Si le grief de mendiant valide était nouveau dans la polémique considérée, il était en lui-même fort ancien. Nous le trouvons employé pour la première fois dans une décision impériale de 382 après J.-C., intégrée ensuite au *Code Justinien* [2]. A la même époque, le concile d'Orléans de 511 opposait aux mendiants valides les pauvres physiquement incapables de travailler [3].

Le second jalon important est un capitulaire de 806. Mais la législation carolingienne n'a pas développé la casuistique du mendiant valide, ce que l'essor de l'économie et les transformations de la société occidentale à partir du XIe siècle rendirent au contraire possible.

Dès le milieu du XIIe siècle, le thème du mendiant valide fut repris dans le *Décret* de Gratien. Au siècle suivant surtout, la querelle universitaire parisienne sur la pauvreté assura son succès : en novembre 1255, le maître séculier Guillaume de Saint-Amour disputa sa *Quaestio de valido mendicante,* niant qu'il faille faire l'aumône aux mendiants capables de travailler. Derrière ce mendiant valide il visait surtout les frères des ordres mendiants, mais le problème qu'il posait débordait largement les relations entretenues par les deux clergés [4].

Les arguments de Guillaume de Saint-Amour, joints à l'édit de Justinien, furent utilisés sans tarder : dans le *Roman de la Rose,* le mendiant valide a les traits de Faux Semblant, fils d'Hypocrisie et de Tromperie, et l'habit du faux ermite qui prétend invoquer l'exemple du Christ et des apôtres pour mendier et ne pas travailler [5].

Des mendiants valides avaient donc été condamnés par l'Église ou par des clercs bien avant que nos auteurs du XVe siècle ne s'en prissent en ces termes aux béguines et aux béghards. Mais il importe peu qu'un tel *topos* soit ancien. L'essentiel est de voir quand et comment il a été introduit dans une polémique particulière, en fonction d'un contexte donné. La signification de cette introduction sera l'objet de notre recherche.

Cependant, il serait insuffisant de s'en tenir aux seules transformations du discours polémique. Au même moment, comment évoluait le mouvement des béguinages ? Est-il possible d'établir une corrélation entre les deux phénomènes ?

CHAPITRE PREMIER

Le déclin des béguinages

L'évolution numérique des béguinages n'est pas facile à apprécier. Même si elle était connue avec précision, elle ne rendrait compte qu'imparfaitement de l'évolution du mouvement, le nombre des habitantes de chaque maison ayant pu lui-même varier au cours du temps. Enfin, nous ne devons pas perdre de vue que l'évolution d'un phénomène social ne se réduit jamais à des chiffres : en même temps que son évolution quantitative, une évolution qualitative du mouvement des béguinages a pu aussi intervenir, dont nous devrons tenir compte (par exemple, d'un appauvrissement général des maisons, de nouvelles fonctions échues aux béguines dans la société).

A l'exception du cas particulier de Bâle, où toutes les béguines furent expulsées de la ville en 1411, les documents renseignent rarement sur la disparition d'un béguinage, alors que sa date de « naissance » est généralement connue grâce à sa charte de fondation. Toutefois, il s'en faut de beaucoup que toutes les chartes semblables aient été conservées, à Strasbourg notamment.

I. L'ARRÊT DES FONDATIONS

Les fondations de béguinages n'ont jamais été suffisamment nombreuses pour nous permettre aujourd'hui d'en faire le relevé statistique année par année. Généralement, les historiens des béguinages ont divisé la période considérée en tranches chronologiques égales, pour déterminer ensuite le nombre de béguinages créés entre les deux dates ainsi fixées. Mais ils ont adopté des tranches dont la durée varie d'un auteur à l'autre, et dont les termes ne coïncident généralement pas : pour Mayence, E.-G. Neumann s'en est tenue à des périodes de vingt-cinq ans,

---

Voir notes 1 et suiv., p. 238.

à partir de 1275 [1] : ces périodes ont été réduites à une durée de dix ans à Bâle [2] ; à Strasbourg, le découpage chronologique a même délimité des périodes de durées inégales [3] ! Cette disparité méthodologique rend les comparaisons difficiles, et davantage encore une représentation graphique de l'évolution des fondations de béguinages, dans les grandes villes du Rhin moyen et du Rhin supérieur (graphique 2).

En dépit de ces difficultés, nous pouvons arriver à apprécier l'évolution générale des fondations. A Bâle et Cologne, l'utilisation de nos renseignements est aisée. A Mayence, nous avons été obligé de calculer la moyenne décennale du nombre des fondations intervenues pendant les périodes de vingt-cinq ans, afin de permettre une comparaison avec les deux villes précédentes. Il en résulte une courbe moins saccadée que dans les autres cas, mais son allure générale reste une précieuse indication. A Strasbourg, D. Phillips a adopté des périodes beaucoup trop vastes pour être utiles, mais les renseignements donnés autrefois par Ch. Schmidt sont plus précis [4]. Toutefois pour les deux tiers des maisons la première date connue n'est pas celle de la fondation, la charte de fondation ayant été perdue ou n'ayant jamais existé. Pour ne pas fausser nos comparaisons avec les autres villes, nous avons estimé dans ces cas-là que la fondation fut antérieure de vingt ans à la première mention. Ce choix est naturellement arbitraire, mais c'est un moindre mal : il paraît difficile qu'un béguinage ait pu rester plus de vingt ans ignoré de la législation urbaine, des contrats et des baux passés en ville, des donations que les habitants faisaient aux béguines...

Si les courbes ainsi obtenues ont chacune leur forme propre, elles présentent toutes un maximum atteint assez rapidement par palliers successifs puis une longue phase de déclin irréversible en dépit de recrudescences passagères. Cependant le maximum s'est produit à une date de plus en plus tardive, d'aval en amont du Rhin : à Cologne en 1310-1320, à Mayence sensiblement au même moment, à Strasbourg — sous toutes réserves — en 1320-1330, à Bâle, en 1350-1360. Ce décalage chronologique perçu dans une perspective spatiale donne l'impression que le mouvement et sa popularité (condition préalable aux « vocations » comme aux donations et aux fondations) ont progressivement remonté le cours du Rhin, telle une « onde de choc » partie d'aval : il n'y a pas lieu de s'en étonner lorsque l'on se rappelle que les béguinages se sont diffusés à partir de la Flandre. Encore faudrait-il repérer les filiations éventuelles mais aussi, le cas échéant, les apparitions synchroniques et autonomes, en des lieux différents.

D'aval aussi est parti le déclin des béguinages : la promulgation des décisions du concile de Vienne, dont nous savons à quelles confusions elles donnèrent lieu, n'a eu pourtant qu'à Cologne des conséquences néfastes et immédiates sur le nombre des fondations nouvelles. C'est dire à quel point il importe de faire la part, dans les plaintes des frères

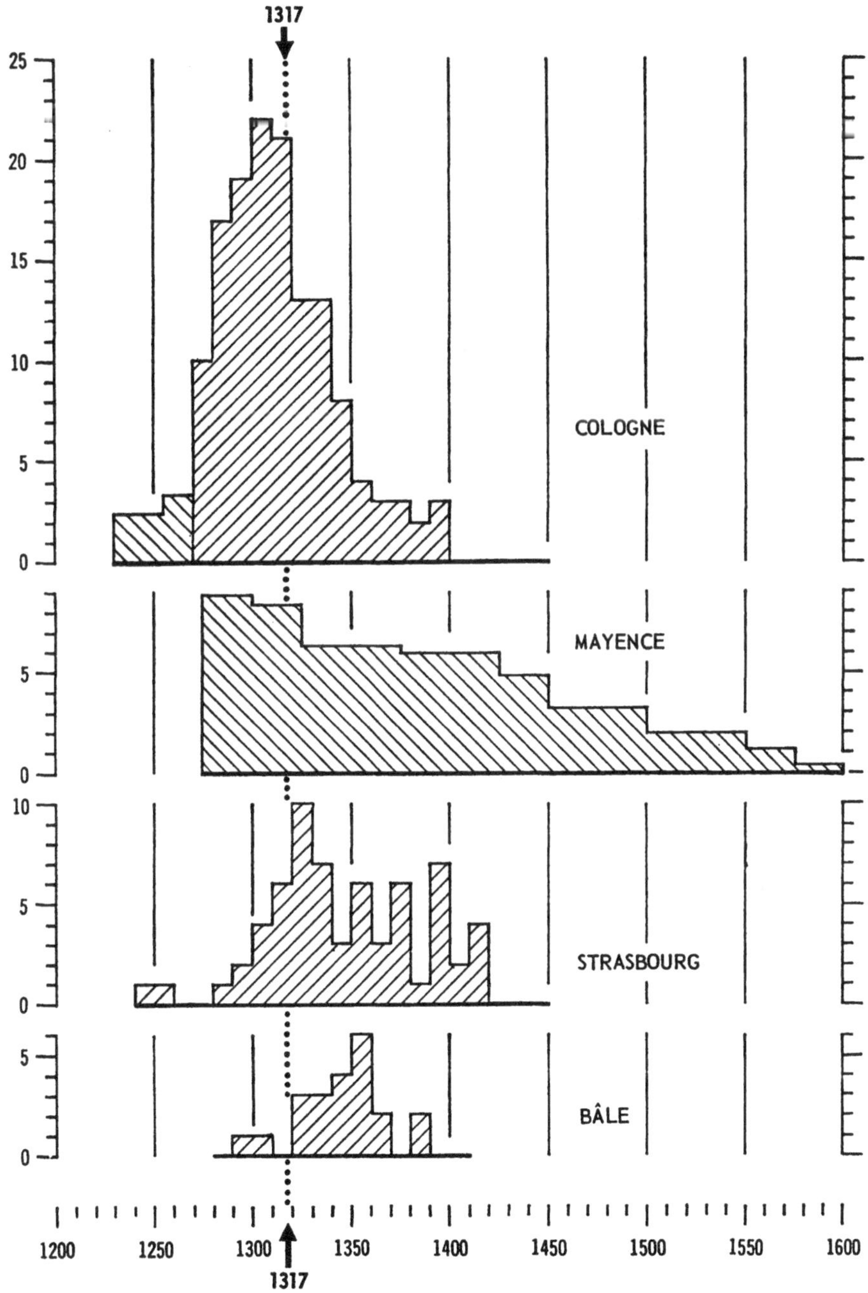

Graphique 2. *Les fondations des béguinages, par décennie *, dans les grandes villes du Rhin Supérieur, d'aval en amont. (En 1317, entrée en vigueur des constitutions du Concile de Vienne de 1311.)*

* Nombre absolu de fondations par décennie, sauf pour Cologne (1230-1270) et Mayence (1275-1600), dont les chiffres bruts, décomptés par périodes supérieures à dix ans, ont été ramenés à des moyennes décennales.

mineurs, de la réalité — graphiquement démontrable —, et des déclarations partisanes. A Strasbourg, l'essor s'est amplifié jusqu'en 1330, certaines béguines isolées s'étant regroupées pour fonder des béguinages, où elles pensaient sans doute être moins facilement soupçonnées d'hérésie [5]. A Bâle, si l'essor premier s'est un moment ralenti, il est reparti ensuite de plus belle, jusqu'en 1360.

En règle générale, la polémique n'a pas brutalement arrêté les créations nouvelles, et nous devrons essayer d'en découvrir la raison.

Cependant, nous ne pouvons pas nous contenter d'étudier la courbe des fondations, si nous voulons apprécier l'évolution réelle du mouvement des béguinages. Alors même que certaines maisons étaient créées, d'autres ne pouvaient-elles pas disparaître ? Autrement dit, nous devons savoir avec précision à quel moment les béguinages furent les plus nombreux, en tenant compte des fondations nouvelles, mais aussi des disparitions éventuelles de maisons anciennes, et à quelle date leur nombre a commencé de décroître.

II. LE DÉBUT DES DISPARITIONS

Pour Mayence, E.-G. Neumann ne pense pas que les débuts de la polémique aient fait disparaître les béguinages déjà existants : l'auteur estime que le XIVe siècle a été la période d'affirmation des béguinages, les fondations nouvelles se faisant simplement plus rares, mais les maisons se maintenant solidement, une fois créées [6]. Pour Strasbourg et pour Bâle nous pouvons préciser ces impressions en utilisant graphiquement les renseignements livrés par les études précitées (tableau 2 et graphique 3).

TABLEAU 2. *Le déclin des béguinages ; données de base pour l'élaboration du graphique 3* *

A. *Strasbourg.* Liste des béguinages dans l'ordre chronologique des fondations et premières mentions. D'après Ch. Schmidt, *op. cit.*, p. 16-41).

1. Brunnen Merisot	1244-1285
2. Kriegsgasse	1255-1285
3. Gotteshaus	1286-1489
4. Bischoffshus	1286-1489
5. Hohenloch	1294-1332
6. Frau Burgen	1296-1470
7. Rindfuss	1310-1456
8. Rheinböldelin	1317-1373
9. Schüren	1318-1478
10. Schaub	1323-1492
11. Stamph	1323-1492
12. Genselerin	1324-1429
13. Kettner	1324-1443
14. Spiegel	1324-1472
15. Judenbretter	1324-1503
16. Gürtlerin	1329-1547
17. Sehffelsheim	1330-1523
18. Gürtler	1330-1523
19. Achenheim	1332-1464
20. Ruffach	1333-1510
21. Lappen	1334-1464
22. Wolff	1335-1432
23. Kageneck	1345-1497
24. Krämer	1349-1476
25. Rosheim	1351-1440
26. Einhorn	1351-1517
27. Bilden	1357-1489
28. Schwarbers	1357-1512
29. Ellen-hart	1367-1472

* Nous n'avons pas tenu compte dans notre graphique des quelques corrections de détail que l'on peut apporter à la datation de Ch. Schmidt, grâce à un document qu'il semble avoir ignoré : l'enquête du magistrat de Strasbourg de 1538, sur les béguinages encore existants à cette époque, publiée par O. Winckelmann, *Das Fürsorgewesen...*, *op. cit.*, doc. 35, p. 77-78. Les maisons intéressées et les dates limites rectifiées sont les suivantes :

17. Sehffelsheim, ou Sesselheim : jusqu'en 1538,
23. Kageneck : dès 1305,
25. Rosheim : dès 1345,
42. Blenkin : dès 1406

30. Engel	1369-1418
31. Merswinnin	1376-1509
32. Vehe	1377-1455
33. Schaffolsheim	1378-1398
34. Stühs	1390-1404
35. Rebstock	1394-1473
36. Bulm	1395-1461
37. Vegersheim	1398-1425
38. Nussbaum	1399-1464
39. Riet	1412-1463
40. Sankt Andreas	1414-1421
41. Herzog	1417-1460
42. Blenkin	1419-1533

B. *Strasbourg.* Les mêmes maisons, dans l'ordre chronologique des disparitions.

C. *Bâle.* Liste des béguinages, dans l'ordre chronologique des fondations et premières mentions (d'après B. Degler-Spengler, « Die Beginen... », *op. cit.*, p. 92-109.

1. Grosse Sammung	1290-1411
2. Heidweiler	1302-1411
3. Rechtenberg	1327-1409
4. Am Wege	1329-1409
5. Goldschmiedin	1329-1411
6. Beuggen	1336-1411
7. Altes Spital	1340-1409
8. Weissengasse	1340-1409
9. Schuler	1340-1409
10. Zum schwarzen Bären	1345-1409
11. Krafthaus	1345-1411
12. Gesingen	1357-1411
13. Bischoffin	1358-1411
14. Sankt Ulrich	1358-1411
15. Zum Augen	1360-1409
16. Gysinbetterin	1360-1411
17. Zur Mägd	1366-1409
18. Münzmeisterin	1370-1409
19. Harerin	1386-1411
20. Dechan	1388-1409

Malheureusement, de même que la première mention d'une maison ne coïncide pas toujours avec la fondation de cette dernière, la dernière

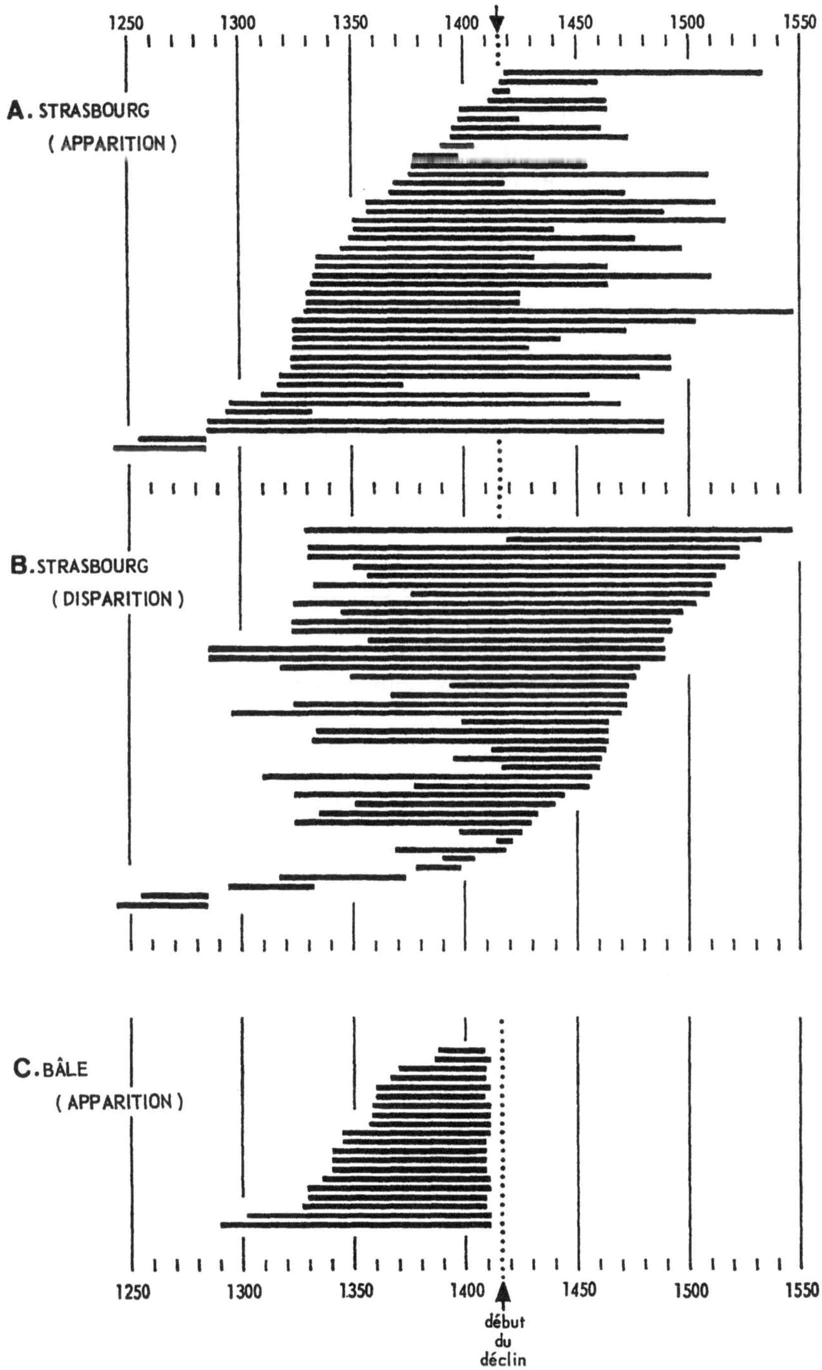

Graphique 3. *Le déclin des béguinages.*

Les béguinages sont classés selon l'ordre chronologique de leur apparition ou de leur disparition.

mention d'un béguinage n'indique généralement pas la date de sa disparition définitive, par suppression, ou le plus souvent dans ce cas-là par désertion : cette date nous reste alors inconnue. Pour Strasbourg, Ch. Schmidt a essayé de donner les dates de première et dernière mention, pour tous les béguinages. Nous devons écarter dix-sept maisons, pour lesquelles une seule date seulement est connue. Sur les quarante-trois cas qui subsistent, la date de fondation est connue dans vingt-quatre cas ; pour les autres est donnée la date de la première mention. Des renseignements semblables sont fournis pour les dates de disparition, ou de dernière mention. Dans tous les cas, cherchant à donner une représentation graphique de la durée extrême des béguinages, nous avons tenu compte des premières et des dernières dates connues (graphique 3 A et B). Nous avons procédé de même à Bâle, en nous aidant de l'étude de B. Degler-Spengler. La disparition brutale des béguinages en 1411, par ordre de l'évêque, simplifie sensiblement le problème évoqué pour Strasbourg (graphique 3 C).

Le graphique 3 B illustre la lente disparition, bien au contraire, des béguinages strasbourgeois, de 1400 à 1530. La réforme protestante ne semble pas même avoir précipité l'issue fatale des dernières maisons. La longévité des différents béguinages nous apparaît très inégale : les communautés n'ont pas disparu les unes après les autres au terme d'un délai à peu près constant qui leur aurait été nécessaire pour faire l'expérience de leur incapacité matérielle à survivre.

Nos graphiques révèlent au contraire un reflux collectif de tous les béguinages à partir de 1400 environ. Mais à cette date ne s'est pas produite seulement une vague de disparitions, désormais irréversible. Au même moment cessèrent aussi les fondations. A Strasbourg les béguinages ont été les plus nombreux autour de l'année 1400, et le déclin qui s'est alors amorcé fut la conséquence tant de la disparition progressive des maisons que de l'arrêt des fondations. De ces deux événements simultanés, nous pouvons déjà penser qu'ils durent avoir une cause commune.

La comparaison du cas de Bâle avec celui de Strasbourg, dont il n'est pas aussi différent qu'il pourrait sembler au premier abord, permet d'avancer dans la voie d'une explication.

A Bâle, l'existence des béguinages a été brutalement interrompue au cours de la polémique en 1411, mais le nombre des fondations nouvelles connaissait déjà, depuis plusieurs années, une baisse sensible (graphique 2 notamment). Si la polémique a eu ici des conséquences radicales et soudaines, nous ne devons pas en surestimer les effets sur l'évolution profonde des béguinages : le mouvement déclinait déjà lorsqu'il a été frappé. Sans doute aucune maison n'avait-elle encore disparu d'elle-même en 1411. Mais, à considérer le graphique 3 C, nous pouvons nous demander si d'autres béguinages auraient été fondés en l'absence d'un tel sursaut de la polémique : en 1411 en effet, la dernière création remontait à 1388, alors que le rythme des fondations nouvelles s'était déjà bien ralenti à cette date.

Nous avons dit précédemment que le mouvement des béguinages s'était propagé d'aval en amont, telle une « onde de choc » : le décalage chronologique entre les fondations de Bâle et celles, antérieures, de Strasbourg, apparaît très nettement lorsque nous comparons les graphiques 3 A et 3 C. Les points indiquant les dates de fondation des béguinages de Strasbourg et de Bâle déterminent en effet deux courbes parallèles, dont l'écart représente un décalage chronologique d'une quinzaine d'années. Les événements bâlois de 1409-1411 nous empêchent de dire si un décalage semblable aurait existé, dans des circonstances normales, entre la courbe traduisant la disparition des béguinages strasbourgeois, et celle qui aurait vraisemblablement exprimé un phénomène identique à Bâle.

Ainsi le moment où disparurent brutalement les béguinages de Bâle au début du XVe siècle, ne nous semble nullement avoir été fortuit. Il y a tout lieu de penser que ce sursaut de la polémique fatal aux béguinages s'est produit en 1409-1411, parce qu'il était possible à partir de cette date-là. En effet il n'a pas détruit un mouvement encore capable de résistance, comme au XIVe siècle, mais un mouvement dont le déclin, tant à Bâle qu'à Strasbourg, avait déjà commencé indépendamment des aléas de la polémique.

Précipité à Bâle en l'espace de quelques années, ce déclin s'est poursuivi régulièrement à Strasbourg, comme d'ailleurs à Cologne.

Les chiffres en témoignent : au milieu du XIVe siècle, Cologne possédait 169 béguinages, habités par 1 170 béguines. En 1452, lorsque le synode provincial, à la suite des requêtes successives des papes Martin V et Nicolas V, voulut astreindre toutes les béguines à entrer dans un tiers ordre, le Magistrat fit une enquête sur les béguinages encore existants dans la ville [7]. Il en subsistait 93, abritant 637 béguines, chiffres qui dénotent une diminution en un siècle de 46,1 % des béguinages et de 45,5 % de leurs occupantes. Pour 58 des maisons dénombrées, les résultats de l'enquête, confrontés aux effectifs théoriques des béguinages tels qu'ils avaient été prévus par les règlements ou les chartes de fondation, permettent de connaître le taux d'occupation de ces maisons : sur 604 places initialement prévues dans ces maisons, 342 seulement étaient occupées en 1452 (56,6 %), et 262 béguines manquaient à l'appel (43,4 %).

Une enquête comparable eut lieu à Strasbourg en 1538 : à cette date, plus tardive, il ne restait dans cette ville que 7 béguinages, sur les 85 qui existaient au XIVe siècle, soit 8,2 % seulement [8].

III. DEUX HYPOTHÈSES SUR CE DÉCLIN

Le déclin des béguinages commença au début du XVe siècle du fait de la disparition progressive des maisons existantes et de l'arrêt simultané des fondations.

Ce déclin ne fut pas un effet de la polémique au XIVe siècle : peut-être l'image de l'hérétique appliquée aux béguines et aux béghards était-elle trop traditionnelle, trop connue chez les clercs pour pouvoir encore « faire peur » et inciter à une persécution sans nuances. Les seuls noms de béguine et de béghard, en dépit de leurs ambiguïtés, ne condamnaient pas irrémédiablement ceux qui les portaient. Si les inquisiteurs pouvaient commettre quelques méprises, si certains séculiers, poursuivant à l'encontre des frères mineurs d'inavouables desseins, cherchaient à persécuter toutes les béguines et toutes les tertiaires, celles qui furent effectivement condamnées durent l'être en fonction d'une hétérodoxie réelle. Et le nombre n'en fut pas considérable, puisque le mouvement des béguinages n'a pas souffert de leur élimination, bien au contraire. Souvent les inquisiteurs devaient se contenter, comme à Strasbourg, de veiller au regroupement des béguines isolées dans quelques béguinages plus importants, dont le contrôle était plus aisé. L'expansion du mouvement des béguinages, loin d'avoir été arrêtée par les décisions du concile de Vienne s'est poursuivie tout au long du XIVe siècle.

A partir du début du XVe siècle, le nombre des béguinages ne cessa plus de diminuer. Ce renversement de la tendance fut-il le résultat de difficultés économiques qui auraient commencé à affecter les béguinages à partir de ce moment-là ?

L'ensemble des communautés religieuses de cette époque souffrit de l'érosion des rentes, qui constituaient la part majeure de leur fortune. Les béguinages, dont l'assise matérielle était moins solide que celle des couvents, durent en être les premières victimes. D'autant plus qu'au même moment l'abaissement du niveau social de leur recrutement empêchait de plus en plus, faute de legs aussi importants que dans le passé, le renouvellement de leur patrimoine. Le taux de la rente, qui s'est stabilisé autour de 5 % vers 1400, était en baisse au moins depuis 1360, date à laquelle il approchait de 10 % [9]. Nous mesurons ainsi les effets de cette évolution rapide sur la situation économique des béguinages.

Toutefois, cette hypothèse séduisante est difficilement vérifiable : sauf rarissime exception, nous ne possédons pas de comptes de béguinages. Ceux que nous avons étudiés à Colmar ne concernent qu'une seule maison, et une période très brève, entre 1510 et 1531 [10]. Cependant, ces vingt et une années ont pour nous l'avantage d'avoir été les dernières de l'histoire de ce béguinage, qui disparut en effet en 1531. Quel rôle les facteurs économiques ont-ils joué dans cette disparition ?

Paradoxalement, en 1531, la situation financière de ce béguinage, qui n'avait cessé de s'améliorer depuis la fin de la reconstruction des bâtiments en 1523, était plus favorable que jamais. Plus qu'une faillite financière, c'est peut-être le tarissement du recrutement des béguines qui fut à l'origine de la disparition de cette maison.

Cette observation nous conduit à une deuxième hypothèse qui d'ailleurs n'exclut en rien la première : en plus de difficultés économiques dont les effets commencèrent peut-être à se faire sentir dans les béguinages à partir du début du XVe siècle, un changement d'attitude de la société tout entière à l'égard de ces communautés n'a-t-il favorisé alors leur déclin ?

Ce changement d'attitude, nous pensons le percevoir à la fois chez les béguines, chez leurs bienfaiteurs traditionnels et chez les clercs.

Pour les béguines, la vérification est difficile : elles furent les grandes muettes de cette histoire... Pourtant, un bon nombre d'entre elles semble avoir cherché alors dans les hospices municipaux, qui connurent un grand développement en cette fin du Moyen Age, une activité plus conforme aux normes de la vie laïque. Nous ne nous dissimulons pas le caractère hypothétique de ce que nous avançons en essayant de « faire parler » les béguines. Mais il est fort possible que le type de mentalités qu'elles semblaient incarner parut, à partir du début du XVe siècle, en désaccord avec l'idéologie des bourgeoisies urbaines dont l'influence devenait prédominante. Et par conséquent que les béguines elles-mêmes, ou les femmes qui auraient pu le devenir, aient cherché à mener une autre existence.

C'est précisément en 1405 qu'un chroniqueur laïque de Berne, Justinger, nota la conduite et les propos des béguines lors de l'incendie de la ville. Elles virent dans cette catastrophe comme une vengeance de Dieu contre la ville, parce que les autorités les avaient contraintes à délaisser leur coiffe en « tête de choux » et leur voile. Dans ce cas, objectèrent quelques esprits sceptiques, pourquoi le feu a-t-il ravagé également trois béguinages [11] ?

Aux explications réalistes des habitants, elles opposaient une attitude fataliste et passive. A « l'esprit laïc » une évocation des puissances surnaturelles. Par là, elles se mettaient elles-mêmes en marge de la cité [12].

Un tel désaccord ne pouvait que susciter l'hostilité de ceux qui avaient la charge d'administrer la cité. C'est aussi pour renforcer la solidarité de tous les habitants en cas d'incendie, que le Magistrat de Strasbourg, en 1400, leur fit obligation, y compris aux moines, aux clercs, et aussi aux béghards, d'unir leurs efforts pour éteindre les flammes. Les autorités strasbourgeoises craignaient de trouver les béghards oisifs tandis que les habitants luttaient contre l'incendie [13]. Sans doute les béghards, invoquant à tort quelque privilège ecclésiastique, prétendaient-ils se soustraire aux obligations des citadins ordinaires, et ils devaient choisir précisément des circonstances aussi dramatiques pour afficher une originalité d'autant plus intolérable.

Or c'est dans les élites de la société laïque, patriciat, noblesse, bourgeoisie, que se recrutaient les bienfaiteurs des béguinages. L'arrêt des fondations de béguinages au début du XVe siècle ne fut-il pas la conséquence d'un refus de leur part de favoriser plus longtemps de telles communautés ? Et l'extinction du mouvement des béguinages à partir de cette date n'a-t-il pas été provoqué par un tarissement de leurs bienfaits traditionnels ? D'autant plus qu'à cette époque disparaissent les dernières mentions de béguines issues de la noblesse ou du patriciat : leurs parents pouvaient désormais se détourner des béguinages sans être retenus par le sentiment et les contraintes de la solidarité familiale. C'est aussi au cours du XVe siècle qu'éclatèrent les conflits entre les béguinages les plus importants et les métiers qui se plaignent d'en subir la concurrence : les *privilegia beguinalia* en matière économique ne furent plus admis. Les maîtres de métier demandèrent que les béguines fussent astreintes aux règles communes des corporations si elles entendaient participer à l'activité artisanale des villes et vendre les produits de leur travail.

Concrètement, les conséquences matérielles de tels refus se laissent entrevoir par exemple à l'occasion du trépas d'un grand personnage : en 1495 Jean Wörnher, seigneur de Zimmern, dans le haut Danube, mourut à l'âge de quarante ans. Il passait pour très pieux, reçut les sacrements de l'Église et s'éteint en bon chrétien. « Dieu soit loué » écrivit le chroniqueur, « durant sa maladie, il ne voulut avoir auprès de lui aucune béguine, ni aucune personne de plus grande piété, hormis le gardien du couvent des mineurs de Munich, qui l'a assisté jusqu'à sa mort » [14]. Une des fonctions essentielles des béguines, qui leur procurait à la fois un revenu matériel et une justification idéologique, leur était ainsi retirée.

Mais c'est chez les hommes d'Église, grâce à l'abondance de la documentation, que le changement d'attitude est le plus sensible. Le discours polémique qu'ils n'avaient cessé de tenir depuis plus d'un siècle sur les béguines et les béghards s'est transformé à cette époque, et de deux façons : en s'organisant autour d'un grief nouveau-venu dans la polémique, celui de mendiant valide. Et changeant de support, les actes de la hiérarchie ecclésiastique cédant progressivement la place à des traités théoriques écrits par des clercs agissant individuellement.

Nous ne dirons pas qu'un grief a succédé à un autre grief : simplement, la polémique mit désormais l'accent sur un autre pôle de son discours, présent dès l'origine mais resté secondaire jusqu'alors par rapport au grief d'hérésie. Et s'il ne fut plus au centre de la polémique, celui-ci continua au XVe siècle d'en sous-tendre le discours.

Cette évolution fut donc très progressive : d'ailleurs, au début du XVe siècle, les mêmes hommes, tels les frères prêcheurs Jean Mülberg ou Jean Nider contribuèrent à illustrer la polémique sous ses deux aspects.

CHAPITRE II

Les transformations du langage polémique

Les traités que trois auteurs ecclésiastiques de la première moitié du xve siècle consacrèrent aux béguines et aux béghards illustrèrent pour la première fois et sous des formes d'ailleurs différentes, les changements intervenus alors dans le jugement traditionnellement défavorable que les béguinages inspiraient aux clercs.

I. JEAN MÜLBERG O.P. (1350-1414)

Jean Mülberg est né en 1350. Fils d'un savetier de Bâle, il apprit le métier de son père et travailla avec lui jusqu'à l'âge de vingt ans. Son biographe, le prêcheur Jean Nider, affirme que le jeune homme fut alors remarqué par son intelligence et qu'il fut appelé aux écoles de Bâle. Il étudia ensuite à l'université de Prague, où il ne tarda pas à rattraper son retard [1]. C'est alors, vraisemblablement, qu'il se lia à l'ordre des prêcheurs : après deux ans d'études à Bâle, il vint au *studium generale* de Cologne puis entra au couvent dominicain de Colmar.

Cette arrivée à Colmar devait se révéler pour Mülberg d'une extrême importance. En effet, ce couvent de prêcheurs avait été en 1389 le premier de la province de Teutonie à adhérer à la réforme de l'observance dominicaine. Au terme du Grand Schisme, avant même la réunion des prélats aux conciles de Pise (1409), de Constance (1414), de Sienne (1423) et de Bâle (1431) — leur succession rapide montre bien l'urgence des problèmes qui étaient à résoudre et les difficultés de leur solution —, les ordres mendiants avaient tenté de leur côté, et non sans peine, leur réforme interne. Pour eux aussi le schisme avait été catastrophique : doubles élections de maîtres généraux et provinciaux, religieux gyrovagues, clô-

Voir notes 1 et suiv., p. 238.

tures enfreintes qui exposèrent longtemps les religieux et les nonnes à l'ironie de leurs adversaires [2].

Partie d'Italie, l'observance franciscaine ne se fraya un chemin dans les pays germaniques qu'au XVe siècle, et avec lenteur [3].

Chez les prêcheurs des projets de réforme existaient dès le début du XIVe siècle. Le schisme hâta leur réalisation tant elle parut subitement urgente : dès 1382, le maître général de l'obédience romaine, Raymond de Capoue, décida d'y consacrer tous ses efforts. Le partage des obédiences décida de la géographie de la réforme : à la limite du domaine clémentin et des pays d'obédience urbaniste, Raymond se dirigea vers la plaine du Rhin [4]. Là, animés de la même passion, quelques prêcheurs parmi lesquels Conrad de Prusse, remportèrent à Colmar leur premier succès [5]. Bientôt, le jeune Mülberg devint leur disciple fervent.

Dès 1395, Mülberg quitta Colmar pour aller porter la bonne parole dans d'autres couvents de Teutonie. Il échoua d'abord à Wurzbourg, mais il fut plus heureux l'année suivante à Nuremberg, qui devint le nouveau centre de l'observance [6].

Enfin Mülberg arriva à Bâle. Semblant oublier sa mission, à moins qu'il n'ait été découragé par un premier échec, il n'y réforma pas le couvent mais déploya toute son activité contre les frères mineurs, les tertiaires et les béguines. Cette orientation apparemment nouvelle a pu être jugée étrangère à son premier combat : « cette évolution d'un des chefs de la première observance allemande est caractéristique : elle nous montre les chemins de traverse que prirent trop souvent les disciples de Conrad (de Prusse). » [7] Il nous semble au contraire qu'il s'agit d'un autre aspect d'une même lutte pour le triomphe de l'observance.

Le 24 juin 1405 Jean Mülberg soutint à Bâle sa *Positio contra statum beginarum et lolhardorum* conservée aussi sous le nom de *Materia contra beghardos*. Elle était conçue comme une réponse à celle du lecteur du couvent franciscain de Bâle, Rodolphe Buchsmann, qui à la Toussaint 1400 avait pris au contraire la défense des béguinages.

La *Positio pro defensione beginarum* du frère mineur Buchsmann s'ordonnait de façon toute scolastique en trois *conclusiones* donnant lieu chacune à deux *corollaria :*

1) la mendicité a été approuvée par le Christ lui-même, qui a donné l'exemple durant sa vie terrestre ;

2) la perfection évangélique, consistant à suivre l'exemple du Christ, oblige à renoncer en une fois à tous ses biens et à mendier ;

3) seul le pauvre volontaire est digne de prêcher, et ce travail spirituel doit être rémunéré comme tout travail.

Les arguments de Buchsmann étaient ceux de la tradition franciscaine, forgés tout au long d'âpres débats tant à l'intérieur qu'à l'extérieur de l'ordre. Mais de cette tradition, Buchsmann avait hérité aussi toutes les ambiguïtés.

L'exigence au moins théorique de la pauvreté absolue, venant tout droit de l'enseignement de saint François, était conservée. Mais quant à l'alternative entre travail et mendicité, Buchsmann ne pouvait pas être aussi net. Dans son *Testament*, saint François lui-même était revenu partiellement sur la *Règle* pour réhabiliter le travail manuel au détriment de la mendicité [8]. Mais rapidement, le mode de vie des religieux s'était éloigné du modèle proposé aux origines de l'ordre. Bientôt, le terme d'aumônes ne désigna plus que les legs, les fondations, les rentes âprement disputées au clergé séculier. En même temps, le discrédit déjà sensible de la mendicité incitait à voir dans ces revenus un véritable salaire, contrepartie d'un travail authentique.

Paradoxalement le travail était ainsi réintroduit dans l'échelle des valeurs franciscaines mais sous la forme d'un travail spirituel salarié, et non plus sous la forme du travail manuel. Cette évolution était rendue nécessaire par l'infiltration des professeurs franciscains dans l'Université et plus généralement par la participation des mineurs à l'idéologie du chantier urbain : il leur fallait soutenir qu'ils fournissaient par leur enseignement et leur prédication un travail comparable au travail manuel et méritant comme lui une juste rétribution.

La polémique entre les ordres mendiants et les maîtres séculiers de l'université de Paris, en particulier entre saint Bonaventure pour les franciscains et Guillaume de Saint-Amour pour les séculiers, avait largement contribué à l'élaboration de cette doctrine au milieu du XIIIe siècle [9]. Jusque dans le détail des formules, Buchsmann s'en tint à l'enseignement de saint Bonaventure, cherchant à concilier, non sans mal, mendicité et travail spirituel salarié.

Mais au-delà des définitions ambiguës et changeantes de la pauvreté évangélique, les franciscains, dont Buchsmann, soutenaient toujours, en théorie, la nécessité du renoncement aux biens matériels. Or, les frères mineurs ne vivaient plus, et depuis longtemps, comme les premiers disciples de saint François.

Certes, à la fin du XIVe siècle, la réforme de l'observance franciscaine avait rappelé, d'abord en Italie puis en France, la pauvreté des origines : mais elle atteint le Rhin supérieur en 1435 seulement, à Rouffach, et ne triompha à Bâle qu'en 1443, bien après la *Positio* de Buchsmann [10]. Il est vrai que la réforme avait été préparée par le radicalisme des franciscains allemands du début du XIVe siècle, poussés à d'autant plus d'intransigeance qu'ils opposaient leur idéal à la décadence romaine, et que Louis de Bavière les soutenait contre leur ennemi commun le pape Jean XXII. Mais l'écart entre l'idéal et la réalité n'avait jamais cessé de s'accroître, et lorsque le pape, irrité de l'attitude des frères mineurs, supprima en 1323 la fiction selon laquelle les biens de l'ordre étaient censés appartenir au Saint-Siège, il ne fit que contraindre les frères à prendre en mains ces richesses qu'ils n'osaient avouer, mais dont ils jouissaient en fait depuis longtemps déjà. Comment aurait-il pu en être autrement d'ailleurs ? Les frères prêcheurs, qui n'avaient jamais considéré la pauvreté comme une fin en soi, mais seulement comme un moyen pour parvenir à la perfection et faire aboutir leur apostolat, admettaient la possession collective des religieux. Les frères mineurs ne surent jamais choisir entre les nécessités pratiques et les résistances de l'idéal. C'est pourquoi la question de la pauvreté ne cessa jamais de déchirer leur ordre : les spirituels n'étaient pas plus tôt extirpés que les observants revinrent à la charge contre les conventuels. Même pour ces derniers, la pauvreté gardait la puissance d'un traumatisme collectif : elle avait opposé les frères aux frères. Bafoués dans les faits, elle troublait encore les consciences. Elle était le point sensible des frères, et face à Buchsmann, le prêcheur Mülberg ne l'ignorait pas...

Jusque dans ses sermons, Mülberg affirmait que les mineurs, à Rome, avaient jadis offert au pape quarante ou soixante mille florins pour avoir le droit de posséder quelque chose en propre [11]. Mais s'il pouvait dénoncer sans mal l'hypocrisie franciscaine, là n'était pas la raison profonde de son hostilité aux franciscains de Bâle. De même il ne pouvait être vraiment en désaccord avec tous les principes énoncés par Buchsmann : cent cinquante ans plus tôt, la pauvreté mendiante n'avait-elle pas été défendue en commun par saint Bonaventure et par saint Thomas, principale « autorité » revendiquée par le prêcheur Mülberg ?

Mülberg s'opposa surtout à Buchsmann parce que celui-ci invoquait « pour la défense des béguines », un idéal formulé pour des religieux. Du coup le mineur présentait les béguines et les béghards comme des pauvres volontaires qu'ils n'avaient jamais été. Mais l'idéalisation de leur condition réelle lui semblait le seul moyen de les défendre et de conserver aux mineurs l'intérêt qu'ils trouvaient à l'existence des béguinages. C'était affirmer que les béguines et les béghards, à l'instar des religieux, étaient voués aux exercices spirituels et que ceux-ci les dispensaient de travailler de leurs mains. Cela, Mülberg ne pouvait pas l'admettre.

Fondamentalement, leur opposition résidait dans la différence de leurs points de départ : pour Mülberg, la mendicité était mauvaise en soi, et illicite. En revanche le travail manuel était une obligation.

Cette dévalorisation de la mendicité avait ses racines dans la tradition de l'interprétation thomiste et plus généralement augustinienne des textes scripturaires : cette tradition permettait à l'auteur de disposer de toutes les réponses possibles à toutes les objections possibles.

Pour prendre un exemple, il lui fallait conclure du précepte paulinien aussi ambigu que fréquemment cité « si quelqu'un ne veut pas travailler qu'il ne mange pas non plus » (II Thes. 3, 10), que l'apôtre voulait parler du travail manuel, qui serait donc obligatoire, et non du travail spirituel, qui dispenserait de travailler de ses mains. Déjà saint Augustin avait prouvé qu'il ne pouvait s'agir du travail spirituel, car, si cela avait été le cas, saint Paul aurait contredit le Christ qui jamais n'avait mendié. Certes, une objection était possible : comment, sans mendier, le Christ aurait-il pu vivre à Jérusalem lorsque, étant enfant, ses parents l'avaient cherché pendant trois jours sans le trouver ? La réponse était : si vraiment Jésus a mendié à ce moment-là, ce que les évangiles ne disent pas, c'est que son jeune âge ne lui permettait pas de travailler. Poussé par la nécessité, il était en droit de mendier [12].

Seconde objection : le Christ n'avait-il pas recommandé lui-même de mendier en invoquant les oiseaux du ciel et les lys des champs qui ne se souciaient pas du lendemain (Math. 6, 25) ? Non, parce qu'il ne parlait que du superflu. Le souci d'acquérir par son travail les biens nécessaires à une vie simple n'est pas prohibé. Au contraire, pour ne pas avoir à craindre la misère qui finalement détournerait des préoccupations spirituelles, il importe de travailler de ses mains.

Ainsi le Christ n'avait-il pas mendié, ni autorisé la mendicité. Les apôtres ont suivi son exemple, et c'est pour cela qu'ils furent appelés *operarii* (Math. 10, 10). Saint Augustin, en conciliant ce qui pouvait sembler contradictoire, n'a fait que révéler la vérité. Saint Thomas est resté fidèle à cette *auctoritas*, et Mülberg, par chapitres entiers a recopié et l'un et l'autre [13].

Cependant, tout en restant fondamentalement mauvaise, la mendicité pouvait dans deux cas être licite et dispenser du travail manuel :

— dans le cas des ordres mendiants, par l'effet d'un droit (« a jure, non ex specie et natura ») ; cela seul explique qu'au-delà de leur désaccord, rendu maintenant manifeste par le débat entre Buchsmann et Mülberg, saint Bonaventure et saint Thomas aient pu se retrouver dans le même camp face à Guillaume de Saint-Amour ;

— et dans le cas des pauvres invalides que la nécessité pousse à mendier, tel peut-être le Christ enfant à Jérusalem (« non ex vi bonitatis ipsius actus, sed ex vi necessitatis corporalis »).

Au contraire tous les autres, laïcs ou clercs n'appartenant pas aux ordres mendiants qui, étant valides, prétendraient se fonder sur les Écritures pour ne pas travailler et s'adonner à la *mendicitas spontanea*, volent aux pauvres invalides les aumônes qui leur reviennent, s'arrogent un privilège auquel ils n'ont pas droit et commettent ainsi un crime « plus grave encore que la fornication et l'usure » [14]. Ce sont les mendiants valides.

Or les mendiants valides que Mülberg voyait sévir à son époque et qu'il entreprit donc de dénoncer, étaient les béguines, les béghards et même les tertiaires : tous étaient des laïcs, physiquement aptes au travail manuel. Ils devaient par conséquent travailler de leurs mains et non mendier.

Buchsmann, évoquant d'abord les privilèges de la pauvreté volontaire, était amené à en faire bénéficier tous ceux qui en faisaient profession, laïcs aussi bien que clercs.

Mülberg au contraire, affirmant avant tout la distinction nécessaire entre laïcs, clercs séculiers et religieux des ordres mendiants, n'accordait qu'à ces derniers le privilège de ne pas travailler manuellement alors qu'ils en auraient été capables. C'est en cela que son opposition aux béguinages et aux franciscains de Bâle nous apparaît comme le prolongement de son combat pour l'observance.

En effet, pour que l'observance pût triompher, il importait de rétablir un ordre strict de l'Église et de la société : de rappeler les prérogatives des religieux, d'interdire aux laïcs d'accaparer les droits des clercs. Il fallait que cessât la confusion des mondes laïc et clérical.

Dans la tradition de l'Église, le mendiant valide symbolisait ces usurpations et cette confusion, et à Bâle les béguines et les béghards en étaient la réplique vivante. De plus en plus les béguines étaient des pauvres issues de milieux populaires. Simples domestiques, fabricantes de cierges, toujours en ce point d'équilibre vite rompu où la pauvreté devient la misère à la faveur de la première difficulté, elles cherchaient dans les béguinages un peu plus de sécurité matérielle. Elles n'avaient pas, comme beaucoup de béguines antérieures, et quoi que Buchsmann ait pu en dire, le souci de vivre le précepte évangélique de la pauvreté absolue. Mais elles étaient nombreuses à n'avoir pas non plus les rentes et la fortune personnelle qui constituaient l'assise matérielle des anciens béguinages. Ainsi étaient-elles contraintes de mendier. La cohésion du groupe leur offrait, plus que la solitude, des chances de subsister. L'habit des béguines donnait à leur mendicité une apparence de légitimité : mais étant aptes à travailler, elles usurpaient par là le privilège des religieux, elles entretenaient une confusion des modes de vie laïque et religieux. Pour un homme comme Mülberg, une telle confusion ne pouvait être tolérée : la réforme de l'Église qu'il promouvait dans l'ordre dominicain passait par une remise en ordre de la société, en exigeant qu'une place précise y fut assignée à chacun de ses membres, clerc ou laïc.

A Bâle, les franciscains faisaient obstacle à cette mise en ordre : d'une part ils n'étaient pas réformés, puisque l'observance franciscaine ne s'implanta dans cette région qu'une vingtaine d'années plus tard. D'autre part, ils apportaient leur appui aux mendiants valides, et Buchsmann était même allé jusqu'à soutenir pour leur défense une *Positio* scolastique. Publiquement les frères mineurs entretenaient donc des désordres et des vices qui avaient trop longtemps duré et qu'il importait de faire cesser au moment où se dessinaient, après plus de vingt-cinq ans de schisme, un mouvement général de lassitude et un désir profond de réforme.

Une seule préoccupation a guidé toute l'activité de Mülberg, mais sous des formes diverses. La vocation même de son ordre le poussait à agir en milieu laïc. D'ailleurs la réforme de la société laïque était la condition du succès de l'observance dominicaine : les béguinages perturbaient l'ordre nécessaire à l'apostolat mendiant vivifié par son retour aux exigences et aux sources de l'ordre. Ainsi était-il normal, en raison même de ses efforts, qu'il fît une si large place dans ses traités à l'enseignement de saint Thomas d'Aquin. Bien avant lui, le grand docteur de l'ordre avait soutenu que tout le monde n'était pas appelé à vivre d'aumônes ; que la vie évangélique était exceptionnelle, que le travail manuel constituait la norme, et qu'il avait le triple avantage de supprimer l'oisiveté, de dompter le corps et d'assurer à l'homme sa subsistance. Mais la tradition n'était pas seulement évoquée ici par Mülberg comme un argument de poids. Elle était aussi un guide pour l'action, elle proposait le modèle de ce qui devait être, elle livrait l'image de ce qu'il fallait supprimer.

Mais à Bâle, et jusque dans son couvent, Mülberg menait un combat solitaire : tant pour la réforme de l'ordre que pour la suppression des béguinages.

Le couvent des prêcheurs de Bâle avait pourtant le plus grand besoin d'être réformé. En particulier, l'exigence de la pauvreté y avait été oubliée : dès le début du XIVe siècle, les frères avaient pris l'habitude de garder la jouissance de leurs biens personnels. Comme toute autre personne privée, ils recevaient des dons, des rentes viagères. Ils achetaient et vendaient des rentes foncières, héritaient par exemple de vignes qu'ils léguaient à leur mort tout aussi communément [15]. Rares étaient les frères prêts, comme Mülberg, à modifier leur genre de vie : le couvent, en conséquence, ne fut réformé qu'après lui et avec difficulté, en 1429 [16].

Dans la polémique contre les béguines, Mülberg était tout aussi isolé parmi les frères de Bâle, ce qui montre bien qu'il s'agissait du même combat. Il n'a été aidé que par son prieur, Henri de Rheinfelden : celui-là même qui en 1429 permit la victoire définitive de l'observance dominicaine à Bâle [17]. Il semble avoir été délaissé par les autres frères : lorsqu'il fut cité en Cour de Rome, sur plainte des mineurs, ses frères le laissèrent sans ressources financières, ce dont il se plaignit à un séculier [18].

Dans la même lettre, Mülberg a décrit l'appui que le pape Grégoire XII consentit au contraire à lui apporter, l'encourageant même à prêcher contre le tiers ordre. Cette attitude du pape ne saurait surprendre : elle flattait l'ennemi des mineurs non réformés. Au même moment en effet, le pape de Rome trouvait en la personne d'un franciscain conventuel un nouveau rival : Alexandre V, le pape élu au concile de Pise en 1409. Or les mineurs de Bâle, adversaires acharnés de Mülberg, ne cachaient pas leur sympathie pour ce pape issu de leur ordre [19].

Une fois de plus, le schisme alimentait et révélait d'autres conflits : l'opposition de Mülberg et des franciscains bâlois reflétait sur le plan local le conflit entre le pape romain à qui les dominicains observants étaient restés fidèles, et le pape pisan, plus sûr appui des franciscains conventuels.

Mais alors que Mülberg trouvait à Rome l'appui de Grégoire XII, sa situation empirait à Bâle : le clergé séculier, dont il avait partagé jusqu'alors le combat contre les mineurs et les béguines, puis l'assemblée de la ville qui espérait que l'élection de Pise allait résoudre rapidement le problème du schisme, se prononcèrent pour Alexandre V. Enfin le couvent des prêcheurs lui-même passa à l'obédience pisane [20].

A son retour Mülberg se trouva en butte à l'opposition de tous : il fut accusé de soutenir un pape schismatique, et expulsé de la ville. Mais le schisme n'était pas la seule raison de son bannissement [21] : les béguines ayant été chassées en 1409-1411 en partie grâce à ses efforts, il avait poursuivi sa lutte pour la réforme en s'attaquant cette fois aux abus du clergé séculier. Il eût été par trop paradoxal de le traiter, pour la circonstance, de béghard ! Mais le chroniqueur, réfléchissant un siècle plus tard encore aux événements, ne s'y est pas trompé : ayant prêché contre les vices des séculiers, Mülberg vit ceux-ci prendre prétexte de ce qu'il soutenait seul contre tous le pape de Rome, pour l'accuser d'être schismatique et hérétique, et l'expulser de Bâle.

Mülberg mourut peu après, en 1414, au monastère cistercien de Maulbronn. Mais l'histoire lui rendit justice : en quelques années, l' « hagiographie » observante s'empara de sa figure. Le prêcheur Jean Nider n'hésita pas à voir en lui un martyr [22]. Sa mémoire fascina les laïcs ébranlés eux aussi par le schisme et profondément désireux d'une réforme : dans ses *Notes*, Nicolas Gerung insista sur l'appui surnaturel dont jouissait Mülberg dans ses efforts de réforme, et sur l'ambiance miraculeuse qui entourait le personnage ; chassé de Bâle dans la nuit, Mülberg voulut une dernière fois aller prier la Vierge à la cathédrale. Les portes étant fermées, il lui suffit de réciter un *Salve regina* pour les voir s'ouvrir devant lui... Sa prière terminée, il quitta la ville accompagné « d'un grand nombre de dignes bourgeois » [23] ; dans la mesure où l'Église et la société entière étaient liées, l'idéal de réforme n'animait pas qu'une minorité de clercs, et les laïcs aussi prenaient parti.

Ainsi l'idée de réforme fut-elle au centre de l'existence entière de Mülberg, et c'est comme réformateur qu'il fut attaqué et persécuté par les uns, vénéré par les autres. A ses yeux, la réforme de l'ordre dominicain était inséparable de la réforme de tout le clergé, de l'Église, de la société.

S'en prenant dans cet esprit aux béguines et aux béghards, il actualisa à leurs dépens la casuistique du mendiant valide. Avec Mülberg, ce grief très ancien fit irruption dans la polémique des béguines et des béghards, repoussant le grief d'hérésie. Certes cette transformation ne fut pas brutale et Mülberg accusait dans ses sermons, au moins implicitement, les béguines d'être hérétiques et les frères mineurs d'être fauteurs d'hérésie. Mais dans ses traités, c'est le grief de mendiant valide qui passa au premier plan : ranimant une argumentation ancienne, Mülberg opposa à la mendicité des béguines et des béghards un idéal de travail manuel compris de façon traditionnelle comme un moyen de perfectionnement moral et une condition de salut.

Il a eu aussi le mérite de situer le problème des béguinages dans une perspective nouvelle : celle de la réforme de l'Église et de la société. Un autre observant, son propre biographe Jean Nider, ne tarda pas à emprunter la voie qu'il avait ouverte.

II. JEAN NIDER O.P. (1380-1437)

Nider naquit à Isny (Allgäu) vers 1380 [24]. Mais c'est à Colmar qu'il entra dans l'ordre dominicain, peu de temps après le séjour que Mülberg fit dans ce couvent. C'est là qu'il se pénétra de l'influence de Conrad de Prusse. Plus tard, à Vienne, il acquit le grade de docteur en théologie, et ajouta à l'influence de Conrad celle de François de Retz, représentant d'un courant plus intellectualiste de l'observance [25]. Assurant leur synthèse, Nider déploya alors tous ses efforts réformateurs dans les couvents de Nuremberg et de Bâle, qu'il dirigea respectivement de 1425 à 1429 et de 1429 à 1436. Entre temps, il était devenu en 1430 vicaire général des observants de la province de Teutonie, puis doyen de la faculté de théologie de Vienne, en 1436. En 1434 il participa au concile de Bâle, et il fut envoyé à Prague pour y négocier avec les hussites.

Tel Mülberg, Nider mit donc son existence entière au service de la réforme : réforme de l'ordre dominicain, réforme de toute l'Église aussi, ce qui l'amena à traiter à son tour des béguines et des béghards. Ses observations, quoique plus succinctes que celles de Mülberg, illustrent bien l'évolution de la polémique en sa période charnière de la première moitié du XVe siècle.

Nous connaissons déjà les témoignages qu'il apporta sur les béguines et les béghards dans son *Formicarius* : il y cita quelques cas individuels qui nous ont semblé relever plutôt de l'accusation d'hérésie. Cependant, l'objet du traité était de convaincre le Paresseux, adversaire symbolique de l'auteur, qui se cachait sous les traits du Théologien. Et tout au long de l'ouvrage, Nider s'employait, à l'aide d'exemples concrets, à dénoncer les dangers de l'oisiveté, à exposer les mérites du travail.

Ces thèmes apparaissent mieux encore dans deux autres traités, inédits, où Nider a fait une place aux béguines et aux béghards.

Dans le premier, le *De saecularium religionibus*[26], l'auteur disserte longuement sur « les laïcs qui ne vivent ni dans des ordres approuvés, ni comme de simples laïcs ». Treize chapitres tentent de faire quelque lumière sur leur statut. Huit sortes de laïcs de cette espèce sont énumérées : cette liste est fort intéressante puisqu'elle comprend tous ceux dont l'insertion dans les cadres de la société telle que les clercs la concevaient paraissait difficile. Mais pour Nider, les premiers d'entre eux, les béguines et les béghards, posaient seuls un problème vraiment angoissant : c'est pourquoi trois chapitres entiers leur étaient consacrés (chapitres 2, 3 et 4). Assez semblables à eux, les reclus et les recluses avaient droit aux deux chapitres suivants. Un chapitre seulement était consacré à chacune des autres catégories, qui étaient, dans l'ordre : les frères et sœurs de la pénitence de saint Dominique et ceux du tiers ordre franciscain, les chanoinesses séculières, les laïcs qu'une confrérie lie à un ordre approuvé, les oblats et les convers, les ermites qui vivaient en petits groupes, les anachorètes ou solitaires. Enfin, dans le treizième chapitre, l'auteur se demandait s'il valait mieux vivre en groupe *(in societate)* ou en solitaire : ayant rappelé l'ancienneté et la sainteté du mode de vie des anachorètes, il en montre cependant les dangers et invite à une mûre réflexion avant toute décision.

Le deuxième manuscrit est le *Tractatus de paupertate perfecta secularium*, qui comprend vingt-deux chapitres où Nider s'est attaché à justifier la pauvreté volontaire de certains laïcs, « qui sont persécutés au plus haut point en raison du mépris porté à cette pauvreté volontaire »[27].

Dans ces deux traités, l'auteur, de son propre aveu, ne fut qu'un compilateur : il s'est surtout contenté de rassembler des citations bibliques, surtout néo-testamentaires, quelques citations canoniques. Plusieurs fois, il cite la loi impériale sur les mendiants valides. Il a recours à l'autorité des Pères, mais utilise aussi les gloses des canonistes Paul de Liazariis, Paul Gentzelinus, Jean André, Guillaume de Montlauzun, que Mülberg avait également reproduites. Il ne manque pas de rappeler la querelle des maîtres séculiers et des frères des ordres mendiants, citant pour les premiers Guillaume de Saint-Amour, Henri de Gand, Richard d'Armagh, pour les seconds les frères prêcheurs Nicolas de Gorran et surtout saint Thomas d'Aquin. Rien de bien différent, dans tout cela, des sources et de la méthode de cet autre dominicain qu'était Mülberg. Pourtant, les deux auteurs ne sont pas parvenus exactement aux mêmes conclusions.

Nider a défendu la pauvreté volontaire, même celle des laïcs n'appartenant à aucun ordre approuvé : leur *paupertas actualis*, impliquant un abandon total *(relinquere)* de tous les biens matériels, lui paraissait plus sainte que la simple renonciation formelle *(renuntiare)* à des biens que l'on continue de posséder *(paupertas habitualis)* [28].

Pour les pauvres volontaires, il reconnaît que le travail manuel présente bien des avantages matériels et moraux. Pourtant, ceux qui se consacrent entièrement « à la prière, à la lecture, au chant des psaumes, à la réflexion en privé sur le verbe de Dieu » peuvent être dispensés du travail manuel. Si toutes les garanties sont réunies, il est légitime qu'ils vivent d'aumônes [29].

Aux chapitres 14 et 15 du *Tractatus de paupertate perfecta secularium*, Nider reprend tous les arguments exprimés au XIIIe siècle dans la querelle de la pauvreté et ne craint pas de faire bénéficier des laïcs, « même robustes et valides », des avantages reconnus en la matière aux religieux. Toutefois il s'accorde à dire finalement qu'il vaut mieux pour eux ajouter à la mendicité un travail manuel léger leur permettant de faire eux-mêmes la charité aux pauvres et ajoutant ainsi à leurs mérites [30].

Nider avait donc une position assez différente de celle de Mülberg. Pour Nider, la mendicité était intrinsèquement bonne. Mais le modèle du pauvre volontaire ne pouvait être suivi que par un petit nombre d'hommes, sur lesquels l'Église aurait réuni au préalable toutes les garanties. La grande majorité des fidèles devait rester astreinte au travail manuel. En définitive, seuls peuvent mendier licitement : les infirmes, certains pauvres écoliers dépourvus de prébende mais dont l'Église attend un profit futur (« lucrum in futurum »), les pèlerins, les pénitents, et ceux qui, bien que valides, ne pourraient se livrer à une contemplation parfaite s'ils travaillaient [31].

Parmi ces derniers, Nider n'hésite pas à ranger « certaines personnes qui portent le nom de béghards et de béguines ». Il s'en trouve en effet qui, en dépit de leur nom, ne sont pas condamnables, qu'ils gardent des biens propres ou qu'ils aient mis tout en commun, qu'ils vivent de leur travail ou, totalement ou partiellement, de la mendicité [32]. Ce sont eux, rappelle Nider, que Jacques de Vitry a loués et qu'Humbert de Romans a distingués des mauvaises béguines ou des mauvais béghards. De ceux-ci se distinguent aussi les recluses et les reclus, dont le *status* est intrinsèquement bon, sans parler des tertiaires, qui jouissent d'une règle approuvée.

Quant aux mauvaises béguines et aux mauvais béghards, Nider voyait en eux, de façon traditionnelle, des hérétiques, lorsqu'il rappelait les constitutions *Cum de quibusdam* et *Ad nostrum*. Mais pour les condamner il se référait surtout à la réprobation en droit civil des mendiants valides [33]. Il n'en pensait pas moins, et c'est là qu'il se distinguait de Mülberg, que les bonnes béguines et les bons béghards pouvaient mendier licitement même s'ils étaient valides.

Nider réhabilitait donc partiellement le mendiant valide mais en précisant bien que la pauvreté volontaire ne pouvait s'adresser qu'à une minorité, sous le contrôle étroit de l'Église. Cependant, avec Mülberg, et c'est là le plus important, il posait le problème du mendiant valide. Plus encore peut-être que son prédécesseur, il écartait le grief d'hérésie. Si Mülberg nous est apparu radical dans sa condamnation du mendiant valide, et plus attaché en même temps à la tradition de l'accusation d'hérésie, c'est qu'il était aussi plus engagé que Nider dans les luttes concrètes contre les béguines et les béghards, les tertiaires et les frères mineurs à travers eux. Mais on retiendra surtout la proximité de leurs deux discours : assez différente en effet est la manière dont le chanoine Félix Hemmerlin a posé le problème du mendiant valide.

III. FÉLIX HEMMERLIN, CHANOINE SÉCULIER (1389-1459)

Si Mülberg était le fils d'un savetier, Félix Hemmerlin naquit pour sa part dans une famille bourgeoise de Zürich en 1389 [34]. Bénéficiant dès l'âge de vingt-trois ans d'une prébende canoniale, il étudia le droit canon à Bologne où il obtint le titre de docteur en 1424. Dès 1414, il représenta le Magistrat de Lucerne au concile de Constance, où il prit parti pour Gerson. A Rome, il acquit la faveur de Martin V, l'ancien cardinal Oddon de Colonna. De 1432 à 1435, il négocia au concile de Bâle avec les envoyés hussites.

La carrière brillante de cet homme, juriste et bolonais de formation, mêlé à tous les grands problèmes de l'Église de son temps, fut favorisée par l'importance de sa position sur le plan local. En Suisse, en effet, Hemmerlin cumulait une prébende de chanoine à Saints-Félix-et-Regula de Zürich, une autre à Zofingen, et la prévôté du chapitre de Soleure. Partout il se fit remarquer pour ses talents d'organisateur et son zèle réformateur. A Soleure, il rédigea pour le chapitre des statuts sévères et il obligea le Magistrat à respecter les droits des chanoines. Lorsqu'entre ces derniers un litige survenait au sujet des bénéfices, il intervenait toujours comme arbitre, tant à Zofingen qu'à Soleure [35]. Devant l'évêque, il défendait les droits du chapitre [36]. Et l'évêque, inversement, le chargeait d'apprécier les capacités des candidats aux bénéfices vacants [37]. Le pape lui-même lui confia la mission d'évaluer les revenus des paroisses et des fondations du diocèse de Constance [38], et de confirmer les privilèges des communautés religieuses [39]. Soucieux de la bonne gestion des biens ecclésiastiques, préoccupé d'y mettre de l'ordre après le schisme, riche prébendier lui-même, Hemmerlin fut enfin un homme d'action ne reculant pas devant la violence pour faire aboutir ses plans de réforme, et s'attirant en contrepartie l'opposition des clercs récalcitrants ; il faillit même y laisser la vie [40].

Hemmerlin intervint aussi dans les luttes politiques de son temps : la Confédération étant en lutte contre Zürich et son allié le duc d'Autriche, il se rangea publiquement dans le parti de la ville, bravant ainsi son ancien protecteur l'évêque de Constance et le légat pontifical Nicolas de Cues, alliés de la Confédération. Arrêté et traduit devant l'évêque, il dut abandonner son bénéfice canonial de Zürich. Livré à Lucerne qui jouait un rôle de premier plan dans la Confédération, il passa deux mois dans un cachot, puis fut enfermé dans le couvent des frères mineurs. Il ne dut sa libération qu'à la mort du pape Nicolas V et à l'élection de Calixte III au trône pontifical (1455) [41].

Quatre ans plus tard, Hemmerlin mourut. Les querelles qui entourèrent sa « succession » montrent bien l'importance des bénéfices qu'il avait cumulés. Pas moins de trois prêtres se disputèrent ses prébendes, situées dans trois diocèses différents, ceux d'Augsbourg, de Lausanne et de Constance [42].

Il ne fait aucun doute que le style de vie de cet homme d'Église, sa participation aux événements du temps, la manière dont il fut mêlé tant aux affaires du siècle qu'à celles de l'Église, ont déterminé ses préoccupations d'auteur ecclésiastique : la question bénéficiale fut au centre de son œuvre écrite [43].

Ces problèmes occupent aussi une place essentielle dans le plus important des traités qu'il a consacrés aux béguines et aux béghards, le *Contra validos mendicantes.*

Sous son prénom de Félix, l'auteur intervient lui-même dans ce traité au cours d'un dialogue animé, dont il sort bien-sûr vainqueur, avec Beghardus, incarnation du mendiant valide retors et irascible. Cette œuvre, fort éloignée d'une description réaliste des béguines et des béghards, est l'occasion pour l'auteur de réfuter la théorie de l'appartenance des biens de l'Église aux pauvres, et de définir la nature du bénéfice ecclésiastique : salaire ou aumône ?

Ces problèmes ne sont pas étrangers à la casuistique du travail et de la mendicité, dont ont débattu Mülberg et Nider. En effet, si les revenus des bénéfices et des prébendes ecclésiastiques sont des aumônes, ne serait-ce pas la preuve qu'il est licite de mendier ? Mais les prétentions de Beghardus ne s'arrêtaient pas là : les biens de l'Église ne sont-ils pas aux pauvres, ne doivent-ils pas leur être remis ?

Hemmerlin s'est donc employé à donner une définition juridique du bénéfice ecclésiastique, qui est un salaire *(stipendium)* et non une aumône. Même lorsque les clercs reçoivent une aumône, celle-ci, par le seul fait qu'elle passe dans leur main, devient un salaire, une juste rétribution de leur travail. Doivent-ils ensuite en garder la jouissance ? Hemmerlin dut en convenir, les biens de l'Église sont souvent appelés les « biens des pauvres ». Mais les clercs n'étaient tenus d'en redistribuer les fruits aux pauvres qu'avec parcimonie, et aux nécessiteux seulement. Dans un débat qui n'était pas nouveau dans l'Église [44], Hemmerlin défendait la distinction canonique traditionnelle des quatre sortes de biens constituant le patrimoine ecclésiastique : la part du pasteur, celle du desservant, celle de la fabrique, et enfin seulement celle des pauvres. Ainsi, toute action des pauvres tendant à priver le clergé d'une partie ou de la totalité de ses revenus était illégitime « même lorsque le clergé est dans l'abondance » [45].

Il existait pourtant parmi les clercs de telles inégalités qu'il était possible de se demander si cette situation ne relevait pas d'intolérables abus.

Comment se fait-il, demandait insidieusement Beghardus, que certains clercs aient des bénéfices plus grands que d'autres [46] ? Leur travail est pourtant le même : tous célèbrent l'office divin. Et il s'en prenait directement à Félix : « toi, tu connais l'opulence *(es affluens et habundans)* tandis que d'autres sont dans la misère ». Le chanoine se justifiait : de plus grands bénéfices doivent récompenser les « personnes sublimes, nobles et lettrées ». C'est avec raison qu'elles demandent au pape une dispense les autorisant à détenir plusieurs bénéfices. Un clerc ne doit pas posséder nécessairement plusieurs bénéfices, mais un tel qui est plus noble, et tel autre plus docte, n'ont pas à se contenter d'un seul bénéfice [47].

Beghardus dénonçait également un autre abus : l'absentéisme de certains clercs. Si le bénéfice est donné en raison de l'office et si le clerc ne s'acquitte plus de l'office tout en continuant d'en percevoir les fruits, ne commet-il pas un vol ? Il touche le salaire d'un travail qu'il n'a pas accompli [48]. L'argument était incontestable, mais Hemmerlin ne le faisait soutenir à Beghardus que pour perdre celui-ci dans ses contradictions : tu affirmes, lui répond-il, que le clerc qui déserte son bénéfice doit en être privé. Mais ce clerc, privé de sa prébende, sera acculé à la misère, et il devra mendier. Ainsi tu associes la mendicité à une punition, à une malédiction. Tu reconnais que le clerc reçoit normalement un salaire, et non une aumône, et tu concèdes qu'aux hommes valides, il est interdit de mendier. Le débat était ainsi revenu au point de départ, Beghardus étant sensé avoir été convaincu.

Nous saisissons de la sorte toutes les ambiguïtés de Félix Hemmerlin : profondément conscient de la nécessité d'une réforme du système bénéficial, mais la concevant comme une simple mise en ordre, une réorganisation ne supprimant pas les causes du mal, tel le cumul des prébendes dont il donnait lui-même le fâcheux exemple. Cette ambiguïté ne lui était pas propre : elle caractérisait tous les efforts timorés de l'Église, soucieuse de se réformer après le schisme, mais incapable, aux conciles de Constance et de Bâle, de s'en donner les moyens. Ces deux assemblées ratifièrent sans doute la réunification de l'Église, mais ne surent résoudre la question bénéficiale, qui passait maintenant au premier plan des préoccupations [49]. Or, de la réforme du système bénéficial, menacé par l'évolution de l'économie féodale, désorganisé par les abus de toutes sortes (usurpation du droit de collation, cumul, appropriation de fait des bénéfices par les prébendiers, enrichissement des clercs), semblait dépendre la réforme de l'Église entière.

Les solutions nécessaires ne furent trouvées ni sur le plan général, ni à l'échelle de l'Église locale : la papauté, affaiblie par le schisme, dut s'incliner devant les prélats allemands. Les laïcs, les princes, renforçaient leur emprise sur l'Église. La réforme de celle-ci était liée à celle de l'Empire ; mais après la déposition de Wenceslas (1400), le pouvoir des électeurs ne cessa d'augmenter aux dépens de Sigismond, de Frédéric III ou de Maximilien.

Le plus grave pour l'Église locale était la distance de plus en plus grande qui séparait la minorité des riches chanoines, tel Hemmerlin, issus de familles importantes, cumulant plusieurs bénéfices, du « prolétariat ecclésiastique » des desservants. Ceux-ci n'avaient pas la possibilité d'acquérir un bénéfice et allaient louer leurs services de paroisse en paroisse. Pour les petits prébendiers eux-mêmes, le cumul, avant d'être un abus, était une condition de survie : la hausse des prix et la dépréciation du loyer de l'argent au cours du XVe siècle rendirent de plus en plus nécessaire la possession de plusieurs bénéfices [50]. Cette évolution économique affectait tout particulièrement les fondations perpétuelles, dont les revenus réels s'abaissaient sans cesse. Mais pour acquérir un bénéfice il fallait déjà être en possession d'une solide fortune : les démarches étaient longues, les taxes et les « pots de vin » d'autant plus nombreux que le bénéfice était plus important. Parfois seule Rome pouvait donner l'investiture : en plus de la fortune, des relations haut placées étaient alors nécessaires. Moyennant finance, des clercs allemands se tenaient prêts à la Curie à faire aboutir les requêtes de leurs compatriotes. Enfin l'investiture était accordée : mais pendant une ou même plusieurs années, la fiscalité pontificale et les taxes diverses allaient jusqu'à absorber la totalité des revenus de la prébende [51].

Hemmerlin était trop intégré à ce système pour parvenir à le remettre fondamentalement en cause. Face à Beghardus, il cherchait même à le justifier. A cette fin, sa démonstration culminait dans un dernier argument, suffisant à lui tout seul pour dissuader de tout bouleversement : c'est le Christ lui-même qui a remis le patrimoine de l'Église aux clercs [52].

Ainsi, en dépit de la forme traditionnelle de son argumentation, l'œuvre d'Hemmerlin exprimait les préoccupations de l'Église au lendemain du schisme, au moment du concile de Bâle. Une nouvelle objection de Beghardus en fournit la meilleure illustration :

« les fruits des bénéfices proviennent de l'usure, comme cela apparaît chez la plupart des clercs possédant des rentes. Pour une rente de vingt ou trente florins, ils perçoivent un cens d'un florin, que maître Henri de Hesse, dans son *De contractibus*, nomme usure... Et de nombreux clercs de ton espèce reçoivent de tels intérêts usuraires grâce auxquels ils célèbrent le culte, gagnent comme des brigands et font l'aumône. »[53]

Ce passage est le reflet des controverses contemporaines sur la légitimités des rentes et de leur rachat[54]. Certains clercs pour faire fructifier leur argent constituaient des rentes, par exemple de vingt ou trente florins de capital qui leur assuraient un intérêt de un florin, soit respectivement de 5 % ou 3,3 %, qu'ils utilisaient à dire des messes ou faire l'aumône. Le contrat prévoyait pour le vendeur la possibilité de racheter la rente. Sous cette forme, ce type de contrat avait été autorisé par le pape Martin V le 22 avril 1418. Mais une vaste controverse s'était élevée qui avait en particulier passionné le concile de Bâle : cette rente, en effet, n'était pas assise sur un bien foncier mais sur la somme d'argent qui avait été remise, et qui portait ainsi intérêt. Autrement dit, « l'argent faisait des petits » au mépris de toutes les prohibitions traditionnelles, le clerc était usurier. Et de surcroît cette usure servait à dire des messes ! Sans doute une clause de rachat était-elle prévue, mais le plus souvent le rachat n'avait pas lieu et le clerc continuait à percevoir l'intérêt qui, en vingt ou trente ans, remboursait le capital. Si le rachat intervenait à ce moment-là, le capital, étant déjà remboursé par l'intérêt, était payé une seconde fois au clerc qui faisait ainsi un double bénéfice[55].

*
**

Toute imprégnée des problèmes matériels de l'Église du temps, cette œuvre paraît à première vue complètement étrangère à la question des béguinages. Et pourtant, à chaque folio, c'est Beghardus qui soulève les problèmes, suscite les réponses du chanoine, en veut à ses biens... N'y voyons pas un témoignage au premier degré. Beghardus n'était que l'instrument d'un débat théorique n'ayant rien de commun dans la forme, et peut-être même dans le contenu, avec les prétentions réellement exprimées par les béghards. Mais il n'en est pas moins important pour la polémique que la figure du béghard ait été choisie pour incarner le mendiant valide.

Si les propos de Beghardus n'étaient pas ceux ou pas seulement ceux de véritables béghards, qui Hemmerlin faisait-il parler sous ce nom pour pouvoir en réfuter ensuite les objections ?

Beghardus fait d'abord penser à un hussite, ou plus précisément à un représentant de l'aile radicale du hussitisme, un taborite.

Au moins en Bohême, les hussites ont été parfois appelés béghards. Hemmerlin lui-même avait négocié avec eux à l'occasion du concile de Bâle. Il connaissait bien leur contestation de la fortune ecclésiastique. Pourtant, s'il a fait allusion à propos de Beghardus aux « bohémiens de Prague », c'était uniquement pour comparer la violence de leurs propos respectifs, sans se prononcer sur le fond. Les attitudes menaçantes qu'il attribua parfois à l'interlocuteur de Félix laissent néanmoins imaginer la terreur que la propagande hussite devait inspirer à un riche chanoine bien pourvu en prébendes.

Beghardus, le mendiant valide, n'était-il pas plus généralement le porte-parole des classes miséreuses et dangereuses, prétendant s'arroger les biens des clercs, refusant d'acquitter les dîmes, dénonçant la collusion des riches prébendiers et du monde ? Face à eux la situation de Hemmerlin apparaît clairement : issu de la riche bourgeoisie de Zürich, cumulant plusieurs bénéfices, il éprouvait le besoin de se justifier pour repousser la menace qui pesait sur ses avantages matériels. A cette fin, il présentait le mendiant valide comme un être laid et méchant, cupide et coléreux, antipathique au possible. Le chanoine tenait un discours de classe.

Mais ces revendications étaient-elles réellement celles des pauvres ? Sous cette forme, en aucun cas. Si le chanoine a voulu présenter les plaintes de pauvres réels, pour en nier le bien fondé, il les a transcrites dans le langage des clercs, il les a habillées des arguments bibliques et canoniques traditionnels afin de pouvoir ensuite dénoncer en eux les interprétations fallacieuses de l'Écriture et du Droit Canon. Mais cette peine lui a été peut-être épargnée si les arguments de Beghardus étaient ceux, non de pauvres laïcs, mais de pauvres clercs excédés par les abus du haut clergé. De tels milieux pouvaient provenir le reproche adressé aux clercs rentiers d'être usuriers, ou de posséder plusieurs bénéfices quand d'autres n'en avaient aucun. C'est dans ces milieux-là qu'au moment du concile de Bâle, en 1433/1434, fut rédigé sous le nom de Réforme de Sigismond, un texte anonyme proposant une réforme radicale de l'Église et de l'Empire. Y étaient notamment réclamées la sécularisation des biens du clergé, l'attribution d'un traitement fixe à chaque clerc, la suppression au profit de l'empereur du droit pontifical de collation aux bénéfices. Nous reconnaissons là plusieurs thèmes que Hemmerlin, au même moment, s'acharnait à condamner.

Sans doute les arguments exprimés par Beghardus ont-ils une origine incertaine. Il reste que, sous le couvert de l'argumentation juridique, l'œuvre révèle les tensions violentes de la société contemporaine : transposées dans un tel traité, elles s'exprimaient sous la forme d'un débat pour ou contre le mendiant valide.

Dès lors, la valeur du travail manuel, dans l'esprit de Hemmerlin, la signification de sa réfutation du mendiant valide, ne font aucun doute. Certes le chanoine donnait au travail manuel les mêmes justifications morales que les prêcheurs Mülberg et Nider : lui aussi y voyait d'abord de la façon la plus traditionnelle le *labor* éprouvant, forme d'ascèse, garantie contre le vice. Mais écrivant un peu plus tard, à une époque où, avec les hussites en particulier, se précisait la menace des classes populaires, où dans l'Église comme dans le siècle, s'exacerbait l'opposition des riches et des pauvres, le chanoine voyait dans le travail la solution d'un problème social. L'interdiction de mendier, l'obligation de travailler, visaient à faire taire les revendications des pauvres, à détourner le danger qu'ils faisaient peser sur le patrimoine des riches.

Or Beghardus incarnait le mendiant valide. Une fois encore se vérifie la puissance d'évocation du nom de béghard, après un siècle et demi d'une polémique où il avait désigné toutes sortes d'hérésies. Mais béghard ne signifiait plus hérétique : son nom servait maintenant à stigmatiser le parasitisme social, à figurer la menace des pauvres.

Le mendiant valide ne s'est pas substitué d'un coup à l'hérétique : au XVe siècle des bulles pontificales continuèrent à reproduire les accusations d'hérésie du siècle précédent. Pourtant, la glose que Hemmerlin donna de l'une d'elles montre à quel point les mesures pontificales étaient jugées désormais inadaptées à la situation réelle, et renseigne sur les attitudes nouvelles à l'égard des béguinages.

*
**

Le 12 mai 1431, le pape Eugène IV promulga la bulle *Piis votis fidelium* dont Félix Hemmerlin donna une glose en 1449 [56]. Cette bulle reproduisait et confirmait une bulle antérieure de Grégoire XII adressée aux prélats allemands, qui tentait, très traditionnellement, de distinguer entre « bonnes » et « mauvaises » béguines. Hemmerlin voyait en Grégoire XII un partisan des béghards : le pape aurait même adopté leur mode de vie près de Padoue où il s'était retiré dans un ermitage après sa déposition par le concile de Pise [57]. Eugène IV fit preuve lui aussi d'une indulgence injustifiée aux yeux de Hemmerlin pour qui toutes les béguines étaient condamnables. Le chanoine estimait que les erreurs de l'une ou de l'autre importaient peu. Leur mode de vie commun était en cause.

Le dialogue ainsi institué entre la glose et la bulle tourna vite au quiproquo : là où le pape demandait d'épargner les « femmes honnêtes », de préserver « le repos et la tranquillité desdits pauvres » en raison de leurs louables dévotions, Hemmerlin commentait : ils ne vivent pas dans le repos de l'âme, mais s'adonnent à l'oisiveté, dans le seul repos du corps [58]. Hemmerlin voulait donc les obliger à travailler. Mais il ne définissait pas le travail seulement de façon traditionnelle comme la condition du repos de l'âme. Passant du plan moral au plan social, il reprochait aux béguines de refuser le travail des villes, les contraintes matérielles d'une activité économique. Le pape louait les « bonnes » béguines de « fuir le siècle », ses tentations. Reprenant les mêmes mots, Hemmerlin en changeait le contenu : les béguines et les béghards fuient le siècle, c'est-à-dire son travail, qui permet à chacun de se nourrir et de se vêtir [59].

La ville était par excellence le lieu de ce travail. Selon Hemmerlin, les béguines et les béghards adoptaient à son égard une attitude ambiguë. Certains acceptaient d'y vivre, mais pour profiter de ses richesses, sans partager ses activités et sans adhérer à ses valeurs. Telle était la conduite que les plus hostiles à la ville finissaient eux-mêmes par tenir [60]. Hemmerlin attribuait à leur paresse et à leur cupidité leur venue en ville. Mais sous le couvert d'une formule traditionnelle et d'une référence éthique, il décrivait en réalité un phénomène social d'exode rural, provoqué par la misère et effectivement vérifié par l'historiographie des béguinages : avant la suppression de ces derniers à Bâle, 75 % des béguines provenaient des campagnes alsaciennes, badoises et suisses. L'auteur reconnaissait d'ailleurs le caractère du recrutement des béguinages, mais pour l'expliquer à l'aide des concepts moraux dont il disposait : l'oisiveté, qui était propre aux « ouvriers mécaniques et ruraux » ne pouvait séduire les « nobles et les riches bourgeois ». Ceux-ci n'entraient donc pas dans les béguinages [61].

D'autres béguines et béghards refusaient même de pénétrer en ville : ils erraient dans le plat pays, tels les *circumcelliones* de la tradition, ou bien formaient des communautés d'anachorètes où hommes et femmes vivaient mêlés, cachant leurs turpitudes au fond de la forêt [62].

Hemmerlin a consacré tout un opuscule à décrire sa rencontre avec ces ermites hypocrites qui se prétendaient tenants de la pauvreté volontaire, mais possédaient un plein grenier de victuailles [63]. Nous savons qu'il existait autour de Strasbourg par exemple, quelques béguinages villageois. Mais ils n'étaient pas isolés dans la forêt, et pour l'essentiel le mouvement des béguinages était urbain. Les béguinages ruraux n'ont eu ni l'importance, ni surtout l'aspect que leur attribuait Hemmerlin. Ces béguinages sauvages — au sens étymologique — étaient le fruit d'un procédé conventionnel ayant pour fonction d'identifier les ennemis du monde urbain en les excluant de celui-ci. Traditionnellement depuis le XIIe siècle son usage révélait la promotion de la société et des valeurs urbaines. Il signifiait aussi une dévalorisation du « désert », de la vie érémitique qu'il symbolisait : la stabilisation et l'urbanisation de l'ordre des mineurs du vivant même de son fondateur qui n'avait pu faire admettre par la papauté son idéal d'une fraternité itinérante *(in via)* à mi-chemin du « désert » et de la ville, puis la retraite impossible des franciscains observants dont l'installation dans la solitude des îles bretonnes fut un échec, sont autant de jalons d'une urbanisation croissante des modèles spirituels du XIIIe au XVe siècle. Il était devenu impossible de ne pas prier en ville et pour la ville.

L'analyse de ce *topos* nous permet d'insister sur un point de méthode : pour comprendre la signification de cette œuvre, il est essentiel de tenir compte de la distance existant entre ce que l'auteur voulait dire, et la manière souvent symbolique, en tout cas traditionnelle, dont il ne pouvait pas ne pas le dire.

Le problème est plus complexe encore lorsque nous avons affaire à une glose. Il nous faut alors interpréter une interprétation, l'auteur réagissant à son époque devant un texte conçu dans une situation différente : la bulle d'Eugène IV reprenait en effet celle de Grégoire XII qui lui-même s'en était tenu aux formules établies au début du XIVᵉ siècle et reproduites depuis.

Or, Hemmerlin chercha à modifier la signification des mots et des expressions de la bulle pontificale, signe que les mesures qu'elle proposait ne lui paraissaient plus adaptées.

L'inadéquation de la bulle à la situation des béguinages telle que Hemmerlin la voyait, apparaît particulièrement lorsque le chanoine glose le passage consacré aux erreurs des béguines et des béghards. En 1431, la bulle d'Eugène IV reprenait la formule traditionnelle depuis les constitutions *Cum de quibusdam* et *Ad nostrum* : faisant allusion aux croyances hérétiques des frères et sœurs du Libre Esprit, elle précisait néanmoins qu'en dépit du nom qu'elles portaient certaines béguines « n'étaient coupables d'aucune erreur », et ne devaient pas être « molestées ». Mais cette formule n'était plus justifiée aux yeux de Hemmerlin : ni par l'hérésie éventuelle des béguines, ni surtout par la manière dont il concevait à son époque le problème des béguinages. Il fut ainsi amené à donner une nouvelle définition de l'erreur des béguines.

Certes, il raconta l'arrestation dans le diocèse de Constance en 1438 d' « hommes semant d'infinies erreurs » dont plusieurs périrent sur le bûcher. Ils avaient écrit des « articles erronés dans des livres », prêché dans des « conventicules » à des disciples qui s'en allaient ensuite faire pénitence en public. Mais parmi leurs erreurs, la seule qu'ait retenue Hemmerlin et qui semble avoir justifié pour lui le supplice, était d'avoir affirmé que le mendiant valide ne commet pas de péché[64]. Le problème des béguinages n'était plus un problème de foi ou de discipline ecclésiastique, qu'une accusation d'hérésie pût résoudre. Le nouveau crime des béguines et des béghards était de refuser de travailler : c'était leur inadaptation à la société urbaine du XVᵉ siècle, à son mode de vie, à ses valeurs.

Par suite la réprobation des béguines prenait la forme d'une condamnation radicale, ignorant les exceptions, puisqu'elle ne retenait pas les erreurs de telle béguine ou de tel béghard, mais dénonçait par principe l'institution des béguinages. Elle ne pouvait, comme les bulles du XIVᵉ siècle avaient tenté de le faire, établir une distinction entre « bonnes » et « mauvaises » béguines. Nul ne pouvait prétendre « mendier licitement et légitimement » : en reconnaissant ce droit à certaines béguines, la bulle d'Eugène IV, prisonnière de ses formules, devenait inacceptable pour Hemmerlin. Elle héritait d'une conception du XIVᵉ siècle, du temps où l'évêque de Strasbourg, par exemple, autorisait les « bonnes » béguines à mendier comme les autres mendiants, à condition de ne pas pousser de cri particulier. Au temps de Hemmerlin aucun homme valide ne pouvait plus mendier [65]. L'indulgence pontificale n'avait plus de raison d'être : même les « femmes pieuses, humbles et dévotes » ne pouvaient être épargnées.

***

La manière dont le chanoine Félix Hemmerlin considérait le problème des béguinages et entendait lui apporter une solution différait profondément des conceptions ecclésiastiques du siècle précédent. Elle rejoignait les jugements que les prêcheurs Jean Mülberg et Jean Nider avaient déjà portés sur les béguinages : beaucoup plus qu'une hérésie précise, tous trois ont prêté aux béguines et aux bèghards le désir de vivre de la mendicité et un refus catégorique du travail manuel.

Pourtant leurs conceptions n'étaient pas exactement semblables : pour Mülberg, appartenant à un ordre mendiant, ayant vécu près d'un demi-siècle avant Hemmerlin, le travail manuel était avant tout une obligation morale. C'est pourquoi il puisait surtout ses arguments dans l'Ancien et dans le Nouveau Testament. Pour le chanoine, riche prébendier, partie prenante dans tous les débats du deuxième quart du xve siècle sur la réforme du système bénéficial, le travail manuel devait permettre de conjurer la menace que la masse croissante des pauvres faisait peser sur les biens des clercs. La répartition des richesses telle que le droit l'avait instituée lui paraissait mise en cause. C'est pourquoi son argumentation s'appuyait essentiellement sur le droit canon et sur le droit civil [66].

Mais au-delà de telles différences, il importe de souligner ce que ces trois auteurs avaient en commun. Quelles que fussent la signification et la fonction qu'ils ont attribuées respectivement au travail manuel, tous trois, et avec eux le frère mineur Rodolphe Buchsmann, ont pour la première fois posé au centre même de la polémique des béguines et des bèghards le problème du travail et de la mendicité.

Tous trois aussi l'ont fait dans un contexte bien précis : celui de la fin du Grand Schisme et de l'aspiration à une réforme profonde de l'Église et de la société. Tous trois furent intimement liés aux efforts les plus importants qui ont été faits alors en ce sens : la réforme de l'observance dominicaine, dont Mülberg puis Nider furent successivement les champions, le concile de Constance auquel assista Hemmerlin, le concile de Bâle, où il fut chargé, de même que Nider, de négocier avec les hussites.

Il faut bien mesurer toute l'importance de l'événement conciliaire : tout l'effet produit par la réunion de deux conciles dans la région même où vivaient ces clercs, tous les espoirs qu'ils firent naître après l'attente longue et souvent dramatique.

Au concile de Bâle, entre deux séances au moins, on parla des béguines : c'est ce que prouve *la Réforme de Sigismond*. Selon elle, les béguines et les béghards étaient inutiles et même nuisibles. Ils mendient, mais sans y avoir droit, uniquement pour ne pas travailler. Dans ces conditions, il faut leur refuser absolument l'aumône qu'ils réclament. Dans le monde, les béguines ne servent ni Dieu, ni les hommes [67]. Si elles veulent prier Dieu, qu'elles soient enfermées dans un couvent, et même là qu'elles soient astreintes au travail manuel. Ainsi était affirmée, en même temps que l'obligation du travail, la séparation de l'Église et du siècle. L'ambiguïté des béguines et des béghards, laïcs prétendant vivre dans le monde à l'instar des religieux, était moins admise que jamais. Elle conduisait à des désordres préjudiciables tant à la prière des uns qu'au travail des autres.

Le contexte réformateur et conciliaire n'explique pas seul les changements du langage polémique. Mais il en a certainement précipité l'évolution. Parce qu'il semblait de plus en plus urgent d'élaborer des plans de réforme de l'Église et de la société, le problème des béguinages trouva dans ce contexte une dimension nouvelle : ce ne fut plus un problème essentiellement religieux et ecclésiastique, mais un problème social.

Dans les traités de la première moitié du XVe siècle, la nouveauté de ce problème se dissimule parfois sous les formes d'expression traditionnelles et contraignantes du discours ecclésiastique. Par la suite, les clercs eux-mêmes écrivirent plus librement, et surtout des auteurs laïcs se joignirent à eux. Le discours polémique évolua encore. Mais fondamentalement sa transformation profonde s'était accomplie dans la première moitié du siècle, à la faveur des efforts de réforme et de la réunion des conciles de Constance et de Bâle.

CHAPITRE III

Le portrait achevé du mendiant valide

Du milieu du XVe siècle au début du XVIe siècle, alors même que les béguinages étaient de moins en moins nombreux, le portrait polémique du béghard et de la béguine mendiants valides s'enrichit encore sensiblement.

D'une certaine façon, la polémique perdit de l'importance car, désormais, des traités entiers ne furent plus consacrés aux béguines et aux béghards, mais seulement des chapitres d'œuvres plus générales.

Mais cette perte fut compensée largement par le nombre croissant des auteurs qui parlèrent des béguines et des béghards. Et aussi par la plus grande variété de leur discours, car ils eurent de plus en plus la faculté de s'affranchir des contraintes et des lieux communs du discours ecclésiastique traditionnel. D'autant plus que pour la première fois, des auteurs laïcs se joignirent aux clercs.

Plus que jamais, la polémique se fit l'écho des problèmes sociaux du temps. Le portrait polémique du béghard y gagna en violence : derrière lui se profilèrent le vagabond, parfois même le révolté, et toujours le parasite social.

I. BÉGHARDS ET VAGABONDS

Le béghard fut souvent présenté au XVe siècle comme un être dangereux, étranger à la ville, la menaçant de l'extérieur. Le développement du vagabondage favorisa cette accusation et permit l'assimilation, ou du moins le rapprochement polémique, des béghards et des vagabonds.

A partir du milieu du XIVe siècle, puis surtout au siècle suivant, une abondante littérature descriptive et polémique sur les mendiants et les vagabonds connut un grand succès. Elle se caractérisait par un effort de

---

Voir notes 1 et suiv., p. 242.

classification des différents groupes de mendiants. Cet effort traduisit la conscience d'un problème nouveau, qu'il fallait essayer de résoudre avec rigueur, et révèle le type de relation inauguré alors avec ces pauvres ; ils étaient classés, inventoriés, parce qu'ils étaient des étrangers, tant du point de vue géographique, puisqu'ils avaient souvent été portés en ville par l'exode rural, que du point de vue social, l'opposition des riches et des pauvres augmentant de jour en jour. Il est remarquable qu'une place ait été faite dans cette littérature aux béguines et surtout aux béghards.

Le nom générique qui désignait souvent ces mendiants était *Rotwelsch*, c'est-à-dire : ceux qui parlent une langue incompréhensible. Cette langue était un idiome « professionnel », un argot volontairement hermétique comme il s'en développa à partir de cette époque dans toute l'Europe [1]. Pour nous limiter au *Rotwelsch*, le mot est mentionné dès 1250, mais il ne fut fréquent qu'à partir de 1342, puis surtout au XVe siècle [2]. En effet, c'est au milieu du XIVe siècle que s'ébaucha une première classification des groupes de vagabonds. Un glossaire *Rotwelsch*-latin-allemand de plus en plus complet fut établi. Mais l'instabilité et la mendicité de ces individus, dont le nombre allait croissant, inquiétaient de plus en plus les autorités laïques et ecclésiastiques : en 1381, le Magistrat de Constance promulgua un décret contre eux [3]. Dix ans plus tard, l'évêque de Strasbourg, l'abbé de Murbach, le prévôt impérial, les seigneurs de la région et les représentants des principales villes alsaciennes décidèrent de lutter ensemble contre les bandes de *Rot und Welsch* [4]. A la même époque fut décrété à Bâle l'important *Basler Ratsmandat*, plusieurs fois reproduit ensuite, et dont s'inspirèrent les principaux auteurs qui dénoncèrent les vagabonds : Jean Knebel en 1479 [5], Matthias de Kemnat vers 1475 [6], et enfin l'auteur anonyme du *Liber vagatorum* vers 1510 [7]. Au début du XVIe siècle fleurirent en effet plusieurs ouvrages sur ce problème, tel le *Bubenorden*, imprimé à Cologne en 1509, qui décrivait l'ordre des mendiants et son abbé [8].

Dans deux de ces ouvrages, la chronique de Matthias de Kemnat et le *Liber vagatorum*, les béghards sont rapprochés des *Rotwelsch*.

Le *Liber vagatorum* se contente d'insister sur l'immoralité commune aux béghards et aux vingt-huit sortes de vagabonds qu'il distingue [9].

Matthias de Kemnat n'avait guère d'originalité : il a emprunté au *Basler Ratsmandat* sa liste de vingt-six sortes de vagabonds, et à une dispute quodlibétique de la faculté de Heidelberg (1458), ses considérations sur les béghards [10]. Pourtant, la synthèse qu'il accomplit est loin de manquer d'intérêt : parmi les *Rotwelsch* dont chaque groupe est désigné par le nom que ses membres se donnaient eux-mêmes en leur propre langue, il citait par exemple les *Grantner* qui se tordaient par terre, les yeux convulsés, jusqu'à ce qu'on leur donnât de l'argent, ou encore les *Brasler* ou *Abent* qui tentaient d'exciter la compassion et la générosité des fidèles en exhibant aux portes des églises des plaies sanguinolentes. Il y avait aussi les *Sonnenwegerin* qui, dans les campagnes, se faisaient passer pour des pénitentes de sainte Marie-Madeleine, et les *Mit der Mutze* qui prétendaient être des béghards. Quant aux *Burckhart* qui feignaient d'être atteints du mal des ardents, un proverbe souabe du xve siècle précisait à leur sujet : « A la fête du *Burckhart*, les plus malins sont les béghards. »[11]

Ainsi, entre les vagabonds et les béghards, la distance n'était pas grande. Si les béghards n'étaient pas à proprement parler inclus dans la liste des *Rotwelsch*, Matthias de Kemnat ajouta à celle-ci tout un développement qui les concernait. « La méchanceté, la friponnerie, la fourberie atteignent chez les béghards des dimensions inhumaines. » L'un d'eux aurait promis à une paysanne incrédule qu'elle irait au paradis si elle consentait à lui faire don d'un drap. L'ayant obtenu, le béghard vit arriver dans sa maisonnette le mari furieux : il fut contraint de lui restituer le drap. Cependant, il réussit à y glisser un tison incandescent à l'insu du paysan, puis il menaça ce dernier d'une vengeance céleste, pour lui avoir repris un drap que sa femme lui avait donné au nom de Dieu. Bientôt le tissu s'enflamma, et se souvenant de la prédiction du béghard, le paysan courut se jeter à ses pieds, implorer son pardon et lui offrir toute sa literie.

De cette historiette, Kemnat tira la morale dans un court poème[12] :

« Les lolhards 'lolhardent' pour ramasser des miettes.
Celui-ci a tenté de ravir, non des miettes, mais les plis du drap.
Paysan, prends garde
Que de tels loups, en te trompant, ne dispersent les brebis
Que tu as acquises par un travail de longue haleine.
Apprends à les éloigner prudemment de ces loups.
Crains que le même lolhard, après comme avant, n'emporte [tes biens. »

Les deux premiers vers se retrouvent presque mot pour mot au titre d'une illustration de la *Pronosticatio in latino* de l'astrologue de l'empereur Frédéric III, Jean Lichtenberger, en 1488 :

« Les lolhards 'lolhardent' pour ramasser partout des sous,
Comme Renard qui trompe les oiseaux, le lolhard trompe les femmes. »

La gravure montre le lolhard, incarnation de la ruse prêtée à Renard, en train de se faire donner de l'argent par deux femmes abusées par ses paroles fallacieuses (illustration II). *Lollare*, qui dérive peut-être de *laudare*, désigne, avec un sens péjoratif, l'action de chanter[13]. Nous retrouvons ici tout un secteur du champ sémantique des mots béghards, lolhards, béguines, où la notion d'hypocrisie et l'idée d'un usage inconsidéré et périlleux de la parole se trouvaient mêlées. Remarquons aussi dans l'illustration que la barbe, le regard inspiré, le vêtement, le chapelet, évoquent le faux ermite, celui qui refuse la ville[14].

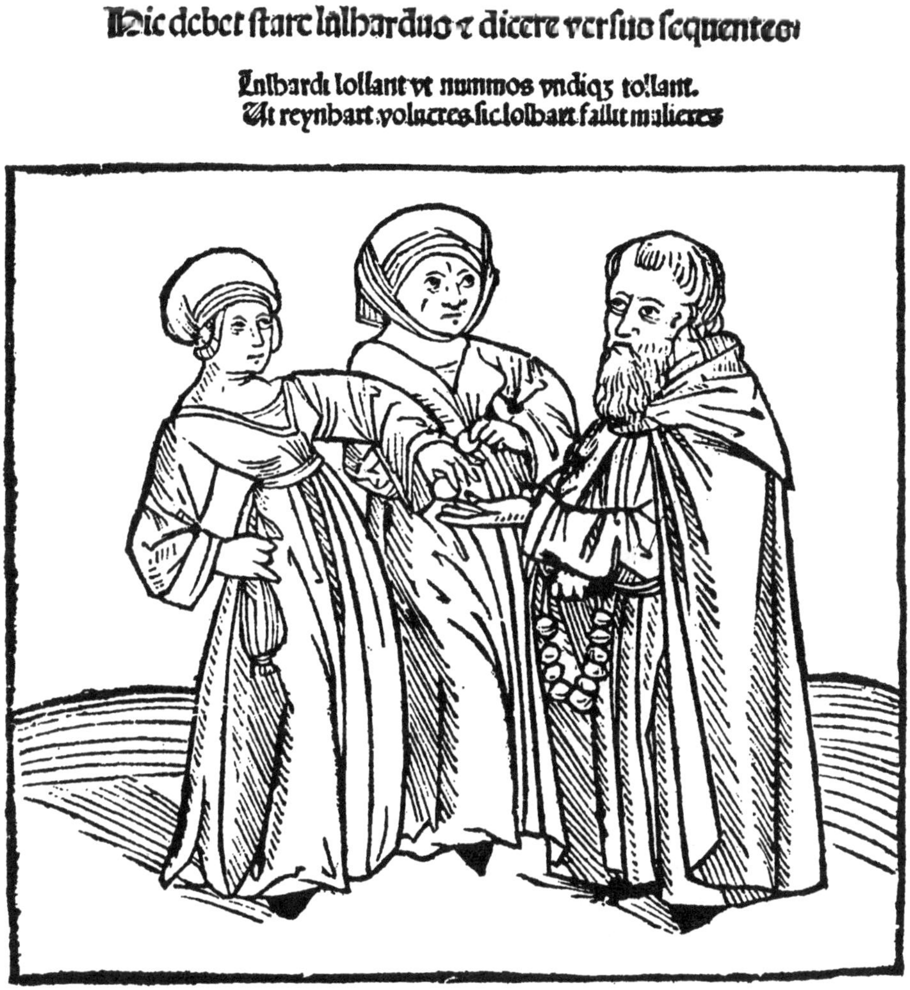
Hic debet stare lolhardus ⁊ dicere versus sequentes:
Lolhardi lollant ut nummos undiq; tollant.
Ut reynbart volucres sic lolhart fallit mulieres

Ill. II. *Le lolhard trompe les femmes*

« Ici doit s'arrêter le lolhard, et dire les vers suivants :

Les lolhards ' lolhardent ' pour ramasser partout des sous,
Comme Renard trompe les oiseaux, le lolhard trompe les femmes. »

(Phot., Bibl. nat., Paris.)

Rapprochés dans les mêmes œuvres littéraires, béghards et vagabonds avaient en commun la ruse et la cupidité. Mais derrière le béghard dangereux se profilait, plus encore que le vagabond, la silhouette autrement redoutable du révolté des campagnes.

II. BÉGHARDS ET RÉVOLTES POPULAIRES

Sans nul doute, la seconde moitié du XVe siècle fut pour une grande partie du peuple des campagnes, dans la plaine du Rhin et le Sud-Ouest de l'Allemagne, une époque très difficile. Le prix des céréales fut en effet soumis à des fluctuations brutales et démesurées, tandis que les propriétaires fonciers accaparaient les récoltes et attendaient les hausses pour vendre. Ceux qui n'avaient ni de telles réserves pour imiter les seigneurs, les riches prébendiers ou les bourgeois des villes qui avaient investi dans la terre, ni les moyens d'acheter au prix fort, étaient acculés à la famine [15]. C'est alors que s'organisèrent les ligues paysannes, de l'Alsace à la Franconie, de la Suisse au Wurtemberg, désignées parfois par le terme de *Bundschuh,* du nom du gros soulier lacé des paysans. Des alliances étaient parfois tentées avec les ouvriers en grève dans les villes, augmentant encore l'effroi des classes dominantes [16].

A cette époque, où les tensions sociales prenaient une importance de premier plan, l'hérésie nous apparaît plus nettement que dans le passé comme le mode d'expression de revendications sociales. Une évolution en ce sens est notamment sensible dans les mouvements millénaristes, qui n'avaient joué, jusqu'au XIVe siècle inclus, qu'un rôle de contestation sociale limité [17]. Mais à partir des années 1380 en Angleterre, derrière John Ball, de 1420 en Bohême avec les taborites, le *millenium* égalitaire reçut une connotation sociale plus nette et radicale : la société humaine ne fut plus considérée comme un mal nécessaire, une conséquence inévitable du péché, et un moyen d'interdire à la démesure de triompher tout à fait. Elle fut remise en cause : l'Église et les seigneurs furent assimilés à l'Antéchrist, les redevances et les dîmes leur furent refusées, le projet de les détruire par la violence se précisa [18].

Cette évolution du millénarisme fut contemporaine et de même sens que celle de notre polémique, où la béguine et le béghard, avant tout ennemis de la foi au XIVe siècle, semblèrent ensuite menacer surtout l'ordre social, fondé sur le travail, la prohibition de la mendicité, et le *statu quo* dans la répartition des richesses. Cette coïncidence des deux phénomènes, révélant la violence accrue des tensions sociales et la place de plus en plus importante qu'elles occupaient dans les préoccupations des classes dominantes, est confirmée par les témoignages que nous

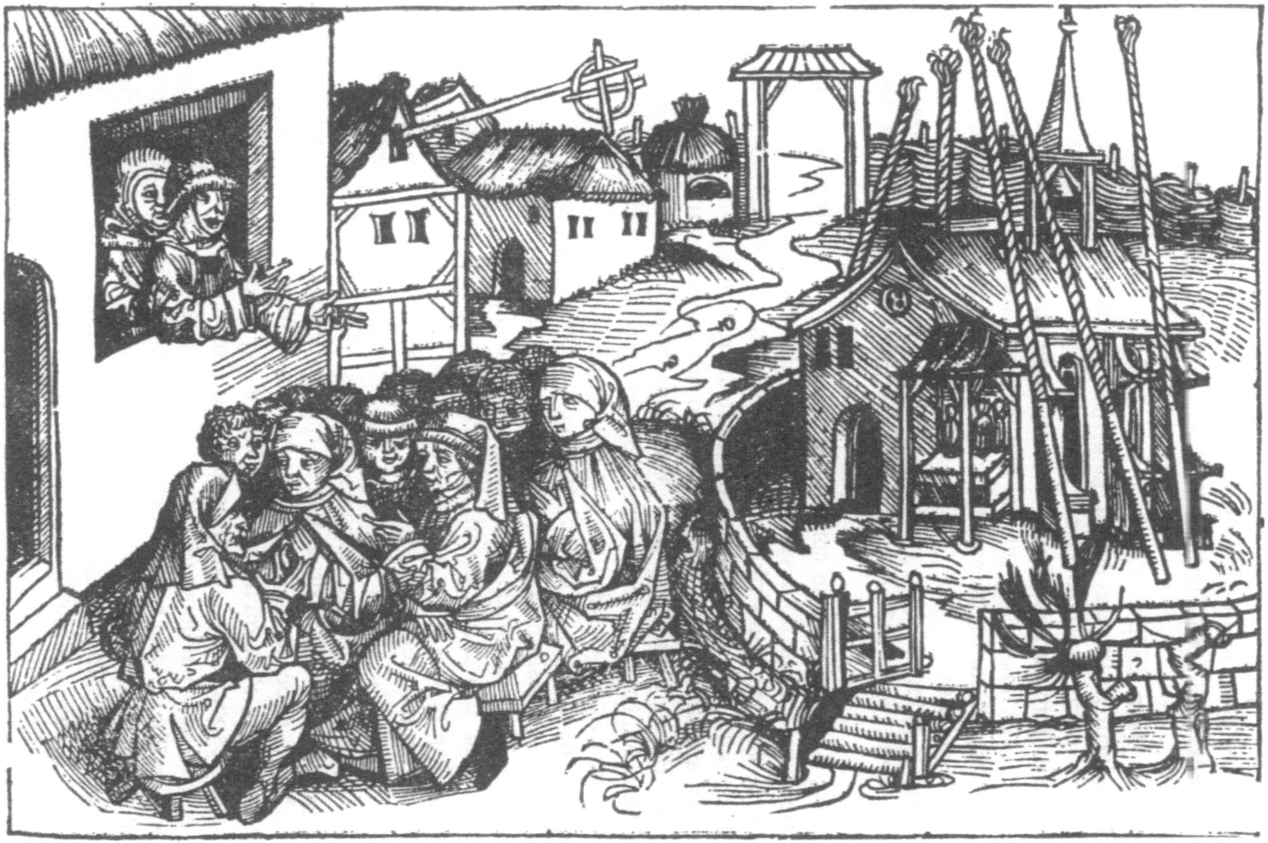

Ill. III. *Le Tambourinaire de Niklashausen*

Un béghard (?) inspire à Hans Böhm sa prédication. Appuyés contre l'église, les cierges géants portés par les paysans dans leur marche vers Wurzbourg. (Jean Schedel, *Liber cronicarum,* 1497).

(Bibl. mun., Colmar.)

possédons sur l'une des manifestations les plus considérables du chiliasme populaire dans le Sud-Ouest de l'Allemagne : l'épisode du fifre ou tambourinaire de Niklashausen, près de Wurzbourg, au printemps 1476.

Ce berger, Jean Böhm, s'était mis à prêcher aux paysans qui venaient en pèlerinage vénérer la Vierge à Niklashausen. Lui-même avait entendu la prédication du franciscain Jean de Capistran contre les abus de la richesse et l'immoralité du siècle. L'épisode eut pour contexte les prolongements du hussitisme et la montée des mécontentements à quelques années des commotions paysannes de la fin du XVe siècle et du début du siècle suivant [19].

Rapidement, Böhm mit en cause l'existence du clergé, préconisa le partage des biens, voire même leur mise en commun, et l'abolition des redevances.

Sur la foi d'une chronique contemporaine, on a vu parfois en lui le porte-parole d'une petite noblesse affaiblie et désireuse de mettre fin à la domination des seigneurs plus puissants [20]. Mais sa prédication s'inscrivit bien davantage dans la ligne du radicalisme populaire qui, des taborites aux anabaptistes, finit par soulever les paysans en 1525.

En effet, Böhm n'était pas seul. Une illustration du *Liber Chronicarum* de Schedel, en 1497, le montre bien : un individu, caché derrière lui, lui soufflait ce qu'il devait dire aux foules (illustration III). Mais les contemporains ne savaient trop qui était ce mauvais génie.

Les chroniques hésitent entre un franciscain [21], un prêtre qui, d'après le chroniqueur Conrad Stolle, s'appelait Conrad Thunfelt et inspirait Böhm par amour du gain [22], et un moine fugitif qui voulait abolir les droits de l'Église et des princes [23].

Ces variantes n'étaient pas fortuites : le choix des chroniqueurs fut guidé par toutes les allusions du temps aux vices des ordres mendiants et particulièrement des frères mineurs, et aussi par les efforts faits, au sein de l'Église, pour mettre fin aux abus qui la rongeaient. Par exemple, si Jean Trithème, abbé de Sponheim, vit un moine fugitif dans l'individu qui inspirait Böhm, c'est qu'il assumait lui-même, en cette période difficile, la lourde responsabilité d'une communauté monastique.

Mais s'il y eut partiellement une reconstitution *a posteriori* de l'événement, la liberté de choix des chroniqueurs était limitée par leurs sources d'information : les documents exactement contemporains de la prédication de Böhm ou, au moins, quelques mois plus tard, de la répression du mouvement qu'il suscita, hésitaient déjà sur l'identité de son inspirateur. En juin 1476, une lettre envoyée au Magistrat de Nuremberg par son émissaire Kilian de Bibra, exposa les mesures prises à Niklashausen pour empêcher tout nouvel attroupement de pèlerins, et rendit compte des arrestations opérées : un « moine prêcheur », c'est-à-dire ici un frère mendiant, et sans doute même le mineur dont Georges

Widman parla plus tard, fut accusé d'avoir inspiré le tambourinaire et fut arrêté [24]. A la même époque, un rapport de l'archevêque Diether de Mayence fit mention de l'arrestation d'un prêtre, cité plus tard dans la chronique de Stolle, et aussi d'un béghard, qui avait longtemps vécu dans la montagne [25], et dont l'emprisonnement fut confirmé dans une autre lettre de Kilian de Bibra au Magistrat de Nuremberg [26].

Il semble donc que deux personnes, parfois confondues en une seule, aient inspiré le tambourinaire : un prêtre, sans doute le curé de la paroisse qui, d'après le rapport de l'archevêque, prétendait que de nombreux miracles s'étaient produits dont il faisait une publicité fructueuse. Et puis un individu au statut incertain, religieux en rupture de couvent ou béghard à moitié ermite, véritable inspirateur des doctrines radicales de Jean Böhm. La tradition s'en est emparée pour dénoncer, dans la confusion du franciscain défroqué et du béghard subversif, les dangers qui menaçaient à la fois l'Église et la société, pour condamner, dans l'instabilité du moine fugitif et l'érémétisme du béghard descendu de sa montagne pour souffler la révolte à l'oreille du tambourinaire, les conduites et les valeurs opposées à l'ordre établi et à la ville.

Qu'un authentique béghard fût ou non présent à Niklashausen, cette ombre inquiétante se glissant aux côtés de Böhm était avant tout le produit de l'idéologie dominante, associant le béghard à la représentation des commotions sociales et religieuses. Car dans les milieux laïques traversés par ces courants eschatologiques qui souvent d'ailleurs prenaient des formes moins violentes qu'à Niklashausen, les béguines et les béghards étaient loin d'être considérés comme les élus du *millenium*. L'ambiguïté de leur état les vouait à être rejetés aussi bien par les laïcs qui aspiraient à un ordre nouveau que par les clercs qui désiraient conserver ou réformer l'ordre ancien. Les écrits de l'anonyme *Révolutionnaire du Haut-Rhin*, qui mêlaient à la fin du XVe siècle ou au début du XVIe siècle un plan de réforme sociale dans la ligne de *La Réforme de Sigismond* et des rêves eschatologiques encore absents de cette dernière, déploraient les effectifs surabondants du clergé, son immoralité, et proposaient l'élimination de ses membres, parmi lesquels ils rangeaient les béguines et les béghards : ils s'en prenaient en effet aux « évêques, abbés, chanoines, prêtres, moines, nonnes, lolharts et béguines » [27].

***

Le portrait du béghard mendiant valide s'est enrichi dans le climat de tension sociale et de violence qui culmina dans le soulèvement, en 1525, de ceux que Luther, à l'instar du clergé qu'il était en train de quitter, appelait « les bandes pillardes et meurtrières des paysans » [28]. Le retentissement de ces troubles, dans les grandes villes de Bâle ou de Strasbourg, bouffies d'orgueil, de richesse et d'humanisme, se laisse aisément deviner : dans les traités de Thomas Murner, le gros soulier des révoltés du *Bundschuh* revient comme une obsession [29]... Pourtant, si la polémique bénéficia au terme de son histoire de la contribution illustre de Thomas Murner et d'autres humanistes alsaciens, l'image de la béguine et du béghard que ceux-ci ont généralement retenue perdit peu à peu de sa violence, se rapprocha de nouveau de la réalité quotidienne et moins terrifiante des béguinages. A croire que les rares béguines et béghards qui subsistaient à cette époque tardive invitaient désormais à la satire plus qu'ils ne suscitaient l'effroi.

III. LES HUMANISTES ALSACIENS : L'ABOUTISSEMENT SATIRIQUE DE LA POLÉMIQUE

Sébastien Brant, Thomas Murner, Geiler de Kaysersberg, Jacob Wimpfeling, et d'autres avec eux, se sont efforcés de donner une définition de l'homme et du monde de leur temps. Mais il faut se garder d'exagérer les aspects novateurs de leur pensée : hommes d'Église pour la plupart, déployant parfois, tel Geiler, une activité acharnée de prédicateur, ils restèrent essentiellement attachés à l'enseignement qu'ils avaient reçu. Ils se refusèrent à un engouement intempestif pour l'antiquité, et n'adhérèrent pas non plus à la réforme luthérienne. Les démêlés de Wimpfeling, défenseur de la scolastique, avec Jacob Locher qu'il jugeait trop épris des muses, ou du franciscain Thomas Murner avec Luther, témoignent de leur fidélité à l'Église. Héritiers de l'idée de réforme, ils crurent, à la suite d'un Félix Hemmerlin par exemple, pouvoir œuvrer au sein de l'Église sans jamais la renier.

Peut-être se distinguaient-ils surtout de l'humanisme classique par le manque d'optimisme quant au devenir des hommes. Leur vision du monde était tragique : ils le voyaient livré à la corruption des mœurs, et ils interprétaient les désordres sociaux comme les signes de son effondrement imminent. Pour eux, les maux du siècle avaient tous une même origine : le désir de s'enrichir toujours davantage rendait les hommes insatisfaits de leur sort, les encourageait à accroître leur situation matérielle, à s'élever au détriment des autres, à bouleverser l'ordre établi. Le monde n'était plus qu'un monde à l'envers : ceux qui passaient pour sages n'étaient que des fous embarqués en troupe turbulente dans une nef prête à sombrer. Tel était le thème de la Nef des fous, le *Narrenschiff*, exploité par Brant, Geiler, Murner, Érasme, chacun avec sa propre personnalité.

Mais la satire du monde ne s'arrêtait pas à la constatation de ses désordres : en dénonçant, la critique énonçait aussi les principes de l'ordre à établir. Tous ces auteurs s'accordaient pour poser les fondements d'une même morale austère, dont la première obligation était le travail, qui empêchait l'oisiveté, mais était aussi producteur de richesses : le mal n'était que dans le désir excessif de s'enrichir. Un idéal de mesure était ainsi proposé face à la folie du monde, opposant la raison à la déraison, privilégiant en tout point le juste milieu : entre les gueux et les grands, la bourgeoisie trouvait de la sorte, et exprimait tout à la fois par la bouche des auteurs qui la représentaient, la morale de son « état » *(Stand)*.

La *Germania* du séculier Jacob Wimpfeling (1450-1528) de Sélestat, écrite en 1501, exprime bien l'idéal d'ordre, d'austère piété, de rigorisme moral, de travail, que l'auteur partageait avec son milieu : l'oisiveté et l'inculture devaient être bannies avant toutes choses [30]. Un gouvernement éclairé devait présider aux destinées de la ville, y compris en matière religieuse : le Conseil *(Rat)* était habilité à choisir un prédicateur rompu à la science des Écritures, « pourvu d'un traitement déterminé qui lui permette, en toute stabilité et sans crainte, de dire la vérité » [31]. La ville se reconnaissait ainsi dans les paroles de son prédicateur, dont la figure, le ton, et même les réprimandes étaient familiers aux fidèles : en 1478, par exemple, la chaire de la cathédrale de Strasbourg fut confiée de façon permanente à Geiler de Kaysersberg, en remplaçant des prêcheurs qui s'y étaient succédés à un rythme rapide pour la plus grande confusion des fidèles [32].

Précisément, Wimpfeling conseillait de choisir un séculier, et non un frère mendiant ; les religieux passaient pour trop instables, ignares, voire débauchés. Wimpfeling se plaisait à rappeler que les églises paroissiales étaient plus anciennes et vénérables que celles des ordres mendiants [33].

Les instructions de Wimpfeling s'adressaient aux bourgeois dont toute l'existence devait être régie comme par un catalogue d'obligations qui garantissait pour leur bien commun, mais exclusif, les avantages qu'ils pouvaient tirer de la cohésion de leur groupe [34]. A eux la bonne tenue à la messe, le goût mesuré des richesses, l'horreur du jeu, le respect des autorités, la haine des troubles sociaux, la vénération du clergé et des églises, la piété. Ils devaient être affables pour les pauvres, mais repousser les « mendiants endurcis », et surtout nourrir les bourgeois âgés et malades, ne pas mépriser leurs concitoyens, aimer la communauté, se montrer justes et équitables à l'égard des autres bourgeois. Instituant à l'intérieur d'elle-même un jeu d'obligations et de droits réciproques, la bourgeoisie pouvait, après avoir éliminé ceux qu'elle ne reconnaissait pas comme siens, s'identifier à l'ensemble de la ville qu'elle avait conscience d'avoir créée. Pour Érasme, comme pour Wimpfeling, le modèle de la grande ville était Strasbourg : en effet, la mesure y était reine, dans les mœurs, le gouvernement, la société. Le critère suprême ne peut tromper : « dans cette grande multitude d'hommes, je n'ai pas rencontré de populace »[35]. L'excellence du gouvernement d'une ville, se jugeait précisément aux mesures que prenait le Magistrat pour dérober la misère aux regards, en la confinant dans ses hospices[36].

Dans l'esprit de Wimpfeling, un système complet d'éducation des enfants devait assurer la pérennité des valeurs ainsi définies. Placé sous le signe de la mesure, il prescrivait notamment aux parents d'interdire à leurs filles « la divagation, les bavardages, l'oisiveté ». Ils devaient les astreindre dès leur plus jeune âge au travail manuel, et leur montrer qu'il n'y avait aucune honte à s'y adonner. La manière dont l'auteur justifiait ce travail permet de mesurer l'évolution de cette notion : les valeurs apostoliques n'étaient plus invoquées à l'aide d'un choix habile de citations. L'aisance acquise par leur père au prix de son travail, devait encourager les jeunes filles à travailler elles-mêmes, à ne pas en profiter pour s'adonner à l'oisiveté. Le travail restait donc une valeur morale, mais en même temps son résultat pratique était reconnu : l'enrichissement matériel devenait la source de nouvelles exigences morales intégrées à une éthique de la famille que les héritiers se transmettraient en même temps que le patrimoine.

Le mariage marquait la fin de cette éducation. Aucune autre voie n'était proposée à la jeune fille, qui devait trouver là son état de sainteté *(Heiligkeit der Ehe)*. La pudeur, la douceur, la piété, étaient les qualités maîtresses de l'épouse. L'absence de mesure dans les passions, le goût des commérages, l'esprit de querelle et l'instabilité étaient à bannir. La fidélité à l'époux était sa principale vertu.

Elle devait aussi veiller à l'intégrité du patrimoine familial : d'après Wimpfeling, elle ne pouvait pas chercher à faire participer des enfants illégitimes à l'héritage du mari, sans commettre « un des plus grands péchés, une des plus grandes injustices ». Aucun détail de la vie conjugale n'était omis : il était recommandé de mettre les enfants au monde pendant l'hiver, et non pendant les chaleurs amollissantes[37].

La vision pratique et austère de la femme, soumise à son époux et vouée à la transmission des valeurs familiales — garantes de la conservation du patrimoine — en même temps que de la vie, était commune aux auteurs de cette époque : ignorant l'esprit courtois, sublimant par ailleurs l'image de la femme dans le culte de l'Immaculée Conception, ils ont conformé dans la vie pratique le modèle de l'épouse à l'ensemble de leur idéal d'ordre, de mesure et de travail[38].

***

De telles conceptions sur la femme et la société ne faisaient pas la part belle aux béguines, qu'une tradition de dénigrement vieille de deux siècles déjà desservait *a priori*. Par leur mode de vie, elles semblaient nier la société et ses normes. Leur origine sociale inférieure contribuait à les reléguer dans la masse méprisée des pauvres. La faiblesse du mouvement, privé de l'appui des frères mineurs puisque ceux-ci aussi étaient l'objet de vives attaques, les livrait à toutes les critiques.

Elles incarnaient le mal qui vient du peuple et menace l'ordre établi. Investies de cette fonction, elles se voyaient attribuer dans ces traités une place considérable que ne justifiait plus leur importance numérique dans la société urbaine. Cependant, la diminution du nombre des béguinages autorisait un ton satirique assez nouveau dans la polémique.

Avant tout, il était reproché aux béguines et aux béghards de ne pas travailler. Cette aversion du travail manuel semblait s'expliquer par leur paresse qu'ils déguisaient hypocritement en pauvreté volontaire. Faisant en 1522 la satire de la papauté et de l'Église catholique, le protestant bernois Nicolas Manuel (1484-1530) dénonça aussi l'hypocrisie du béghard séduit par l'épisode évangélique du jeune homme riche, où il voyait une justification de sa paresse [39]. Mais l'auteur ne se contentait pas de condamner une perversion de l'idéal. La pauvreté volontaire authentique lui semblait elle-même inadmissible : Manuel rappelait que le premier devoir de l'homme est de travailler pour nourrir sa femme et ses enfants. La pauvreté volontaire se trouvait ainsi compromise avec la pauvreté réelle et ses dangers. Pour l'auteur, les mendiants n'étaient bons qu'à « causer de grands dommages » [40]. Sans doute certaines béguines travaillaient-elles : mais elles étaient accusées de ne soigner les malades que par amour du gain, et l'on ajoutait que les paroles de consolation qu'elles adressaient aux mourants ne servaient à rien [41].

L'hypocrisie allait de pair avec la paresse. Après avoir proclamé le primat du travail manuel *(handwerk, operatio)* sur la flagellation *(kestigung, castigatio)* et la discipline *(zammen, refrenatio)*, Geiler de Kaysersberg reprochait aux béguines d'aller tous les jours au prêche et à confesse, mais de ne pas travailler [42]. Dans le travail, il voyait à la fois un moyen de subsistance et une thérapeutique du vice à l'usage des pauvres [43].

Dans l'*Exorcisme des Fous* de Thomas Murner, la béguine méritait de porter le *schelmen hut*, la coiffe des paresseux, et le *schelmen bein*, un os qui, accroché sur le dos, symbolisait la paresse, parce qu'il empêchait de se baisser [44].

Surtout, parce qu'elles étaient paresseuses, les béguines faisaient figure de parasites sociaux, cherchant à profiter de tous les avantages sans travailler. Pour Murner, elles s'apparentaient aux paysans qui en voulaient aux biens du clergé [45]. Pour Geiler, elles étaient semblables à tous les mendiants qui « vont par les rues en haillons, nus, et qui font le mal » [46]. Il exprimait bien ainsi sa peur de la misère, à Strasbourg où Érasme ne voulait pas la voir...

Oisives, paresseuses, hypocrites, dangereuses, les béguines étaient aussi débauchées. L'ivrognerie était présentée comme un de leurs penchants naturels. La littérature savante s'accordait ici avec les jugements populaires : une chanson à boire attestée au XVe siècle, mais qui évoque les chants plus anciens des goliards, ironisait sur les effets produits par le vin du Rhin sur l'humeur des béguines [47]. Leur tendance à l'ivrognerie était inséparable de leur excessive sensualité. Pour Nicolas Manuel, elles n'étaient entrées dans les béguinages que pour s'enivrer et se livrer aux plaisirs de la chair [48]. Geiler reconnaissait que les *blotzbrüder* et les béguines soignaient les malades, mais il leur reprochait de profiter des souffrances de l'époux ou de l'épouse pour se glisser aux côtés de son conjoint bien portant [49]. Les visites qu'elles rendaient aux religieux des couvents étaient pour le moins suspectes [50]. Elles se trouvaient bien assez belles pour séduire un homme [51] et elles approuvaient l'adultère [52]. Décrivant les derniers instants du Grand Fou luthérien, incarnation de toutes les folies du monde, Murner lui prêtait le désir de finir sa vie en galante compagnie, avec une béguine « jeune et vierge ». Le moribond aurait prié son interlocuteur, l'auteur lui-même représenté sous les traits d'un ours parce qu'il était bernois, de lui conduire cette jeune personne [53]. Murner, l'exhortant d'abord à mourir avec plus de sérénité, puis cédant partiellement à ses prières, ne lui proposa qu'une béguine de soixante-quinze ans, dont il se portait toutefois garant de la vertu. Mais le malade ne voulait pas croire qu'une béguine ait pu rester chaste aussi longtemps : il connaissait bien leurs mœurs, dans le siècle et jusque dans les couvents (illustration IV a). Cependant, après sa mort, les béguines remplirent scrupuleusement leurs fonctions : munies de cierges, mais aussi des oreilles à grelots, de part et d'autre de leur coiffe, en signe de folie, elles suivirent la dépouille du luthérien (illustration IV b).

La prédication de Geiler, sur le même sujet, avait moins de truculence. Geiler mettait en garde contre ceux qui portent un cilice, se donnent la discipline, jeûnent, prient, en croyant ainsi trouver la force de rester chastes : la vie dissolue des béguines leur donnait tort [54]. Le prédicateur strasbourgeois exhortait ainsi à une religion plus intérieure, plus affranchie des gestes extérieurs et conventionnels, qui ne devaient pas remplacer la piété authentique et intense.

Un rigorisme sans faiblesse et durable était pour Geiler le critère d'authenticité des sentiments religieux. C'est pourquoi il dénonçait les béguines, qui prétendaient servir deux maîtres à la fois : durant le Carême ou l'Avent, elles prétendaient agir comme des personnes religieuses (« das wir geistlich seyend »). Mais à Carnaval, les joies du monde n'étaient pas trop nombreuses pour elles [55].

Un idéal de mesure devait régir toute la vie des bourgeois laborieux : leur morale, qui prenait ainsi l'aspect, dès avant la Réforme, d'un « puritanisme » austère; les actes de la vie religieuse qui devaient s'effacer devant la prière individuelle et discrète : Geiler reprochait aux

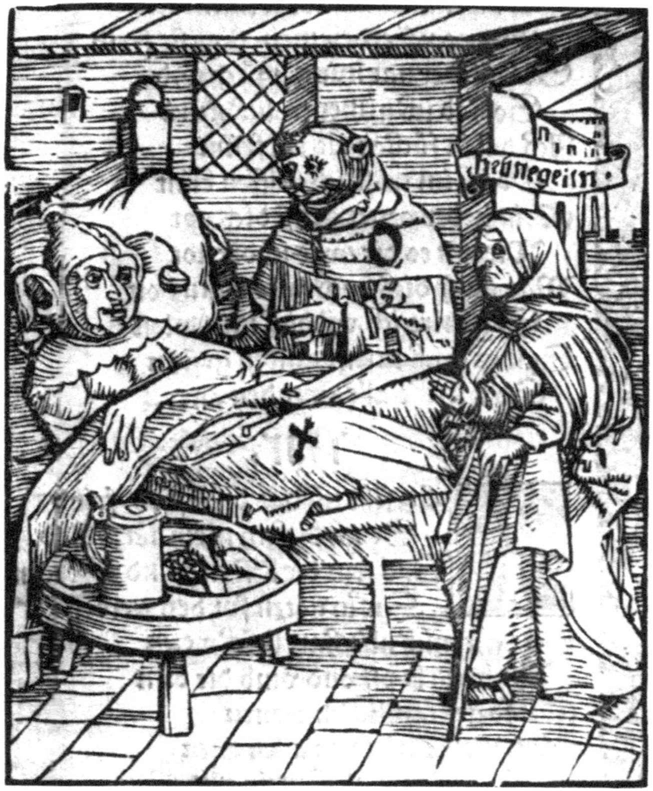

a) La vieille béguine au chevet du Grand Fou luthérien.
(Bibl. mun., Colmar.)

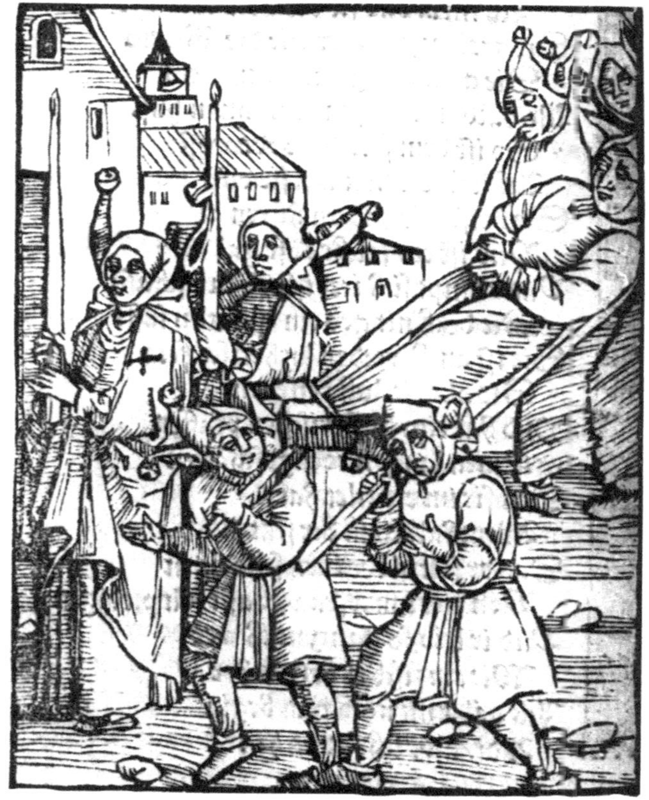

b) Les folles béguines suivant la dépouille du Grand Fou luthérien.
(Bibl. mun., Colmar.)

Ill. IV. *Thomas Murner*, Von dem Grossen Lutherischen Narren *(1522)*

béguines de porter un chapelet à la ceinture, afin de paraître prier. En fait, elles n'avaient que « le diable à la bouche » [56]. Il fallait éviter que la piété se donnât en spectacle : d'après Murner, les béguines ne se contentaient pas d'une pénitence ordinaire, mais en réclamaient une plus forte, pour en imposer aux autres fidèles [57]. Elles allumaient aussi une trentaine de cierges, promenaient l'encensoir autour du chœur, s'inclinaient jusqu'à terre, mais oubliaient que Dieu seul jugeait si une pénitence était ou non suffisante : tous ces gestes n'étaient que *begynen werck* ou *begynen thandt*, des sottises de béguines [58]... Murner voyait aussi les béguines de Strasbourg se diriger vers l'église : mais elles y allaient seulement dans l'espoir de n'y rien perdre des rumeurs et des commérages de la ville [59].

***

Amèrement critiqués dans les sermons, raillés dans les traités satiriques, les béguines et les béghards étaient contraints de jouer un rôle qui ne représentait qu'en partie leur vie réelle. Parce qu'ils étaient pauvres, d'humble origine, faibles, ils étaient pris pour symbole du petit peuple mal intégré au corps social, à son travail, à ses conventions morales, à ses attitudes religieuses.

Ils avaient ainsi une double fonction à assumer. Tout d'abord la société les désignait comme les représentants de ceux qu'elle ne reconnaissait pas comme siens. Jusqu'au début du XVIe siècle, la satire exhiba, telle une figure folklorique et traditionnelle soigneusement conservée, le type du béghard ermite hypocrite et ennemi de la ville [60]. Par ailleurs, dans l'exercice même de cette critique négative, la société se définissait positivement : à l'encontre des béguines, elle affirmait comme valeur essentielle son travail, utile à la famille et à la collectivité, source de profits et d'estime, facteur de stabilité. Elle se scandalisait des écarts des béguines, et leur opposait sa morale austère de bourgeois laborieux. Elle raillait, à travers les béguines, les pratiques superstitieuses ou seulement naïves du peuple, pour affirmer sa religion éclairée, plus intérieure, profondément inquiète d'authenticité... Seule la religion de sa classe convenait au bourgeois, qui se riait de ces bigotes [61].

CHAPITRE IV

Langage et société

La polémique des béguines et des béghards est inséparable de l'évolution générale des mentalités, et particulièrement des attitudes à l'égard de la mendicité et du travail.

Les auteurs qui, jusqu'au début du XVIe siècle, ont diffusé et enrichi le portrait polémique du béghard mendiant valide n'exprimaient pas seulement leurs opinions personnelles. De plus en plus nettement, ils nous sont apparus comme les porte-parole des classes dominantes des grandes villes rhénanes. Or, le patriciat et la bourgeoisie y multiplièrent à cette époque les mesures contre les mendiants et les interventions sur le marché du travail. Entre ces mesures pratiques et les thèmes de la polémique au XVe siècle, le lien est évident. Nous devons le préciser pour mieux situer le discours polémique dans son contexte social, et comprendre ainsi les raisons de son évolution.

I. LA POLITIQUE DES VILLES EN MATIÈRE DE MENDICITÉ

Dans le domaine de l'assistance aux pauvres et de la réglementation de la mendicité, les autorités municipales ont peu à peu supplanté l'Église à la fin du Moyen Age. Leur influence se manifesta d'abord par une réforme des œuvres hospitalières puis, bien avant la réforme protestante, par de nombreux règlements prohibant ou limitant la mendicité [1].

L'exemple de Strasbourg paraît caractéristique : dès 1263, l'hospice épiscopal passa sous le contrôle de la ville. A la même époque, la confrérie du Saint Esprit, chargé de secourir les pauvres, sollicita l'approbation des autorités municipales. Au XIIIe siècle également, la ville, et l'Œuvre Notre Dame qui était passée sous son contrôle, figuraient parmi les fondateurs de rentes destinées aux pauvres. Au début du siè-

Voir notes 1 et suiv., p. 245.

cle suivant, un curateur municipal eut la charge d'administrer toutes les rentes que les bourgeois avaient offertes aux pauvres. Jusqu'alors, la politique urbaine se caractérisait simplement par une volonté de rigueur administrative. Le sens de son action restait celui de l'Église[2].

La seconde moitié du XIVe siècle et le XVe siècle virent un développement considérable de la misère et de la mendicité. Les règlements municipaux se multiplièrent tout en se modifiant pour s'adapter à cette situation. En 1363 le Magistrat de Colmar astreint les femmes qui voulaient mendier dans les églises à demander au préalable une autorisation aux responsables municipaux[3]. En 1409, le Magistrat de Strasbourg recommanda à son tour de réprimander les mendiants[4]. Deux ans plus tard, un autre règlement ordonna de faire la chasse, dans la ville, aux mendiants, et de les mettre de force au travail ou de leur infliger un châtiment corporel[5]. Dans la seconde moitié du XVe siècle, les règlements se succédèrent à un rythme plus rapide encore. A partir de 1464, une administration spécialisée fut mise en place pour faire appliquer les décisions du Magistrat : un prévôt *(Obervogt)* assisté de deux puis quatre sergents fut chargé d'expulser les mendiants étrangers, d'infliger des amendes aux mendiants valides, de veiller à ce que nul n'achète le droit de bourgeoisie pour pouvoir mendier impunément. En 1506, de nouveaux insignes furent remis aux pauvres autorisés à mendier, au cours d'une sorte de revue des pauvres dans le cimetière du couvent des frères mineurs[6].

La laïcisation et la concentration entre les mains du Magistrat des œuvres hospitalières, le caractère répressif des mesures qu'imposait le développement de la mendicité, furent parachevés lors de la réforme protestante, avec la création, d'inspiration luthérienne, de l'Aumône, fondation unifiée sous l'égide du Magistrat et alimentée par des dons et des rentes. Mais il n'y eut aucune solution de continuité entre les mesures prises au XVe siècle et cette institution qu'elles avaient préparée.

Dans cet immense effort de réglementation, les béguines et les béghards ont été associés aux autres mendiants, ou bien ils ont fait l'objet de mesures particulières.

En 1404, le Magistrat de Strasbourg consulta les clercs et les juristes de la ville, leur demandant « ce qu'était la règle du tiers ordre de saint François, pour que tant de *nollbrüder* et de béguines parcourent la ville sans autorisation ». Les clercs et les juristes répondirent

« que ces derniers ne jouissaient d'aucune approbation, qu'ils étaient interdits même par le droit de l'Eglise. Le maire et le conseil décrétèrent alors qu'il était interdit de donner quoi que ce soit aux *nollbrüder* et aux béguines, puisqu'ils ne formaient pas d'ordre approuvé et qu'ils étaient rejetés par le pape. Ils devaient se vêtir d'habits laïques, n'étaient que des chenapans frivoles, des prostituées et des débauchés.

De plus ils multipliaient l'idolâtrie, et les conjoints qui n'aimaient pas le travail se séparaient pour entrer dans cet état *(stand)*. »[7]

Ce texte date des premières années du XVe siècle, du moment où le grief de mendiant valide s'imposait dans la polémique. Son intérêt réside dans la différence qu'il révèle à cette époque charnière de la polémique entre le discours traditionnel des clercs qui se référaient encore à la seule norme ecclésiastique, et l'opinion émise par le Magistrat : s'appuyant sur la réponse du clergé, qui affirmait que les béguines et les béghards ne possédaient pas de règle approuvée, le Magistrat en conclut qu'ils étaient des parasites de la société, qu'ils troublaient l'ordre public et fuyaient le travail, et qu'il était urgent de leur interdire de mendier.

Au XIVe siècle, la hiérarchie ecclésiastique avait dénoncé la singularité de certaines béguines qui mendiaient. A présent, les autorités municipales confondaient les béguines et les béghards et tous les autres mendiants dans une même réprobation de leur mode de subsistance : c'est ainsi qu'en 1470, le Magistrat de Berne condamna tout en même temps « les vagabonds, les lolhards et les mendiants ... qui se multiplient ... et causent des dommages aux gens », et leur interdit de passer la nuit en ville[8].

Le processus d'extinction des béguinages ne pouvait que satisfaire les responsables municipaux. Ils cherchèrent parfois à le précipiter : le 17 avril 1486, le Magistrat de Cologne interdit aux tailleurs de pierre et aux charpentiers d'entreprendre des constructions nouvelles dans les béguinages, et d'y édifier notamment des autels de pierre ou de bois[9]. Lorsque les béguinages disparaissaient enfin, les autorités municipales prenaient soin d'en récupérer les bâtiments et les rentes au profit des hospices de la ville. Ainsi, en 1538, l'enquête du Magistrat de Strasbourg sur les béguinages de la ville permit d'établir que sept communautés existaient encore[10]. Pour chacune, lorsque ses archives le permettaient, furent indiqués les renseignements suivants : date de fondation, nom du fondateur, rente dont bénéficiait la maison, état de celle-ci au moment de l'enquête. D'autres renseignements furent ajoutés en marge dans les années qui suivirent. Nous apprenons ainsi que le béguinage fondé par Catherine Blenkin en 1406 dans la Schluchgasse disparut précisément en 1538, et que la rente de 2 livres 1 sou 2 deniers a été partagée entre le Grand Hôpital et l'hospice des miséreux *(ellend herberg)*. Deux autres béguinages, *Sesselheim* et la *Kleine Einung*, abritaient encore respectivement neuf et huit béguines en 1538. Le Magistrat décida de laisser ces communautés s'éteindre d'elles-mêmes et, lorsque la moitié environ des dix-sept béguines qui y vivaient encore seraient décédées, de réunir les deux maisons en une seule, mais en ne lui laissant qu'une seule rente. Dès 1538, aucune femme ne pouvait plus être admise dans ces béguinages.

Autant la polémique s'est laïcisée au XVe siècle dans son langage, autant le contrôle des béguines et des béghards a échappé alors à l'Église. Sauf exception, les autorités municipales n'ont pas pris de mesures brutales contre les béguinages. Mais elles ont laissé les maisons s'éteindre, interdisant le recrutement de nouvelles béguines, et récupérant tout ce qui pouvait l'être au profit de leurs hôpitaux. Quelques années après qu'eut lieu l'enquête sur les béguinages strasbourgeois, une main a ajouté en marge la mention « ist nit mehr (n'existe plus) » en face des noms de quatre béguinages sur sept.

Strasbourg était alors acquise à la réforme luthérienne depuis une quinzaine d'années. Mais la réforme n'a pas inauguré l'hostilité aux béguinages dont les causes économiques et sociales avaient produit leurs effets bien avant que des facteurs religieux nouveaux ne vinssent s'y ajouter. En 1524 il est vrai, au moment où les idées de Luther triomphaient à Strasbourg, des béghards furent chassés de la ville par le Magistrat et durent demander asile à Pforzheim [11]. Plus explicitement la chronique de Zimmern rapproche l'expulsion d'une béguine de Diessenhoffen de l'implantation du luthéranisme dans cette ville [12].

Cependant la réforme protestante ne fut pas responsable de la laïcisation du problème des béguinages, et les solutions avancées à partir de cette époque n'innovaient pas par rapport à celles qui avaient été proposées au XVe siècle. De même la laïcisation et la concentration des œuvres d'assistance avaient débuté bien avant la réforme. Une évolution générale explique que les mesures prises par les villes à l'encontre des béguinages furent très tôt inséparables de la politique adoptée par les villes à l'égard des pauvres et des mendiants. Dans tous ces règlements, l'ordre social s'affirmait sur le mode négatif, par la prohibition de la mendicité. Mais il s'imposait aussi positivement, par l'obligation faite à tous de travailler.

II. LE BESOIN DE MAIN-D'ŒUVRE

Le durcissement de la politique des villes à l'égard des mendiants, le renforcement du reproche d'oisiveté fait à ces derniers, doivent être mis en rapport avec les grandes lignes de l'évolution du marché de la main-d'œuvre.

La crise démographique qui sévit surtout à partir de 1348 à la faveur de l'irruption puis des retours périodiques de la peste, compta parmi les causes essentielles d'un déficit durable de main-d'œuvre. Celui-ci pesa très lourdement sur l'histoire économique, sociale et idéologique de l'Occident médiéval à la fin du Moyen Age.

En quelques années, les conditions d'embauche furent partout bouleversées. La tendance fut désormais à la hausse des salaires malgré la résistance des maîtres de métiers et des détenteurs du pouvoir politique. Presque partout en Europe, des ordonnances visant à régulariser le marché de la main-d'œuvre, à taxer les salaires des compagnons, à recruter des ouvriers de gré ou de force parmi les oisifs, furent promulguées en même temps et se répétèrent ensuite, témoignant de la gravité de la situation. Certaines dénonçaient explicitement les mendiants valides et entendaient les mettre au travail.

En Angleterre, les *Statutes of labourers* de 1349-1359, en Castille l'ordonnance de Pierre Ier en 1351, la même année en France la *Grande Ordonnance* de Jean le Bon, furent suivis de toute une série de textes semblables [13]. Localement, la situation n'était pas différente [14]. Simplement, faute d'un pouvoir politique centralisé, les maîtres de métier durent compter davantage sur leurs propres forces pour résister aux exigences nouvelles des salariés et tâcher d'accroître le nombre de ces derniers pour faire pression sur les salaires [15].

L'embauche forcée ne pouvait intervenir qu'en dernier recours. Cette pratique restait exceptionnelle, et B. Geremek en a montré, pour Paris, le peu d'efficacité. Mais en raison, justement, de son caractère excessif, elle permet de mieux comprendre les raisons économiques du grief de mendiant valide et les tensions sociales qu'il exprimait. Citons une ordonnance du Magistrat de Strasbourg, contemporaine de l'apparition, dans notre polémique, du grief de mendiant valide :

« Nous, le Maire et le Conseil, avons convenu que ceux qui restent oisifs en cette ville ou dans ces faubourgs, hommes ou femmes, et qui n'ont ni bien ni héritage pour assurer leur subsistance, qui refusent de travailler aux temps où l'on doit travailler, qui se livrent à la débauche, au jeu, à des futilités et au jeu de hasard, plutôt que de s'adonner honorablement à leur métier ou à leur travail, qui refusent de servir en échange d'un salaire les personnes nanties, et qui ne veulent pas travailler, qu'ils soient valets boulangers, valets meuniers, valets cordonniers, valets tailleurs, valets pelletiers, ou valets dans tout autre métier qu'ils seraient capables d'exercer et dont ils pourraient vivre décemment, tout particulièrement les malfaiteurs, les joueurs, les débauchés et les fêtards, qui jour et nuit ne font que jouer, méfaire et se débaucher, en quelqu'endroit qu'on les trouve à rester oisifs, alors qu'on doit travailler, que ce soit dans la rue, à la taverne, ou à la cave, qu'ils soient arrêtés, et qu'on leur inflige un châtiment corporel qui les fasse souffrir comme s'ils avaient travaillé toute la journée. » [16]

Dans cette ordonnance municipale, la valeur éthique individuelle du travail n'était pas véritablement explicitée. Le travail n'était pas une obligation morale absolue, puisqu'il était licite, et même honorable, de vivre de ses rentes, de « ses biens et héritages ». La possession d'un bien fonds en ville était même une des conditions requises pour acquérir le droit de bourgeoisie.

Le travail apparaît ici au service d'une morale sociale : il devait empêcher ceux qui n'avaient pas d'autres moyens de subsistance de tomber dans la misère et la dépravation et de provoquer des désordres.

Il avait surtout une valeur économique : l'ordonnance visait à ramener dans le circuit de la production les ouvriers dont l'artisanat avait besoin, tous ceux qui avaient non seulement les capacités physiques, mais aussi la qualification technique requise pour travailler comme valets au service des maîtres de métier.

Même lorsqu'elle n'est pas donnée, l'expression de mendiant valide nous semble attachée à des mesures de cet ordre. Même si celles-ci ne concernaient pas explicitement les béguines et les béghards, il ne fait aucun doute que l'évolution du discours polémique, qui fit de ces derniers le type même du mendiant valide, s'explique en dernière analyse par le besoin général de main-d'œuvre et la volonté de mettre au travail tous ceux qui en étaient capables.

Cependant, dans la polémique contre les béguines et les béghards, le grief mendiant valide ne s'imposa qu'au début du XVe siècle, alors que les conditions économiques et sociales très générales auxquelles il nous semble lié, sévissaient depuis un demi-siècle. Deux raisons peuvent expliquer ce retard : l'inertie d'un discours polémique d'origine encore ecclésiastique pour l'essentiel, auquel il fallut, pour se transformer, le contexte conciliaire et réformateur du début du XVe siècle, qui révéla les tendances profondes et encore inexprimées de ce langage. La deuxième raison est le statut ambigu des béguines et des béghards : bien qu'on ait cherché à les assimiler aux autres pauvres, ils occupaient parmi eux une place particulière puisqu'ils ne pouvaient être considérés tout à fait comme des laïcs à part entière. Les attitudes à leur égard ne pouvaient évoluer aussi vite qu'à l'égard des autres mendiants.

A partir de ces conclusions, pouvons-nous aller plus loin et formuler une hypothèse générale, et même deux hypothèses complémentaires ? Au Moyen Age, les périodes de déficit de main-d'œuvre n'ont-elles pas favorisé l'apparition du grief de mendiant valide, exprimant la volonté des classes dirigeantes de mettre au travail tous ceux qui en étaient capables ? Inversement, les périodes, plus avantageuses pour les maîtres de métier, où l'offre d'emploi excédait la demande de travail, n'auraient-elles pas laissé le champ libre pour un autre grief, moins étroitement lié aux réalités économiques, le grief d'hérésie ?

Cette double hypothèse paraît au moins recevable dans le cas de groupes marginaux tels que ceux qui ont retenu notre attention : à mi-chemin de l'Église et du siècle, ils se prêtaient mieux que d'autres à l'alternance entre ces deux griefs. Nous savons qu'à la fin du XIIIe siècle, alors que la main-d'œuvre était encore abondante, les premiers adversaires des béguines et des béghards, à la suite des querelles sur la pauvreté, ont plusieurs fois utilisé contre eux le grief de mendiant valide.

Mais cette accusation ne devait trouver son plein développement qu'au xve siècle, après la phase hérésiologique de la polémique.

Bien que la polémique contre les béguines et les béghards fût étroitement liée à l'évolution sociale et idéologique générale, nous devons par conséquent tenir compte du rythme propre de son évolution et de la richesse de ses virtualités linguistiques, qui tenaient à l'originalité du statut intermédiaire de ces hommes et de ces femmes. C'est pourquoi, lorsque les béguines et les béghards furent, au xve siècle, accusés d'être des mendiants valides, l'hérésie, bien évidemment, continuait à être dénoncée en dehors des béguinages.

Gardons-nous d'ailleurs des schémas trop simplistes : l'hérésie sous la forme du hussitisme, ou de divers mouvements millénaristes qui le prolongèrent, inspirait autant de craintes pour l'ordre social que pour la seule orthodoxie religieuse. Mais au xve siècle, un nouveau danger pour la foi fut combattu de plus en plus violemment sous le nom d'hérésie : la sorcellerie. Y eut-il des rapports entre les béguines et les sorcières ? Entre notre polémique et la démonologie ?

CHAPITRE V

Et pourquoi pas sorcière ?

Par bien des traits, l'image polémique de la béguine semble évoquer celle de la sorcière. Si nous dépassons cette première impression, la lecture des traités polémiques dirigés contre les béguines, au début du XVe siècle notamment, donne souvent l'espoir que l'assimilation des béguines et des sorcières, après tant d'autres confusions semblables, va se produire au détour d'une page. Les points de convergence entre les unes et les autres sont en effet nombreux.

I. CONVERGENCES

Les sorcières, comme les béguines, furent accusées d'hérésie. Les bulles pontificales qui furent promulguées au XVe siècle pour dénoncer l'hérésie des sorcières évoquent de ce fait, par leurs formules et leur terminologie traditionnelles, celles qui visaient les béguines. Et des inquisiteurs furent chargés de la répression de la sorcellerie, comme de toute autre hérésie.

Les sorcières, comme les béguines, furent assimilées à d'autres hérétiques. Au XIVe siècle, il n'était pas rare que le nom de béghard fut attribué aux vaudois. Au début du XVe siècle, l'idée que les vaudois, comme les sorcières, participaient à une sorte de sabbat, et que ces réunions étaient dans les deux cas l'occasion d'accouplements terrifiants, a peut-être favorisé une assimilation comparable, bien qu'en sens inverse, des vaudois et des sorcières : le mot vaudoisie put désigner la sorcellerie [1]. Dans les régions alpines les sorcières et les sorciers furent aussi appelés *gazarii*, terme dont l'origine était également hérésiologique puisqu'il avait désigné d'abord les cathares italiens. Stigmatisant les *errores gazariorum*, un traité savoyard anonyme, rédigé vers 1400, fut traduit en allemand

---

Voir notes 1 et suiv., p. 246.

par le chroniqueur Matthias de Kemnat en 1476 [2]. Au même moment, l'inquisition jugeait à Heidelberg plusieurs membres de la « secte des *gazarii* » coupables de sorcellerie [3].

Les sorcières, comme les béguines, semblaient former des sectes. Les *gazarii* étaient accusés de constituer une secte impénétrable et inquiétante à laquelle ils auraient été entièrement soumis [4]. Les assemblées des uns évoquaient les réunions *in cavernis* des autres, et dans les deux cas le soupçon de dérèglements sexuels pesait sur ces rendez-vous secrets [5].

Reproduisant fidèlement l'image de l'hérétique, les uns et les autres rivalisaient d'hypocrisie lorsqu'ils se mêlaient au troupeau des fidèles : « ils reconnaissent, écrivait Matthias de Kemnat à propos des *gazarii*, que les plus pieux et les meilleurs de la secte, qui souvent reçoivent l'eucharistie, se confessent, prient beaucoup devant les autres et entendent volontiers la messe, ne font cela que par feinte, pour qu'on ne les soupçonne pas de fourberie et d'hérésie » [6]. Pareillement, les béguines et les béghards passaient pour « des loups rapaces cachés sous la toison de l'agneau ».

Les sorcières, comme les béguines, étaient des femmes pauvres. Au cours du XVe siècle, la sorcellerie apparut de plus en plus aux contemporains comme un phénomène essentiellement féminin. A la fin du siècle, Geiler de Kaysersberg constatait que dix sorcières étaient exécutées pour un homme qui montait sur le bûcher. Il expliquait ce triste privilège des femmes par « leur légèreté, leur peu d'intelligence et leur bavardage », qui les poussaient, plutôt que les hommes, à succomber aux tentations du diable [7]. A la même époque, en 1485-1486, les inquisiteurs Henri Institoris et Jacques Sprenger, faisant de la sorcellerie l'apanage presque exclusif des femmes, leur dédiaient le titre de leur célèbre traité : le *Marteau des sorcières* [8]. Ce titre redoutable était digne d'un manuel dont l'efficacité, entre les mains des inquisiteurs chasseurs de sorcières, allait se vérifier jusqu'au XVIIe siècle.

Attribuant la sorcellerie aux femmes surtout, leurs adversaires cherchèrent à comprendre pourquoi les sorcières étaient plus nombreuses que les sorciers. Au XIIIe siècle déjà, la scolastique, recueillant les conceptions de saint Paul sur les femmes, exposa que la Vérité ayant été transmise par le Christ à l'homme et par l'homme à la femme, la doctrine diabolique, en revanche s'était d'abord infiltrée chez la femme, qui jouit d'une « moindre faculté de discernement », et qui détourna ensuite l'homme du droit chemin [9]. A la même époque, enseignant aux frères dominicains la manière de prêcher « aux pauvres femmes des villages », Humbert de Romans notait le goût de certaines d'entre elles pour les sortilèges [10]. Au début du XVe siècle, Ulrich Molitor incriminait « le désespoir, la pauvreté, la haine des voisins ou d'autres tentations » des femmes [11]. Et Matthias de Kemnat invoquait lui aussi des raisons morales et psychologiques (une volonté contre nature de faire le mal), matérielles (le diable aide ceux qui ont dissipé leur fortune à pénétrer dans la cave des riches) et sexuelles (l'attrait de la chair et le désir de débauche)[12].

Traduite en termes éthiques, la situation matérielle souvent difficile des sorcières était ainsi fréquemment soulignée. La sorcellerie naissait-elle au point de rencontre de la femme et de la pauvreté ? Au même moment, l'évolution sociale des béguinages, dont le recrutement était de plus en plus modeste, appelait une dénonciation semblable de la pauvreté, tenue pour responsable partiellement des errements de ces femmes.

Ce n'est donc pas un hasard si très souvent les mêmes hommes ont dénoncé à la fois les béguines et les sorcières. Au XIIIe siècle déjà, Humbert de Romans comparait à la sinistre sorcière d'En Dor du *Livre des Rois* (I Rois 28) tant les mauvaises béguines que les « pauvres femmes des villages » qui jettent des sorts à leurs voisins[13]. Mais sous le nom commun de Pythonisse, ce rapprochement des béguines et des sorcières n'impliquait aucune assimilation. Dans l'œuvre du dominicain Jean Nider, au début du XVe siècle, les conduites respectives des béguines et des sorcières sont observées minutieusement, mais séparément : dans le *Formicarius,* l'auteur dénonça l'hérésie, l'hypocrisie, les mœurs dissolues des béguines et des béghards ; dans d'autres chapitres, il s'est fait démonologue, décrivant de nombreux cas de sorcellerie et cherchant à comprendre comment le diable agit sur les hommes. Dans les maléfices des sorcières comme dans les propos ou les mœurs des béguines et des béghards, Nider reconnaissait l'œuvre du Malin : jamais pourtant il ne lui a semblé que ses victimes devaient être confondues[14].

Au XVe siècle, le chanoine Félix Hemmerlin traita lui aussi à la fois des béguines et des sorcières. Mais, à l'inverse de Nider, il leur consacra des ouvrages distincts[15]. S'il fit allusion dans son œuvre de démonologue à la sorcellerie de nombreux *rustici,* d'un « quidam homo de plebeis et mechanicis et progenie paupercula », d'un prêtre, d'une femme, il n'a cité aucun exemple de béguine sorcière.

Vers 1475 Matthias de Kemnat fit l'inventaire des malheurs de son temps : il énuméra successivement les vingt-six sortes traditionnelles de vagabonds, les béghards et lolhards, les faux médecins, les hussites, et enfin les *gazarii* au chapitre de la sorcellerie. Ici encore, la juxtaposition témoigne que les contemporains établissaient sans doute un lien entre toutes ces manifestations du mal. Mais jamais celles-ci n'étaient assimilées les unes aux autres. A la fin du siècle encore, Thomas Murner écrivit son *Traité du contrat pythonisse* (1499), et Geiler de Kaysersberg qui raillait lui aussi les béguines, s'interrogeait en chaire sur la réalité du vol des sorcières et sur le pouvoir des sorciers de transformer les hommes en bêtes [16]. Aucun des exemples donnés ne concernaient les béguines. Et il en va de même dans le *Marteau des Sorcières.*

Au XVe siècle, les mêmes auteurs, bien souvent, se sont appliqués à condamner les béguines et les sorcières. Sachant combien la réalité justifiait peu la confusion des béguines et de certains hérétiques au XVe siècle nous avons voulu nous assurer qu'aucune accusation de sorcellerie, méritée ou non, n'avait été portée contre les béguines. En dépit de convergences certaines la polémique contre les béguines et la démonologie sont restées nettement séparées.

Il nous paraît insuffisant de vouloir expliquer cette séparation en constatant simplement l'absence, dans la réalité, de béguines sorcières. Si la réalité agit sur le langage polémique, celui-ci a aussi ses propres raisons, autorisant parfois des assimilations qui défient la réalité. C'est dans la logique du discours démonologique, et dans celle du discours polémique dirigé contre les béguines et les béghards, que nous devons chercher pourquoi la confusion des béguines et des sorcières n'a pas eu lieu.

II. DIVERGENCES

Même si les béguines étaient souvent originaires du plat pays, elles étaient des citadines, c'est en ville que leurs erreurs étaient dénoncées, c'est là qu'elles étaient persécutées. La sorcellerie, au contraire, était avant tout un phénomène rural. Cette première différence a-t-elle suffi à empêcher l'assimilation polémique des unes aux autres ? Nous ne le pensons pas, avançant pour preuve le cas des béghards, surtout urbains eux aussi, mais que les polémistes présentèrent souvent comme des ruraux, pour signifier par là qu'ils étaient les ennemis de la ville.

Plus déterminantes ici que ces distinctions d'ordre spatial, des différences d'ordre temporel doivent être notées : la sorcellerie au sens propre, impliquant l'union charnelle avec le diable, le vol des sorcières, voire le sabbat, ne fut vraiment dénoncée qu'au XVe siècle. Sa répression massive commença dans le Midi et les pays alpins, et se développa dans la vallée du Rhin à partir de 1430-1450. Plus magiciennes que sorcières, usant de sortilèges mais ne passant pas pour avoir conclu volontairement un contrat avec le diable et s'être accouplées charnellement avec lui, des femmes avaient été brûlées dès le XIIIe siècle en Alsace [17]. Ces cas individuels se multiplièrent à Berne, Lucerne, Bâle, à la fin du XIVe siècle et au début du XVe siècle. C'est très précisément l'année 1400 qui marquait pour les inquisiteurs Henri Institoris et Jacques Sprenger la date charnière séparant les « anciennes sorcières », assaillies par les démons incubes contre leur volonté, des « sorcières modernes », troupes malfaisantes complices du diable [18]. En langue vulgaire, le terme de *Haxa*, signifiant la sorcière, apparut pour la première fois en 1419. Certes, la sorcellerie n'est pas née au début du XVe siècle. Elle a existé, elle existe, dans toute société rurale traditionnelle. Ce qui était nouveau au début du XVe siècle était plutôt l'attitude de l'Église à son égard : dans le passé, l'Église avait su intégrer à sa doctrine de nombreux éléments de la culture folklorique. Désormais la répression eut le pas sur la récupération. En 1446, l'Inquisition s'ajouta aux tribunaux laïques qui réprimaient déjà la sorcellerie, envoyant au bûcher, à Heidelberg, des fournées de victimes. Son rôle s'accrut surtout à partir de 1484, sous la direction des prêcheurs Institoris et Sprenger [19].

L'hérésie des sorcières commença d'être combattue au XVe siècle, et de plus en plus violemment dans la seconde moitié du siècle. Or à ce moment, les béguines étaient de moins en moins souvent accusées d'être des hérétiques. Un décalage chronologique sépare donc la répression pour hérésie des béguines et des sorcières.

Au-delà de ce décalage, la notion même de sorcellerie n'était-elle pas inconciliable avec l'image que les béguines, même hérétiques, offraient aux contemporains, rendant toute confusion impossible ?

La principale caractéristique de la sorcière était d'être *malefica*. Au début du XVe siècle, Jean Nider définit en une formule concise cette propriété des sorcières et des sorciers : la sorcellerie est une hérésie *(male fidem servans)* et un pouvoir surnaturel de nuire *(male faciens)*, procédant du consentement donné au diable par l'individu qui s'abandonne à sa volonté, corps et âme [20]. La sorcellerie s'établissait sur la base de ce contrat. Nul n'en doutait, pas même les théologiens, qui cherchaient plutôt à savoir dans quelle mesure Dieu autorisait le diable à inspirer ainsi l'action de certaines personnes [21]. Certains prêtres hésitaient même à croire que le sacerdoce les protégeait des sortilèges, et les inquisiteurs devaient les rassurer [22]. En effet, la puissance des sorcières était redoutable : elles pouvaient chevaucher la nuit un balai ou un loup, changer le temps, provoquer la maladie ou la mort, l'impuissance des conjoints, transformer les hommes en bêtes.

Certaines béguines s'essayaient à prédire l'avenir, et nul doute qu'elles semblaient inspirées par le diable. Mais elles n'étaient pas sorcières pour autant. « Les médecins, les astrologues et d'autres hommes sages prédisent l'avenir », notait Ulrich Molitor, et eux non plus n'étaient pas des sorciers [23]. Les sorcières avaient en propre d'user d'un pouvoir diabolique pour nuire à leur prochain. Les béguines et les béghards pouvaient être les victimes du Malin, contrairement aux sorcières ils ne recevaient pas de lui le pouvoir surnaturel de faire le mal. Ils pouvaient être *maleficiati*, ils n'étaient jamais eux-mêmes *malefici* [24]. Grâce au

Malin, ils étaient capables de pervertir les âmes et les corps. Les sorcières pouvaient transformer les corps.

Une différence essentielle s'établissait ainsi au cœur même d'une relation commune et privilégiée des sorcières comme des béguines avec les choses du corps : la sexualité, la maladie, la mort. La sorcière était la sage-femme et la guérisseuse du village [25]. La béguine de même assistait les malades, veillait les morts. Mais l'une était plus active et semblait disposer d'un pouvoir sur le corps et la vie. L'autre était passive et se contentait de consoler ceux qui souffraient. Même différence en ce qui concerne le sexe : la béguine était accusée d'en user et d'en abuser. La sorcière pouvait rendre impossible la procréation.

III. HYPOTHÈSES

Au XIVe siècle, le problème des béguinages fut posé en termes religieux : les béguines et les béghards furent accusés d'hérésie. Au XVe siècle il fut posé en termes de parasitisme social, dans le grief de mendiant valide. A la même époque, en nombre croissant, d'autres femmes incarnaient l'hérésie : les sorcières. Au cours du siècle, la sorcellerie fut même de plus en plus comprise comme une hérésie, alors que s'estompait l'idée que les béguines étaient des hérétiques : pour Institoris et Sprenger, en 1485, le *maleficium* des sorcières signifiait d'abord *male de fide sentire*, plus encore que *male facere* [26].

Béguines et sorcières furent jugées hérétiques, mais leurs hérésies respectives ne furent ni contemporaines, ni de même nature. Au début du XVe siècle, au carrefour de l'hérésie, les béguines et les béghards, devenus des mendiants valides, n'étaient pas au rendez-vous des sorcières.

Un simple événement, mais qui ne doit rien au hasard, montre bien comment les deux polémiques ont pris au XVe siècle des voies divergentes : en 1458, à l'âge de vingt-huit ans, Henri Institoris, qui allait devenir le premier grand chasseur de sorcières assista sans doute à l'exécution par le feu de l'hérétique Frédéric Reiser, qui avait induit en erreur plusieurs béguines, mais qui reconnaissait que l'hérésie qu'il avait propagée était en train de s'éteindre. Au moment où mourraient les derniers béghards hérétiques, partout s'allumaient les bûchers des sorcières.

A partir de 1484 surtout, quand fut promulguée la bulle *Summis desiderantes*, la sorcellerie parut justifier une persécution accrue. A cette époque, les béguinages étaient près de leur fin. Les railleries suffisaient à accompagner la disparition inéluctable d'un mouvement moribond, sans qu'il fût besoin du bûcher, réservé maintenant aux sorcières, qui étaient beaucoup plus virulentes. Difficile, voire impossible, l'assimilation des sorcières et des béguines n'était surtout pas nécessaire pour faire disparaître ces dernières.

Les mêmes auteurs, au XVe siècle surtout, ont condamné les béguines et les sorcières, non pour les confondre, mais parce que rien n'échappait à la curiosité de ces ecclésiastiques lettrés et de ces humanistes. Ils avaient le souci de distinguer, d'ordonner leurs représentations des malheurs du monde : la sorcière, nouvelle manifestation de l'hérésie, illustrait les malheurs de la foi et la puissance de Satan. La béguine et le béghard incarnaient la négation de la société laïque, de ses valeurs, de son travail.

Les béguinages étaient pour ainsi dire désacralisés : leurs habitants n'étaient plus considérés comme hérétiques, le diable n'y recrutait pas ses complices, l'inquisition s'en détournait. Au contraire, Satan redoublait d'efforts contre les couvents, les plus vertueux surtout : l'un et l'autre champions de l'observance dominicaine, Jean Nider au début du XVe siècle, Jacques Sprenger à la fin, ont souligné la haine particulière du diable pour la réforme qu'ils voulaient promouvoir. En effet, les démons harcelaient davantage les membres des ordres mendiants que les autres clercs, et les frères ou les religieuses réformés que les conventuels [27]. Ils ont envahi par exemple le couvent des dominicaines de Nuremberg, que Nider venait de convertir à l'observance [28]. Quant à Sprenger, sa haine des sorcières était complémentaire des autres aspects de son œuvre religieuse : la réforme de l'observance dominicaine, qui devait faire obstacle aux entreprises du diable dans les couvents ; la dévotion du rosaire, qu'il institua à Cologne, et qui ne laissait au diable aucun instant pour tenter le fidèle protégé par l'enchaînement continu des prières ; enfin le culte de l'Immaculée Conception, la virginité de Marie devant être d'autant plus exaltée qu'était condamnée la luxure diabolique des sorcières [29].

Ainsi, plus les sentiments religieux étaient intenses, plus la menace du diable était à redouter. Or les contemporains ne prenaient plus très au sérieux les déviations religieuses des béguines et des béghards. Et les reproches qu'ils pouvaient leur faire à cet égard n'étaient pas majeurs. Avant tout ils les accusaient de mendier et de ne pas travailler alors qu'ils en étaient capables. Le béghard surtout semblait incarner les périls du vagabondage et de la pauvreté. Le grief de mendiant valide n'était pas la réponse à un problème religieux, mais à un problème économique et social.

*
**

Il nous semble ainsi que dans les représentations des polémistes, le béghard d'une part, la sorcière de l'autre, se soient partagés au XVe siècle les deux pôles de la contre-société, aient incarné au mieux les deux formes complémentaires de la contestation sociale et religieuse de l'ordre établi.

Ce partage reposait sur une différenciation fonctionnelle des sexes : l'hérésie avait nettement une connotation féminine. Alors même qu'au XIVe siècle, parmi les hérétiques manifestes, les béghards étaient plus nombreux que les béguines, la polémique avait tendance à présenter les femmes comme plus sensibles à l'hérésie. Plus encore au siècle suivant, la sorcellerie fut l'hérésie des femmes. Au même moment un homme, le béghard, passait pour le mendiant valide type, le vagabond redoutable.

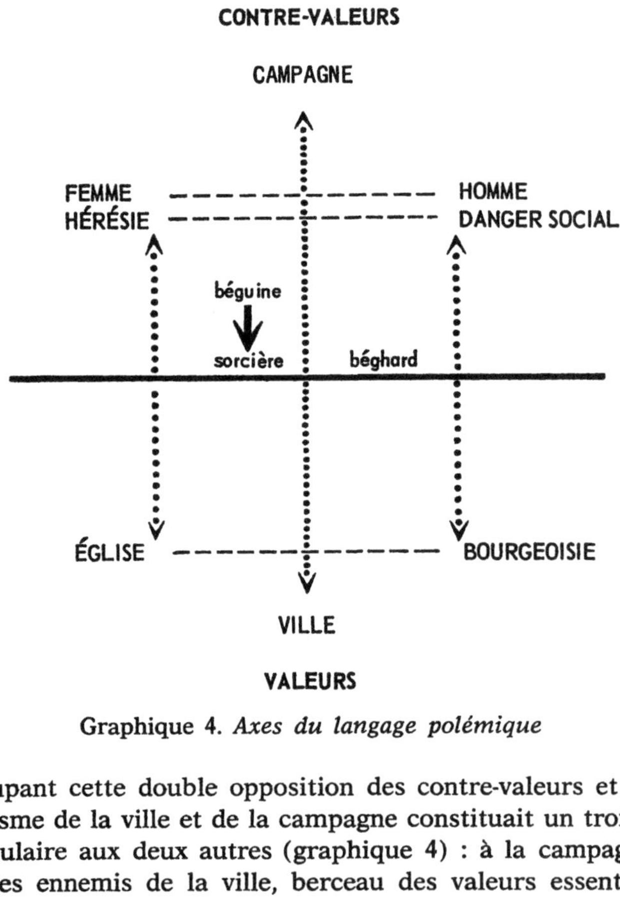

Graphique 4. *Axes du langage polémique*

Recoupant cette double opposition des contre-valeurs et des sexes, l'antagonisme de la ville et de la campagne constituait un troisième axe, perpendiculaire aux deux autres (graphique 4) : à la campagne étaient refoulés les ennemis de la ville, berceau des valeurs essentielles, religieuses ou sociales. La sorcière était effectivement une paysanne. Mais tous les béghards n'étaient pas les *rustici* de la tradition polémique, et encore moins des « anachorètes silvestres ». Ce n'était là qu'un moyen pour les classes dirigeantes de la société urbaine de signifier que ces miséreux lui étaient étrangers.

Conclusion

Les béguinages furent le produit d'une crise de croissance de la société médiévale. Dès le XIIIe siècle, celle-ci fut écartelée entre une évolution matérielle et spirituelle brutale qui donna naissance aux béguines et aux béghards et leur permit de se multiplier dans les régions les plus fortement urbanisées, et des structures institutionnelles rigides où aucune place n'était prévue pour eux.

C'est pourquoi, fondamentalement les béguines et les béghards étaient suspects. Sur la base de ce soupçon se constitua un discours polémique, trouvant le plus souvent dans les lieux communs d'une culture cléricale respectueuse de la tradition, la gamme entière des accusations permettant aux classes dirigeantes de condamner ceux qui semblaient mettre en cause l'ordre établi.

L'ampleur de ce discours fut sans commune mesure avec l'importance réelle des béguinages. En effet, les béguines et les béghards n'étaient pas seuls visés. Leur statut ambigu et indéfinissable entre celui des clercs et celui des laïcs les faisait considérer comme les représentants d'une bonne partie des exclus de la société, hérétiques ou vagabonds.

Ainsi, dans le jeu de tout un ensemble de thèmes polémiques se regroupant autour de deux griefs majeurs et extrêmes, l'hérétique et le mendiant valide, les adversaires des béguines et des béghards ont pu à chaque époque trouver tout à la fois les moyens d'exprimer leur hostilité à ces marginaux et de définir les normes de l'idéologie dominante.

Cette idéologie évolua insensiblement sous l'influence croissante des élites laïques et sous la pression de la conjoncture économique et sociale. L'évolution du discours polémique en porte témoignage : derrière les formules lentes à se modifier de ses porte-parole, c'est tout le langage d'une société qui, peu à peu, se modifiait.

Pour entendre ce langage, il nous fallait d'abord dépasser les apparences du discours. Le discours polémique, d'origine essentiellement cléricale, avait en effet une forme figée, mais nécessaire, à base de citations d'autorités, de métaphores obligées, ou de lieux communs d'une tradition hérésiologique. Au-delà des apparences, il nous fallait par conséquent déceler les intentions profondes, le langage qui ne pouvait pas ne pas être dit par ce type de discours.

Il nous fallait aussi découvrir plus globalement la logique discursive, remarquant que ce qui est dit trouve sa signification par rapport à ce qui ne l'est plus ou à ce qui ne l'est pas encore. A chacune de ses étapes, le discours polémique tenu contre les béguines et les béghards ne fut jamais que l'actualisation d'une de ses virtualités. Étudier un discours, c'est aussi être à l'écoute de ses silences ; c'est prendre en charge tout ce qui le constitue, ses présences et ses absences, les unes existant par les autres. Le mendiant valide, c'était l'hérétique qui n'avait plus cours. C'était aussi, sur le fond d'une idéologie où le social était indissociable du religieux, le répondant de la sorcière.

Parvenu à ce point de l'analyse, il peut sembler que le temps, privilégié pourtant tout au long de cette étude, ne compte plus : renvoyant à l'idéologie dominante, le discours paraît tout organisé autour de ses couples d'opposition. Mais le décrire « à plat » n'était pas l'objet de notre recherche : nous voulions animer ce schéma, montrer que l'accent, au cours du temps, n'a pas été mis toujours au même endroit et surtout expliquer cette évolution.

L'évolution de la polémique, et le devenir même des béguinages, sont inséparables des transformations structurelles de la société tout entière. Profondément marquée par l'alliance de la ville et de l'Église, cette société était menacée dans son équilibre : la prééminence idéologique de l'Église était mise en cause et des contradictions sociales accrues étaient le prix à payer à la reprise économique. L'oisiveté, fût-elle consacrée à Dieu, n'était plus de mise. Pour la béguine et le béghard, il était grand temps d'endosser l'habit des simples laïcs et de se mettre au travail.

Annexes

Plusieurs ensembles de documents que nous avons utilisés, mériteraient une édition complète et moderne : ainsi les œuvres de Jean Nider et de Félix Hemmerlin, qui n'ont pas été rééditées depuis le xve siècle. Les œuvres, encore manuscrites, de Jean Mülberg, seront bientôt publiées par un chercheur suisse, le père Walter Lindner (Coblence). De notre côté nous présenterons, seulement à titre d'illustrations, quelques textes rencontrés au cours de notre travail. Notre intention n'est pas de livrer des « pièces justificatives » : l'historien n'a pas à se justifier par des textes qui ne parlent jamais d'eux-mêmes, mais par la cohérence de sa réflexion sur les documents. Notre but est en somme purement pédagogique ; c'est pour cette raison que nous traduisons ces textes, regroupés selon l'intérêt majeur qu'ils présentent.

I. ENJEUX DE LA POLÉMIQUE

1. *L'idéal de pauvreté volontaire : la* Positio *du frère mineur Rodolphe Buchsmann, de Bâle (1400).* UBB, A IX 21, f° 91 r°-v°.

Prononcée à la Toussaint 1400, cette défense des béguines et des béghards présentés ici comme les représentants de la pauvreté volontaire, fut l'occasion pour le frère mineur de rappeler quelques arguments utilisés jadis par les franciscains les plus radicaux : il faut quitter tous ses biens et suivre le Christ, seuls les pauvres volontaires sont dignes d'annoncer son message. Idéal qui depuis longtemps n'était plus conforme à l'attitude des frères, et qui ne correspondait pas non plus au mode de vie des béguines et des béghards.

Positio fratris Růdolfi Buchsmann pro utrum amplexus defensione beginarum amorosus mendice paupertatis, sit status vie generosus evangelice dignitatis.

Conclusio prima : *quamvis summe perfectionis exemplar loculos quinque habuerit apparenter, tamen mendice paupertatis normam, vita et doctrina approbaverit evidenter.*

Corollarium primum : *regula certissima de evangelica perfectione non consistit in omnimoda christiformi actione.*

Corollarium secundum : *omnia relinquere in proposito et in communi maxime appropinquat evangelice perfectioni.*

Voir notes 1 et suiv., p. 248.

Conclusio secunda : *sicut elemosinarum piarum successiva largitio est actus generalis justicie, sic omnimoda verum pro Christo abrenunciare est actus perfectionis evangelice.*

Corollarium primum : *perfectius est simul omnia relinquere et pro Christo mendicare, quam successive bona corporalia pauperibus errogare.*

Corollarium secundum : *mendicare pro Christo et vivere de elemosinis cottidianis est meritorium et evangelice perfectionis.*

Conclusio tertia : *et si evangelice perfectionis sectatores pro necessariis victus debeant laborare, poterunt tamen corporalem spiritualibus exerciciis habundanter reconpensare.*

Corollarium primum : *stat aliquem corporaliter nichil laborare et tamen corporalis laboris mercedem iuste accipere.*

Corollarium secundum : *mendice paupertatis amorosi sectatores sunt evangelice veritatis aptissimi annunciatores.*

Corollarium responsivum, est pars affirmativa quesiti.

Prescripta positio fuit disputata anno domini MCCCC° circa festum omnium sanctorum per fratrem Rudolfum Buchsman ordinis sancti Francisci lectorem domus basiliensis, pro defensione lolhardorum, beghardorum sive beginarum, tam in regula tercia sancti Francisci, quam extra existencium, ad finem quod illis liceret mendicitate se posse nutrire non obstante quod sint validi layci et ad laborandum manibus robusti.

Traduction

Positio du frère Rodolphe Buchsmann, amoureux de la pauvreté mendiante, pour la défense des béguines, montrant que leur noble état participe en dignité à la voie évangélique.

Première conclusion : quoique le modèle de la perfection suprême ait eu apparemment cinq bourses, il a évidemment approuvé dans sa vie et sa doctrine la norme de la pauvreté mendiante.

Premier corollaire : la règle très rigoureuse de la perfection évangélique n'est pas absolument donnée en toute action du Christ.

Second corollaire : l'abandon de tous ses biens, par vocation et en commun, rapproche au maximum de la perfection évangélique.

Deuxième conclusion : si les dons successifs d'aumônes pies constituent un acte de justice générale, tout abandonner pour le Christ est un acte de perfection évangélique.

Premier corollaire : abandonner tous ses biens en une fois et mendier pour le Christ rapprochent plus de la perfection que céder en plusieurs fois aux pauvres des biens matériels.

Second corollaire : mendier pour le Christ et vivre d'aumônes quotidiennes est méritoire et conforme à la perfection évangélique.

Troisième conclusion : et si les sectateurs de la perfection évangélique doivent travailler pour vivre, ils peuvent cependant gagner la nourriture de leur corps par des exercices spirituels.

Premier corollaire : il est établi que quelqu'un qui ne travaille pas physiquement reçoit cependant en toute justice le salaire d'un travail physique.

Deuxième corollaire : les sectateurs amoureux de la pauvreté mendiante sont les plus aptes à annoncer la vérité évangélique.

Corollaire répondant affirmativement à la *Quaestio*.

La *Positio* ci-dessus fut disputée [1] l'an du Seigneur 1400, lors de la fête de la Toussaint, par le frère Rodolphe Buchsmann, lecteur du couvent de Bâle de l'ordre de saint François, pour la défense des lolhards, béghards et béguines vivant tant dans le tiers ordre de saint François qu'en dehors, afin qu'il leur soit permis de se nourrir en mendiant, bien qu'ils soient des laïcs valides et capables de travailler de leurs mains.

2. *Comment définir le tiers ordre et les béguinages? Extrait de la* Materia *du frère prêcheur Jean Mülberg, de Bâle (1405).* UBB A IX 21, f° 108 r°-109 v°.

A la Saint Jean de 1405, devant tout le clergé de Bâle acquis à ses idées, le dominicain Jean Mülberg réfuta les arguments du franciscain Rodolphe Buchsmann. Dans la quatrième *conclusio* de son argumentation il démontra que les béguines et les béghards étaient des laïcs et devaient être traités comme tels ; il en tira trois corollaires qui soulignent l'ambiguïté des termes *ordo, status, religio* et *regula* qui sont parfois, mais pas toujours, synonymes, avant d'établir que les tertiaires eux-mêmes ne forment pas un ordre religieux, qu'ils sont de simples laïcs, et qu'ils sont excommuniés s'ils vivent à l'instar des béguines et des béghards.

Corollarium primum : *Status regule subiectorum regule tertie non est ordo nisi equivoce. Primum corollarium hoc per conclusionem quia sunt layci. Item, sed quia jus et eius doctores appellant sepe regulam ipsam tertium ordinem, ideo notandum est quod isti termini « religio » et « ordo » interdum sunt synonima, sicut cum dicitur quatuor sunt ordines mendicantes, id est religiones. Et sic notum est quod regula tertia non facit ordinem, quia non facit religionem. Quantumque autem capitur communius et equicove, et sic capitur hic in corollario, et ubicumque vocatur tertius ordo, nec ponit suos extra metam laycorum. Ideo dicit Wilhelmus de Laudano :* « Ideo ille ordo tertius ponitur, per quem omnis incertitudo et imperfectio denotatur », *super* Cle. Cum ex eo, De sen, excommunicationis. *Conceditur ergo quod regula tertia sit ordo, id est quedam approbata ordinatio, sed hoc est equivoce, sic familia domus et scolares in scolis faciunt ordinem. Et peregrinantes faciunt comites, fratres et sorores. Prima autem et secunda Francisci regule faciunt ordinem univoce et propris et conformiter sub hiis regulis degentes vocantur vere fratres et sorores.*

Corollarium secundum : *Tertie regule subiecti nec proventibus ecclesiasticis nec anniversariis nec elemosinis debent uti, cum non sint religiosi sed layci. Ultima pars corollarii ex superioribus nota est, probat ceteras eius partes, quia cum layci non debent talibus sed laboribus suis uti, quia layci non debent vivere de patrimonio crucifixi, sed clerici ut ex superioribus colligitur : igitur corollarium verum.*

Corollarium tertium : *Viri et mulieres sub tertia regula degentes, statum, habitum et vivendi modum beghardorum vel beginarum tenentes non obstante regula eadem, sunt reprobati et per censuram late sentencie a sancta ecclesia repulsi. Istud corollarium primo probatur per omnia argumenta et media excommunicationis beghardorum et beginarum probantia, quia, ut dictum est, layci sunt. Et in hac parte suffragatur eis regula in aliquo, cum talis habitus, status et vivendi modus in regula ipsis non sit concessus, sicut ecclesia manifeste clamat dominus Johannes XXII*[us] *in* Extravagante Ecclesia sancta romana, *ubi notat reprobatum statum, habitum et ritum beghardorum et beginarum, talem licentiam ratione regule sibi usurpantes, quorum excusationem frivolam affirmat, sic dicens :* « Nonnulli etiam asserentes se esse de 3° ordine sancti Francisci penitentium vocato, predictum statum et ritum eorum sub velamine talis nominis satagunt palliare, cum tamen in regula ipsius eiusdem talis vivendi ritus nullatenus sit concessus ». *Hec ille.*

Item Johannes de Lignano allegans predictam, scilicet quomodo sub velamine nominis 3ᵉ regule satagunt suos errores palliare, super Cle. Cum de quibusdam, *dicit sic :* « hic scilicet a sentencia excommunicationis ibidem late non excluduntur sorores de 3a regula que fuit approbata per dominum Nicolaum IIIIum, ut manifestat dominus Johannes XXIIus per suas patentes litteras ». *Sed Johannes Andreas videtur velle contrarium, super eodem canone. Sed concordancia est facilis : sorores enim de 3a regula, inquantum tales non includuntur in excommunicatione huius Cle (mentinae), cum habent regulam approbatam, et hoc notat Johannes Andreas, sed vivendi ritum et habitum beginis reprobatum sectantur. Ideo non excluduntur ab ista excommunicatione, sed sunt excommunicate. Et hoc notat Johannes de Lignano. Et est ratio qua nec talis habitus, nec vivendi modus in ipsarum regula invenitur. Et hoc expresse ponit dominus Johannes papa XXIIus in sua constitutione* Sancta romana *sicut supra dictum est. Item ex eo quod quilibet incidit in excommunicationem qui in termine damnato participiat terminoso :* Extra. De sentencia excommunicationis, Nuper. *Et canon* Si concubine. *Item iste de tertia regula conveniunt cum aliis beginis in nomine, cum tam ille quam iste vulgariter sorores, swestriones, begine et aliis similibus et eisdem nominibus nuncupantur. Inspicitur enim elocutio vulgi, ut notat Johannes Andreas super verbo* vulgariter *in eadem* Clementina Cum de quibusdam. *Et hec pro corollario isto probando sufficiant pro nunc.*

Ex istis omnibus conclusionibus precedentibus, scilicet de mendicitate, de statu beghardorum et beginarum, et de tertia regula, infertur corellative quod littere apostolice pro statu beghardorum et beginarum tollerando impetrate, videntur fuisse surreptive, exeo quod in eis de mendicitate ac aliis eorum ritibus a iure reprobatis, veritas est supressa, qua expressa tales littere non fuissent obtente.

Explicit materia fratris Johannis de Mulberg, ordinis predicatorum, contra beghardos, beginas, lolhardos et swestriones.

Traduction

Premier corollaire : l'état de la règle de ceux qui sont soumis à la troisième règle n'est pas un ordre, sinon en un sens équivoque. Le premier corollaire dérive de la conclusion qu'ils sont des laïcs. Mais si le droit et ses docteurs appellent souvent cette règle le tiers ordre, il faut remarquer que les termes « religion » et « ordre » sont par ailleurs synonymes, au sens où l'on dit qu'il y a quatre ordres mendiants, ou religions. Notons par conséquent que la troisième règle ne forme pas un ordre, parce qu'elle ne forme pas une religion. Le mot d'ordre est pris dans ce corollaire dans un sens plus commun et équivoque, et le fait de parler à chaque fois de tiers ordre, ne soustrait pas ses membres à la mesure propre aux laïcs. C'est ce que dit Guillaume de Montlauzun [2] : « On établit ce tiers ordre, source de toute incertitude et imperfection », à propos de la Clementine *Cum ex eo. De sentencia excommunicationis* [3]. On admet que la troisième règle soit un ordre, c'est-à-dire quelque ordonnance approuvée, mais cela est équivoque, comme dire que la famille d'une maison et les écoliers des écoles forment un ordre, et que les pèlerins sont des confrères, des frères et sœurs. En revanche, la première et la seconde règles de saint François forment un ordre, entendu en un sens univoque, au sens propre, et ceux qui vivent sous ces règles conformément à elles sont appelés à juste titre frères et sœurs.

Deuxième corollaire : ceux qui sont soumis à la troisième règle ne doivent tirer profit ni de prébendes ecclésiastiques, ni de dons anniversaires, ni d'aumônes, n'étant pas des religieux, mais des laïcs. L'ultime partie du corollaire, étayée par les arguments ci-dessus, prouve ses autres parties, puisque les laïcs ne doivent pas tirer profit de tels biens, mais de leurs travaux, puisque les laïcs ne doivent pas vivre du patrimoine du Christ, mais que seuls les clercs en ont le droit, comme on l'a démontré plus haut : donc, le corollaire est juste.

Troisième corollaire : les hommes et les femmes qui vivent sous la troisième règle, et adoptent, en dépit de cette règle, l'état, l'habit, et le mode de vie des béghards et des béguines, sont réprouvés et exclus de la Sainte Église par la censure d'une sentence générale. Ce corollaire est prouvé premièrement par tous les arguments et les moyens concernant l'excommunication des béghards et béguines, puisque ce sont des laïcs, comme on l'a dit. La règle leur est accordée, mais cet habit, cet état et ce mode de vie ne leur sont pas autorisés dans la règle, comme le proclame manifestement dans l'Église le seigneur Jean XXII dans l'Extravagante *Ecclesia sancta romana* [4], là où il note que sont réprouvés l'état, l'habit et le genre de vie des béghards et des béguines, et ceux qui s'arrogent de telles libertés au nom de la règle ; il affirme que leur excuse est légère, quand il dit : « Certains qui assurent appartenir au tiers ordre de saint François, appelé l'ordre des pénitents, s'efforcent de cacher sous le voile d'un tel nom l'état et le genre de vie des béghards et des béguines, alors que dans cette règle, un tel genre de vie ne leur est aucunement autorisé. »

De même, Jean de Legnano [5], invoquant cette Extravagante sur la manière dont ils s'efforcent de cacher leurs erreurs en les voilant par le nom de troisième règle, dit à propos de la Clementine *Cum de quibusdam* [6] : « les sœurs de la troisième règle, qui fut approuvée par le seigneur Nicolas IV comme le prouve le seigneur Jean XXII par ses lettres patentes, ne sont pas exclues de la sentence générale d'excommunication ». Jean André émet au sujet du même canon une opinion contraire [7], mais l'accord est facile, car les sœurs de la troisième règle en tant que telles, ne sont pas touchées par l'excommunication proclamée par cette Clémentine, puisqu'elles ont une règle approuvée. Voilà ce que note Jean André. Mais elles adoptent le genre de vie et l'habit interdits aux béguines : aussi ne sont-elles pas exclues de l'excommunication, elles sont excommuniées. C'est ce que note Jean de Legnano. Voilà la raison pour laquelle ni un tel habit, ni un tel mode de vie ne se trouvent mentionnés dans leur règle. Cela, le seigneur pape Jean XXII le déclare expressément dans sa constitution *Sancta romana* [8], comme on l'a dit plus haut. Et aussi pour cette raison que quiconque franchit les limites à l'intérieur desquelles s'applique la condamnation, est frappé par l'excommunication, selon l'Extravagante *De sentencia excommunicationis, Nuper*, et le canon *Si concubine* [9]. De plus les femmes de la troisième règle portent le même nom que les autres béguines, puisque les unes aussi bien que les autres sont désignées dans le peuple par les noms de sœurs, *swestriones*, béguines, et par d'autres noms semblables encore. Qu'on regarde les dénominations populaires, comme le note Jean André au mot *vulgariter*, dans cette même Clementine *Cum de quibusdam* [10]. Ces arguments suffisent pour le moment à prouver ce corollaire.

De toutes les conclusions précédentes sur la mendicité, sur l'état des béghards et des béguines et sur le tiers ordre, il s'ensuit corrélativement que les lettres apostoliques qui ont été reçues, tolérant l'état des béghards et des béguines, semblent avoir été écrites en cachette, puisqu'elles ne contiennent pas la vérité au sujet de la mendicité et d'autres traits de leur genre de vie réprouvés à juste titre. Si la vérité avait été exprimée, de telles lettres n'auraient pas été obtenues.

Ici prend fin la *Materia* du frère Jean Mülberg, de l'ordre des prêcheurs, contre les béghards, les béguines, les lolhards et les *swestriones.*

3. *Le contexte conciliaire et l'aspiration à la réforme de l'Église : souvenir laissé par les sermons en allemand du frère prêcheur Jean Mülberg de Bâle (1431-1449).* UBB A 22, f° 236 r° Urstisii Collectanea.

Le mot de réforme résume toute l'œuvre de Mülberg, à l'intérieur des couvents de son ordre, où il prôna l'observance, à Bâle où il s'opposa aux béguines, et où, après l'expulsion de celles-ci, il stigmatisa les abus du clergé local. En 1411, Grégoire XII le chargea de prêcher en son nom pour hâter la fin du schisme et la réforme de l'Église. D'où cette invitation pressante à se réformer, lancée à Bâle qui devait devenir en effet une « seconde Rome » lors du concile de 1431-1449 [11].

Er sprach : « O Basel, froͤwe dich, groͤsser eren wan in dir, sol Rom werden, und in dir sol die pfütz aller ketzerÿ geoffnet werden, und frow dich dz die pfütz und dz wurmnest, da alle ketzerÿen us einsprungen ist, in dir sol zerstoͤre werden, aber es muͤss mit grosser biterliche arbait bescheche, und ich mag die zit nit erleben dz es beschech, aber sy sitzen vir minen ogen die dz werd sechen dz es bescheche. »

Er sprach och zuͦ Basel : « Wirde Rom also wolfel, dz sÿ zuͦ dir werden komen zuͦ dinem stuben offen, und dich biten umb herberg und du gibst innen herberg ».

Aber sprach er : « Froͤend uch alle reiny hertzen, wain die ere gottes züch da herr, den es muͤs ein reformation beschechen, es sige recht wem es lieb oder leid, wellend die grossen prelaten der heilige kirche dar zue tune und och die weltliche fürsten, so werden die stein reden also vil dz es beschicht. »

Do sprach ein heilige frow zue mir : « ich wurd grosy wunder erleben zue Basel, wan es wurd im Munster ein engel uf den richt stuͤl ston, und wird allen geischliche prelatten und stenden verkuͤnden wie sy sich fürbass sollen hailten in we stenden ; thon sy daz, ist guͦt, thon sy es nit, so wird der selbig engel wider uf ston und wird allen fürsten und heren verkunden wie sie furbas sich die geistlich halten sollen und och den steten, daz sy es sollen und muͤssen halten. »

Traduction

Il dit : « O Bâle, réjouis-toi, on va te réserver de grands honneurs : tu seras Rome, c'est chez toi qu'on crèvera l'abcès de toutes les hérésies, et réjouis-toi, car c'est chez toi que ce bourbier et ce nid de vermine où grouillent toutes les hérésies seront détruits, mais il faut que cela se fasse à la suite d'un travail soutenu, et je ne vivrai pas assez longtemps pour le voir, mais j'ai devant les yeux ceux qui en verront la réalisation. »

Il dit aussi à Bâle : « Rome voudra-t-elle s'abaisser pour qu'ils viennent chez toi, où ils trouveraient portes ouvertes et demanderaient l'hospitalité, et tu leur accorderais l'hospitalité. »

Mais il dit aussi : « Que tous les cœurs purs se réjouissent, il y va de l'honneur de Dieu, car il faut faire une réforme, ce sera juste, qu'on le veuille ou non : si les grands prélats de la sainte Église, ou les princes, ne veulent s'y prêter, les pierres parleront pour que cela se réalise. Alors une sainte femme me dit que je verrai encore de grandes choses à Bâle, lorsqu'un ange se tiendra à la cathédrale, au siège du juge, pour annoncer à tous les prélats et dignitaires comment ils devront à l'avenir se conduire face aux affaires publiques ; s'ils obéissent, ce sera bien, s'ils n'obéissent pas, le même ange se dressera encore pour annoncer à tous les princes et seigneurs comment à l'avenir les ecclésiastiques devront se conduire, et annoncer aux villes comment elles devront, obligatoirement, se conduire. »

II. ASPECTS DE LA POLÉMIQUE

1. *Plainte des frères mineurs de Bâle contre Jean Mülberg, OP (entre 1400 et 1405).* SAB, Pred. N 5.

Six griefs résument les raisons de l'hostilité des frères mineurs bâlois à Jean Mülberg : en prêchant contre les béguines, celui-ci étendait la condamnation de celles-ci aux tertiaires, à travers lesquelles il visait finalement les franciscains eux-mêmes.

1) *Primo quod asserunt fratrem Johannem Mulberg publice predicasse contra fratres et sorores tertie regule.*

2) *Secundo asseruit penas contra beghardos et beginas a iure inflictas comprehendere fratres et sorores tertie regule.*

3) *Item dicunt ipsum asseruisse litteram felicis recordationis Bonifacii papa noni* Sancte sedis apostolice *que revocat privilegia concessa beghardis, intelligi de personis tertie regule.*

4) *Item quod dixit processus contra beghardos ac beginas latos per reverendum patrem et dominum etc. intelligi de personis 3e regule.*

5) *Item quod fratres minores sint excommunicati propter participationem cum personis tertii ordinis.*

6) *Item dicti processus, veritate tacita et falsitate saga (citer ?) suggesta, ex malicia sunt impetrata.*

Traduction

1) Premièrement, ils assurent que le frère Jean Mülberg a prêché publiquement contre les frères et les sœurs de la troisième règle.

2) Deuxièmement, qu'il a affirmé que les peines infligées à bon droit aux béghards et aux béguines visent aussi les frères et les sœurs de la troisième règle.

3) A ce qu'ils disent aussi, il a affirmé que la lettre du pape Boniface IX d'heureuse mémoire, *Sancte sedis apostolice* [12] qui révoque les privilèges accordés aux béghards, s'applique aussi aux personnes de la troisième règle.

4) Ils affirment aussi qu'il a dit que les décrets pris contre les béghards et les béguines par le très vénéré père et seigneur s'appliquent également aux personnes de la 3e règle.

5) Et aussi que les frères mineurs sont excommuniés en raison de leurs relations avec les personnes du tiers ordre.

6) Pour les frères mineurs lesdits décrets, la vérité étant tue et la fausseté suggérée avec adresse, ont été promulgués dans un esprit de malice.

2. *Une requête en Cour de Rome : lettre de Jean Mülberg, OP, à Jean Pastoris, prêtre séculier et recteur des écoles de Bâle (vers 1405-1406 ?).* SAB, Pred. N 5, 801.

Les frères mineurs de Bâle ayant fait appel à Innocent VII (1404-1406), Jean Mülberg, à partir de 1405, résida à Rome, sous son pontificat puis celui de Grégoire XII (1406-1416), jusqu'à ce qu'il ait obtenu gain de cause en 1411. Cette lettre témoigne des problèmes financiers que posaient de telles démarches, bien évoquées par ailleurs par J. Favier [13] et F. Rapp [14], et aussi des réseaux d'influences contradictoires auxquels se heurtaient ceux qui étaient étrangers à la Cour pontificale. Jean Pastoris, qui avait assisté Mülberg dans sa lutte contre les béguines à Bâle, posséda le manuscrit de la *Materia* de Mülberg conservé aujourd'hui à Colmar [15].

Hec sunt substancialia excerpta de missiva fratris Johannis Mulberg directa domino Johanni Pastoris rectori scolarium.

« In eamdem ymaginem transformari tamquam a domini spiritu *etc.* » *Noveritis quod delatus fui domino nostro sanctissimo pro viro nephando et pessimo. Ipse autem, quam cito me viderit, dixit eumdem sanctissimum, sepius replicando :* « iste est bonus homo ». *Pater prius mihi notus et mirando miratus fuit quomodo monitorium et citatio personalis contra me forent emissa, ac :* « Si duxissem, si de isto homine intellexissem, talia contra eum non concessissem ».

Advocati, procuratori et ceteri mirantur et scandalizantur cur dominus basiliensis et ceteri concitati pecunias mittere differant, videntes me solum pro causa exponere. Igitur laborate cum ceteris pro pecunia aliquantula. Non tamen credo magnam summam in ista causa nos esse consumpturos, respectu aliorum in minoribus causis laborantium. Ego enim nemini propino, sed consuetum pretium tribuo etc. Non possum vobis sufficienter narrare quantum laborant pro compositione. Ipse autem dominus me comittit mihi : expresse enim dixit coram multis cardinalibus et aliis quod deberet mihi fieri optima justicia.

Consedete et conquirite de erroribus, sicut scripsi vobis, ad libella dum pertinentibus. Timeo vehementer quod in cancellis post recessum meum nihil feceritis, timentes muscas in aere volantes. Cum tamen oporteat ferrum cudere dum constat calidum. « Levate capita vestra, regiones albe sunt ad messem. » *Irascor vobis et ceteris, quod in cancellis non clamatis usque ad celum, ut audiatur in tota almaria. Ceterum noveritis, absque tamen tristitia quantumque quod fratres minores nuper iterum per falsas informationes et mendaces suggestiones per multos mentitores, impetraverunt a domino papa quasdam certas constitutiones, non contra nos citatos, sed pro recuperatione et reductione suarum beginarum etc. Que postquam intellexi, concurri ad ipsum dominum nostrum cadens ad pedes eius ad contrarium ipsum informando. Qui benigne paternale et gratiose me recepit. Et inter alia plura coram turba cardinalium et aliorum, dixit quod recte ac bene predicassem, non solum contra beghardos et beguinas extra regulam, sed eciam contra tales in regula predicando. Et quare non deberunt corrigi isti, ita bene sunt*

illi, addens quod processus domini basiliensis in suo robore deberent permanere, et sic cassavit adversaria impetrata.
Excusate me de non scribendo quod et peto fieri coram dominis canonicis et aliis. Non enim vacat omnibus scribere, nec possemus habere nuntios certos, quia sepe qui creduntur amici sunt inimici.

Traduction

Voici de substantiels extraits de la lettre adressée par le frère Jean Mülberg, au seigneur Jean Pastoris, recteur des écoles.
« Nous sommes transformés en cette même image (de Dieu), comme par l'esprit du Seigneur »[16]. Sachez que l'on m'a fait passer auprès de notre seigneur très saint (le pape) pour un homme funeste et très mauvais. Mais celui-ci, dès qu'il me vit, dit que j'étais très saint, répétant souvent : 'Voilà un homme de bien'. A peine eus-je fait sa connaissance, il n'eut de cesse de s'étonner qu'un avertissement et une citation personnelle aient été promulgués contre moi, disant : 'Si j'avais su, si j'avais compris qui était cet homme, je n'aurais pas pris parti contre lui'.

Les avocats, les procureurs et tous les autres s'étonnent et s'indignent que l'évêque de Bâle et les autres personnes citées ensemble diffèrent l'envoi d'argent, me voyant seul dépenser pour la cause. Travaillez donc avec les autres à réunir quelque argent. Cependant, je ne crois pas que nous dépenserons en cette cause une grande somme, voyant les autres personnes qui s'occupent de causes mineures. Je ne fais jamais la première offre, mais je donne le prix habituel, etc. Je ne peux pas vous dire assez quels efforts on accomplit pour se mettre d'accord ! Mais le seigneur pape me donne confiance en moi-même. En présence de nombreux cardinaux et d'autres personnes, il a dit nettement que la meilleure justice devait m'être rendue.

Réunissez-vous, et, comme je vous l'ai écrit, recherchez les erreurs concernant les libelles[17]. Je crains violemment que vous ne fassiez rien en chaire depuis que je suis parti, par peur des mouches qui volent dans l'air. Alors qu'il faudrait battre le fer tant qu'il est chaud ! « Relevez la tête, blanches sont les contrées prêtes à la moisson »[18]. Vous m'irritez, vous et tous les autres, qui ne clamez pas en chaire jusqu'au ciel, pour être entendu au fond de tous les cœurs. Par ailleurs, apprenez, mais sans tristesse, que les frères mineurs, récemment et de nouveau, grâce à de fausses informations et des propositions menteuses, à l'aide d'un grand nombre de menteurs, ont obtenu du seigneur pape certaines constitutions, non contre nous qui avons été cités, mais pour pouvoir retrouver et ramener leurs béguines, etc. Dès que j'ai compris cela, j'ai couru auprès de notre seigneur, tombant à ses pieds pour l'informer en sens contraire. Il me reçut paternellement et courtoisement. Et entre bien d'autres choses, en présence de la foule des cardinaux et d'autres personnes, il dit que j'avais prêché comme il fallait, non seulement contre les béghards et les béguines vivant en dehors de la règle, mais aussi contre ceux qui vivent dans la règle. C'est pourquoi ces prêches ne devront pas être corrigés, puisqu'ils sont bons, ajoutant que les décrets du seigneur (évêque) de Bâle devront être maintenus en vigueur, et ainsi il cassa les privilèges contraires qui ont été obtenus.

Excusez-moi de ne pas écrire ce que je vous demande aussi de faire en présence des seigneurs chanoines et d'autres personnes. On n'a pas le loisir d'écrire à tout le monde, et nous ne pouvons avoir des messagers sûrs, car souvent, ceux que l'on croit être des amis, sont des ennemis.

III. PORTRAIT DU MENDIANT VALIDE

D'après Félix Hemmerlin, chanoine séculier (première moitié du XVe siècle).
Deux extraits des traités de Félix Hemmerlin, choisis parce qu'ils offrent au milieu d'une littérature très abstraite et ardue, comme un faux pittoresque, imaginaire pour une large part, mais donnant l'illusion d'une description concrète des béghards [19]. Après la rencontre des « béghards silvestres », suit la description des hypocrites lolhards. La méthode du discours, où l'abondance des citations tient parfois lieu de démonstration, la rigueur du raisonnement néanmoins, progressant par étapes successives, doivent retenir l'attention autant que la teneur des griefs exprimés.

1. *Extrait de* Contra anachoritas beghardos beginasque silvestres

Ita ego Felix clericus Cantor thuricensis Decretorum doctor inutilis, in quodam frondose nemore ad fores cuiusdam domus solitariorum seu heremitarum preteriens, vidi simulacrum cuius subscriptio fuit hec, videlicet Agnus Dei, *crucis signaculo et dyademate decoratum. Unde solerter mihi pulsanti reserata sunt ostia, et continuo occurenti loquebar :* « Pax huic domui ». *Qui ait :* « Pacificus estne ingressus tuus ? » *(I Reg. 18). Et dixi :* « Pax, Dei que exuperat omnem sessum convertat cor tuum ad pacem », *ad Phil. 4. Unde ait ipse :* « Dominus custodiat introitum tuum » *(Ps. 120), et continuo mirabar quare huiusmodi versum non compleverit. Et introduxit me in habitationem istam : ubi mox* « vidi promptuaria plena eructantia » *ex hoc in illud Psal. 143, et expost quosdam homines in habitu religioso cappatos, scapulariatos et plures ex eis barbatos procedentes, et in uno loco ad horam orationis nonam se (ut assuerunt) congregantes. Et iterum dixi :* « Aperiat dominus cor vestrum ». *Et respondens unus de senioribus mihi demonstrando fratres suos :* « Hi sunt qui venerunt ex magna tribulatione, et laverunt stolas suas et dealbaverunt eas in sanguine agni ». Ideo sunt hi ante thronum Dei et serviunt ei, die ac nocte in templo eius ; et qui habitat in throno habitat super illos ; non esurient neque sitient amplius, neque cadet super eos ros neque ullus estus » *(Apocalyps. 7). Et ego, contemplando eosdem, dixi* : « et ideo apparent vultus eorum meliores et corpulentiores pre omnibus qui vescebantur cibo regio », *ut Daniel I. Ac ultra intulit idem :* « Ecce quam bonum et quam iocundum habitare fratres in unum » *(Ps. 132).*

Traduction

Ainsi, moi, Félix, clerc, chantre de Zurich, inutile docteur en Décrets, j'arrivai dans une forêt touffue, aux portes d'une maison de solitaires ou d'ermites. Au-dessus de l'inscription *Agneau de Dieu,* je vis la représentation d'une petite croix décorée d'une couronne. Les portes que je m'efforçais de pousser cédèrent, et quelqu'un apparut soudain ; je lui dis : « Paix à cette maison ». Il dit : « Ton entrée est-elle pacifique ? » (I Rois 18), et je répondis : « Que la paix de Dieu surpasse toute intelligence et convertisse ton cœur à la paix », selon Philippiens 4, 7. D'où sa réplique : « Que Dieu protège ton entrée » (Psaume 121 (120) 8), et je m'étonnais de ne pas l'entendre compléter le verset [20]. Il m'introduisit dans cette habitation ; « j'y vis bientôt des greniers pleins à craquer », comme au Psaume 143, 13, et bientôt des hommes en habit religieux, avec le capuchon, le scapulaire, et pour plusieurs une longue barbe, se réunissant à l'heure de none pour la prière (à ce qu'ils affirmaient). Et de nouveau je dis : « Que le Seigneur ouvre vos cœurs », et l'un des plus vieux me répondit en montrant ses frères : « Ce sont ceux qui viennent de la grande épreuve : ils ont lavé leurs robes et les ont blanchies dans le sang de l'agneau. C'est pourquoi ils sont devant le trône de Dieu, le servant jour et nuit dans son temple. Et celui qui siège sur le trône étendra sur eux sa tente ; jamais plus ils ne souffriront de la faim ni de la soif, jamais plus la rosée ni la chaleur brûlante ne les éprouveront » (Apocalypse 7, 13-17). Les contemplant, je remarquais qu' « ils avaient belle mine et bonne santé, plus que tous les enfants qui mangeaient des mets du roi » (Daniel 1, 15). Puis il déclara : « Voyez ! Qu'il est bon, qu'il est doux d'habiter en frères tous ensemble » (Psaume 133 (132) 1).

2. *Extrait de* Lolhardorum Descriptio

Nunc scio vere quia iste populus et eorum similes sunt de his quos Christus pre omnibus aliis in hoc mundo persecutus est. Sunt enim, ut scribitur Luc. 18, « qui in se confidunt tamquam iusti aspernantur ceteros » : *gratias Deo agunt, quia simulant se non fore sicut homines ceteri, raptores videlicet injusti, adulteri, ieiunantes bis in sabbato. Decimas dant de omnibus (sicut asserunt) que possident, prout veritas describit ypocrisim pharisaicam ubi supra. Nam et propheta dicit Esa. 9* « Omnis ypocrita nequam ».

Et primo quia in se confidunt tamquam iusti, quia suas opiniones falsas praeponunt scripturis et scripturarum doctoribus, et ideo sunt hi de quibus dicitur, Hiere. 7 : « Non audierunt me nec inclinaverunt aurem suam, sed induraverunt cervicem : et peius operati sunt quam patres eorum ». *Quod proprie verificatur de huiusmodi populo periculoso, sicut et de iudeis. Nam patres eorum interfecerunt prophetas, ut dicit Chrisostomus, et ipsi iudei, quia interfecerunt Christum principem prophetarum, peius operati sunt ; et patres iudeorum, qui et nostri patres fuerunt, sicut non audierunt prophetas, sic ille populus non audit principem prophetarum qui per singulos dies in voce tube per suos legatos, vicarios et locumtenentes prohibet validos non mendicare.* « Sed non audierunt neque inclinaverunt aurem suam mihi ». *Unde sequitur Esa. 6* « Vadas et dicas populo huic : audite intelligentes et nolite intelligere et videte visionem et nolite cognoscere ». *Et ut ostenderet propheta quod in credendo principi prophetarum vel suis vicariis consistat salus populi, statim subdidit :* « Exceca cor populi hujus et aures eius aggrava et oculos eius claude, ne forte videat oculis, et in auribus suis audiat, et in corde suo intelligat et convertatur ». *Hec ibi. Et hec operantur qui in se conficiunt tamquam iusti, prout hodie faciunt judei.*

Secundo aspernantur ceteros inter quos vivunt, et vestitu et habitu se segregant ab eisdem, et contra continuam dictorum veri principis prophetarum vicariorum in terris prohibitionem, sumptuosa temeritate habitum nove religionis assumunt, ut De relig. do., *c. unico, lib. VI. Qui quidem habitus eis si essent de tertia regula fratrum minorum minime liceret cum sanctus Franciscus nec talem habitum, nec scapulare eisdem unquam indixerit, ut patet in* Cle. I, De ver. sig.

Tertio gratias agunt quia non sunt sicut ceteri raptores, iniusti, adulteri et quomodo. Nam incedunt inclinato capite prolixas in ecclesiis facientes orationes pre ceteris, de quibus Isido. Lib. III, De sum. bo., *c. VIII. Proprium ypocritarum est offere se in orationibus videntibus quorum fructus est non Deo placere, sed gloriam ab hominibus comparare. In domibus autem suis, prout experior penitus vacantes et ad saturitatem comedentes, bibentes et dormientes, quia non est lex ipsis ultra arbitrium liberum (ut ipsi presumunt) a quovis imposita. Et in publico utique huiusmodi crimina ibidem enumerata, plerumque ut fides ipsis maior adhibeatur implere non presumunt. Quare ieiunant non tamen bis sed ter vel quater in sabbato ut puto iuxta aliquorum expositionem. Bis ieiunant in die illi qui semel manducant, quia semel a mane usque ad prandium, et post prandium usque ad noctem. Ipsi autem pluries videlicet primo a mane usque ad gentaculum ; et abinde usque ad prandium ; tertio abinde usque ad merendinam ; quarto quousque cenant ; quinto usque ad noctem. Ex his inferunt, quia videlicet non sumus ut hic publicanus, per quod ostendunt primum sacerdotes, et consequenter omnes status mundi ipsi fore peiores, a quibus per habitum, ut permittitur, se segregaverunt, tamquam milites qui per delationem balthei et nobiles per torneamenta se ceteris ostendunt preeminentiores...*

Traduction

En vérité, je n'ignore plus pourquoi ces individus et leurs semblables sont de ceux que le Christ en ce monde blâma plus que tous les autres. C'est d'eux en effet qu'il est écrit en Luc 18, 9, « qu'ils se flattent d'être des justes et qu'ils méprisent les autres ». Ils rendent grâce à Dieu, feignant de n'être pas semblables aux autres hommes, ce sont des brigands ignorants de la justice, coupables d'adultère, jeûnant deux fois le samedi. Sur tout ce qu'ils possèdent, ils affirment prélever les dîmes ; la vérité saura déceler l'hypocrisie pharisienne, comme on l'a vu plus haut. Car le prophète dit aussi, Isaïe 9 : « Tout hypocrite est mauvais ».

Premièrement parce qu'ils se flattent d'être des justes, parce qu'ils placent leurs fausses opinions au-dessus des Écritures et des Docteurs des Écritures. C'est d'eux qu'il est dit en Jérémie, 7, 26 : « Ils ne m'ont pas écouté, ni n'ont prêté l'oreille, ils ont raidi leur nuque, ils ont été pires que leurs pères, » ce qui convient parfaitement à cette sorte de gens dangereux, de même qu'aux juifs : car leurs pères ont tué les prophètes, comme le dit Chrysostome, et les juifs eux-mêmes, parce qu'ils tuèrent le Christ, le prince des prophètes, furent pires que leurs pères ; et de même que les pères des juifs, qui furent aussi nos pères, n'ont pas écouté les prophètes, de même ces gens n'écoutent pas le prince des prophètes, qui chaque jour, d'une voix de trompette, par l'intermédiaire de ses légats, de ses vicaires et de ses lieutenants, interdit aux gens valides de mendier. Mais « ils ne m'ont pas écouté ni n'ont prêté l'oreille ». D'où la parole du Seigneur, Isaïe 6, 9 : « Va, et dis à ce peuple : Écoutez de toutes vos oreilles sans comprendre, voyez de vos yeux sans apercevoir ». Pour que le prophète montre au peuple que le salut du peuple réside dans la croyance au prince des prophètes et à ses vicaires, il ajouta aussitôt : « Appesantis le cœur de ce peuple, et rends-le dur d'oreille, bouche-lui les yeux de peur que ses yeux ne voient, que ses oreilles n'entendent, que son cœur ne comprenne, qu'il ne se convertisse et ne soit guéri » (*ibid.*, 6, 10). Voilà ce que font ceux qui se prennent pour des justes, comme les juifs aujourd'hui.

Deuxièmement, ils se distinguent de ceux parmi qui ils vivent ; ils se différencient par le vêtement, l'habit, et, au comble de la témérité, ils portent l'habit d'une nouvelle religion, en dépit de la prohibition continuelle des prophètes, du vrai prince et de ses vicaires sur terre, comme l'affirme, au *De religiosis domibus*, livre VI, le chapitre unique [21] : cet habit ne serait pas autorisé pour les membres du tiers ordre des frères mineurs, puisque saint François ne leur a jamais remis ni un tel habit, ni un scapulaire, comme l'affirme la Clémentine I, *De verborum significatione* [22].

Troisièmement, ils rendent grâce de n'être pas comme les autres, brigands, injustes, adultères, et comment donc ! La tête inclinée, ils font des prières interminables dans les églises, avant tous les autres. Isidore dit à leur propos, au livre III du *De summo bono*, chapitre 8 : « C'est le propre des hypocrites de se donner en spectacle quand ils prient : ils ne désirent pas le plaisir de Dieu, mais leur gloire parmi les hommes. »[23] Dans leurs maisons, je les ai vus complètement désœuvrés, mangeant, buvant et dormant tout leur saoul, car ils n'acceptent au-dessus de leur libre arbitre (tel qu'ils l'entendent) de loi imposée par personne. Surtout, leurs crimes sont énumérés en public ; le plus souvent, pour être mieux crus, ils ne sont pas exhaustifs. Selon les explications de quelques-uns, ils ne jeûnent pas deux fois, mais trois ou quatre fois le samedi : ceux qui ne mangent qu'une fois dans la journée, jeûnent deux fois, une fois de l'aube au déjeuner, et une fois du déjeuner à la nuit. Mais eux, ils jeûnent plusieurs fois : d'abord du matin au petit déjeuner, puis de là au déjeuner ; en troisième lieu, de là au goûter de l'après-midi ; en quatrième lieu avant le dîner, et en cinquième lieu en attendant la nuit. Ils en concluent qu'ils ne ressemblent pas au publicain, nom par lequel ils désignent avant tout les prêtres, et par conséquent tous les états du monde seraient pires que le leur : ils s'en distinguèrent donc par l'habit, comme on l'a dit, de même que les chevaliers par le port du baudrier et les nobles par les tournois se montrent supérieurs à tous les autres hommes...

IV. LES BÉGUINES ET LA RÉFORME PROTESTANTE

Extrait du Narrenbeschwörung *de Thomas Murner, OFM (av. 1482-1537)*

Pour Thomas Murner, frère mineur à Berne, Spire et surtout Strasbourg, docteur en théologie, hostile à l'humanisme de Wimpfeling puis à la réforme luthérienne, les béguines incarnaient non seulement l'immoralité, mais aussi la dissolution de la foi dans de vaines pratiques religieuses. Et n'est-ce pas un écho des convictions luthériennes ? — elles s'en seraient remises à la miséricorde divine, plutôt que d'espérer gagner leur salut par les œuvres. Cf. *Deutsche Schriften, op. cit.*, II, p. 383-385.

Du scrupule exagéré

D'aucunes étaient d'un scrupule si exagéré
que si un pet leur avait échappé,
elles auraient prêté mille serments,
elles se seraient damnées éternellement.
J'ai connu jadis une scrupuleuse béguine,
qui avait pour nom demoiselle Tryn,
dont le cœur dans la poitrine s'arrêtait
lorsqu'un pet le cul lui déboitait.
J'appelle cela en allemand étroitesse d'esprit,
de celles qui toujours doutent, et ne savent se décider ;
quand on leur donne une pénitence,
elles demandent sans tarder qu'elle soit changée,
trouvant qu'elle n'est pas suffisante.
Elles sont si précautionneuses et prévoyantes,
qu'elles s'infligent une pénitence supplémentaire.
Elles qui n'ont jamais rien partagé

pensent qu'avec leurs sornettes de béguines
elles sauvent notre patrie,
et que la pauvre chrétienté
est rétablie par la miséricorde
et non par leurs mérites personnels.
Oui, lorsqu'elles jeûnent des journées durant,
elles pensent accéder au royaume des cieux.
Que le seigneur Dieu prenne pitié de toi,
et si tu penses n'y arriver par ton mérite
tu n'auras qu'à allumer trente petits cierges
et faire le tour du chœur avec l'encensoir
et te prosterner jusqu'à terre.
Celui qui a des doutes quant à la pénitence
n'a aucune confiance en la miséricorde de Dieu.
Notre salut repose en Dieu
comme cela est écrit dans les Épitres de saint Paul.
Tout le reste est idiotie de béguine.
Quand une assiette tombe par terre
lorsqu'elles se mettent à table
avant de s'être lavé les mains,
elles veulent déjà s'accuser
pour que Dieu ne punisse pas ce grand méfait
et cette grande honte,
parce qu'elles se sentent coupables.
Mais ce n'est que sottise de béguine !
Pour elles ce sont choses capitales.
Mais lorsqu'elles mettent des enfants au monde,
et assiègent tous les couvents
et en plus les maisons de tous les prêtres,
et se comportent comme de méchants dragons,
et sèment partout la discorde,
et répandent des propos malveillants
sur tout ce qu'elles ont vu,
et excitent le monde entier à la débauche,
tout cela ne leur inspire aucune honte !
Elles s'occupent de tout et de rien,
jugent toute chose,
et sont au courant de tout ce que chacun fait
dans toute la ville de Strasbourg.
Elles sont certes plus méchantes que les putains
du Dummenloch ! [24]
Longtemps elles restent à l'église
pour apprendre par les hommes et par les femmes
tout ce qui s'y colporte.
Voilà donc bien de pieuses béguines !
Elles s'embrassent tout le temps, faussement dévotes,
et leurs paroles sont doucereuses.
Mais lorsqu'on les connaît vraiment,
elles ne sont autre chose que poison et fiel.
Ah ! si seulement elles étaient au Portugal,
Ah ! si elles étaient au pays
où mûrit le poivre,
sans jamais penser à revenir ici.
Je leur ferais volonticrs don du péage !

Notes

Préliminaires. Les béguinages.

1. E.-G. Neumann, *op. cit.*, p. 75-76.

2. Cf. la dernière mise au point sur le chiffre de population des plus grandes villes de l'Occident médiéval : L. Génicot, « Les grandes villes d'Occident en 1300 », *in* : *Mélanges Edouard Perroy*, Paris : Publications de la Sorbonne (coll. « Série Études », 5), 1973, p. 199-219. Pour Cologne (p. 210), le chiffre avancé est de trente mille à quarante mille habitants vers 1370.

3. E.-G. Neumann, *op. cit.*, p. 79.

4. L. Génicot, *op. cit.*, p. 213 : maximum atteint dans la seconde moitié du XIIIe siècle, avec vingt-cinq mille habitants.

5. D. Phillips, *op. cit.*, p. 217, dont les évaluations ont été critiquées par E.-G. Neumann, *op. cit.*, p. 78. Population au début du XIVe siècle, cf. L. Génicot, p. 217.

6. B. Degler-Spengler, « Die Beginen... », *op. cit.*, p. 40-41. Pour une population de dix mille habitants : cf. L. Génicot, *op. cit.*, p. 208.

7. *Cf.* les monographies publiées régulièrement depuis 1955 par *Alemania Franciscana Antiqua.* Par exemple, Fribourg-en-Brisgau possédait quatorze maisons, mais du tiers ordre surtout.

8. Signalons les nombreux actes conservés aux archives de la ville qui concernent cette *Sammlung in der Wittengasse* (1256-1537).

9. Ch. Schmidt, « Die Strassburger... », *op. cit.*, p. 50-55.

10. *MGH.SS*, XVII, « Annales Colmarienses Majores », *op. cit.*, p. 208, 215, 217, 220. Telle est l'origine du célèbre monastère d'Unterlinden. *Ibid.*, « De rebus alsaticis... », *op. cit.*, p. 234 : « Fratres Praedicatores cum primitivus in Theutoniam pervenissent, invenerunt quasdam mulierculas prope capellas, quas multiplicaverunt et in mulierum claustra mutaverunt. »

11. B. Degler-Spengler, « Die Beginen... », *op. cit.*, P. 74-77.

12. D. Phillips, *op. cit.*, p. 147.

13. E.-G. Neumann, p. 70.

14. B. Degler-Spengler, « Die Beginen... », *op. cit.*, p. 66-67.

15. *MGH.SS*, XVII, « Annales Colmarienses Majores », *op. cit.*, p. 227 : *anno* 1302 (chapitre des prêcheurs à Bâle) : « in hoc capitulo fuerunt conversi seu beghardi seu fratres non habentes domiciliam LXXX in una processione, mendicantes cibaria. »

Ibid., p. 228 : *anno* 1303 (chapitre des mineurs à Colmar) : « conversi seu beghardi CCC bini et trini in processione per Columbariam transeuntes elemosinam mendicabant. »

Noter qu'à ces dates, les béghards n'étaient pas encore officiellement condamnés, et paraissent ici tout à fait admis. Mendicité, instabilité, vague des dénominations allaient bientôt largement contribuer à l'essor de la polémique. L'affluence exceptionnelle à l'occasion du chapitre des frères mineurs traduit la plus grande popularité de ceux-ci auprès des béghards. De telles réunions purent favoriser la diffusion de l'hérésie : cf. l'interrogatoire des béghards de Metz en 1337 : « Item singulis annis pluries et in pluribus locis sub praetextu peregrinationis vel sub pallio capitulorum praedictorum minorum de heremitoriis congregantur et in congregationibus suis per aliquos paucorum clericorum decem dumtaxat vel circa, qui prudentiores inter eos reputantur, regulantur » (I. von Döllinger, *op. cit.*, p. 403).

16. K. Elm, *op. cit.*, et pour Cologne, J. Asen « Die Beginen in Köln », *op. cit.*, p. 92-93, pour Mayence, E.-G. Neumann, *op. cit.*, p. 105-111.

17. Cf. Ph. Dollinger, « Le patriciat des villes du Rhin supérieur et ses dissensions internes dans la première moitié du XIVe siècle », *Revue Suisse d'Histoire* 3, 1953, p. 248-258. *Id.*, « Patriciat noble et patriciat bourgeois à Strasbourg au XIVe siècle », *RA* 90, 1950-1951, p. 52-82.

18. A. Schulte, *Geschichte des mittelrheinischen Handels und Verkehrs zwischen Westdeutschland und Italien*, Leipzig, 1900, I, p. 602, et plus précisément : *id.*, *Geschichte der grossen Ravensburger Handelsgesellschaft (1380-1530)*, Stuttgart/Berlin, 1923, 3 vol.

19. E.-G. Neumann, *op. cit.*, p. 72-73 : 1) type caractéristique des débuts surtout, béguines isolées se livrant à des exercices de piété solitaire, mais au sein du milieu familial et en continuant d'en partager les activités, artisanales par exemple ; 2) type proche du précédent, mais au sein de sa famille, la béguine tient une place à part, elle est reconnue comme telle ; 3) béguines souvent étrangères à la ville, venant y constituer une petite communauté dans une maison louée ou achetée. Leur mode de vie s'en trouve complètement transformé ; 4) type le plus fréquent : trois ou quatre béguines regroupées à l'initiative de l'une d'elles ou d'un bienfaiteur fournissant la maison ; 5) type tardif : transformation de nombreux béguinages en véritables petits couvents, possédant un règlement intérieur, et se transformant bientôt en communautés de tertiaires.

Notons, dans cette typologie soucieuse pourtant d'évolution, que l'abaissement progressif du niveau social du recrutement n'est pas pris en compte.

20. M. Erbstösser et E. Werner, *Ideologische Probleme...*, *op. cit.*, p. 25-26.

21. H. Grundmann, *Religiöse Bewegungen...*, *op. cit.*, p. 344 : « die beiden verschiedenen Erscheinungsformen... »

22. B. Degler-Spengler, « Die Beginen... », *op. cit.*, p. 45.

23. Ch. Schmidt, « Die Strassburger... », *op. cit.*, p. 7.

24. *Ibid.*, p. 9-11.

25. Geiler de Kaysersberg, *Postill...*, *op. cit.*, III, f° 86 v°.

26. E.-G. Neumann, *op. cit.*, p. 99.

27. Ch. Schmidt, « Die Strassburger... », *op. cit.*, p. 8.

28. G. Des Marez, *op. cit.* ; il s'agissait de béghards tisserands, de 1277 à 1359, date à laquelle ils adhérèrent au tiers ordre franciscain pour former, selon le mot de Des Marez, une véritable « corporation religieuse » s'opposant très vivement aux métiers qu'ils concurrençaient.

29. E.-G. Neumann, *op. cit.*, p. 99.

30. B. Degler-Spengler, « Die Beginen... », *op. cit.*, *Anhang* 14, p. 136 : « Ouch söllent der selbe zwoelf swesteren dekein antwergke triben anders denne das si ir kunchlen (quenouille) soent spinnen. »

31. Soulignons que le règlement bâlois précité est déjà tardif (1388), et que les conflits suscités par la concurrence des béguines se déchaînèrent partout au XVe siècle : en 1477 à Lübeck (G. Peters, *op. cit.*), en 1470 à Bruxelles (G. Des Marez, *op. cit.*).

32. J. Greving, *op. cit.*, p. 45, W. Behaghel, *op. cit.*, p. 42-44, 64-65, L. Ennen, *op. cit.*, III, p. 826-827.

33. H. von Loesch, *op. cit.*, p. 324-327, 419-420, 465-470.

34. Ch. Schmidt, « Die Strassburger... », *op. cit.*, p. 7.

35. L. Ennen, *op. cit.*, p. 827.

36. M. Bihl, *op. cit.*, p. 172-173.

37. J. Greving, *op. cit.*, p. 25-77.

38. Ainsi l'*Oberzunftmeister* à Bâle à partir de 1392.

39. E.-G. Neumann, *op. cit.*, p. 125-131.

40. *Ibid.*, p. 22 : en 1244, le synode de Fritzlar interdit l'admission avant 40 ans. Mais à Cologne il se trouvait des béguines de 14 et même 12 ans.

41. En fait ces défections durent être fort rares. Il n'y en a aucune trace à Bâle.

42. J. Asen, « Die Beginen... », *op. cit.*, p. 91-96 pour Cologne. Pour Strasbourg, les cartes établies par D. Phillips, *op. cit.*, p. 46, 69, 87, 216, montrent que les deux tiers des béguinages étaient situés à moins de 500 m des couvents mendiants. A Bâle (B. Degler-Spengler, « Die Beginen... », *op. cit.*, p. 67), il existait à proximité du couvent des frères mineurs des maisons réputées « de béguines » qui se transmettaient toujours à d'autres béguines.

43. *MGH.SS*, XVII, « De rebus alsaticis... », *op. cit.*, p. 232-237. A. Simon, *op. cit.*, p. 16 et 87.

44. *Id.*, p. 105 et 107.

45. G.-G. Meersseman, *Dossier...*, *op. cit.*, p. 120-121, n. 7 : en 1247, le chapitre général des frères prêcheurs ordonna aux prieurs de choisir pour les béguines des confesseurs « sûrs, mûrs et peu nombreux ». *Ibid.*, n. 11 : en 1251, cet ordre fut renouvelé, augmenté d'une mesure visant à modérer vraisemblablement la piété excessive de certaines béguines : « que les prieurs... imposent aux béguines de ne se confesser ni trop rarement ni trop fréquemment ». *Ibid.*, p. 71, n. 46 : en 1287, les pénitentes ayant été placées un an auparavant sous le contrôle des frères prêcheurs, le légat Jean de Boccamazzi les autorisa, ainsi que les béguines, à assister aux offices dans les couvents en temps d'interdit.

PREMIÈRE PARTIE. L'HÉRÉTIQUE

Chapitre premier. Du soupçon à l'accusation

1. Cf. A. Hilka, *op. cit.*, qui présente des textes français de Gerbert de Montreuil, Jacques d'Amiens, Gauthier de Coinci, Gilles li Muissis, Jean de Condé...

2. Ch. Wurstisen, *Basler Chronik, op. cit.*, p. 235, *anno* 1410 : « fielen die beginen allgemach in hoechste Verachtung, also dass die Knaben auf den Gassen ueber sie schryen, ihnen Kabiskoepf sagten, und Lieder machten... ».

3. Humbert de Romans, *De eruditione religiosorum...*, *op. cit.*, p. 483.

4. N. de Bibera, *op. cit.*, v. 1605-1654, p. 92-93.

5. M.-M. Dufeil, *op. cit.*

6. Guillaume de Saint-Amour, *op. cit.*, p. 270-271 : c'est aux curés et non aux religieux ou aux moines qu'il convient de visiter les béguinages.

7. *Ibid.*, p. 275 : tel religieux aurait envoyé des « billets doux *(dulces litteras)* » à une béguine.

8. Rutebeuf, « Le Dit des Béguines », *in* : E. Faral et J. Bastin (eds.), *Œuvres complètes*, Paris, 1959-1960, I, p. 324, 330, 334-335, et II, p. 113, 226-227.

9. Guillaume de Saint-Amour, *op. cit.*, p. 267 : *beginae = benignae = bono igne ignatae,* « forgées au feu du Bien ».

10. *Ibid.*, p. 332 : « Item ideo periculose falluntur hypocritae. Quia cum peccatum suum hypocrisis (quam ' beguinagium ' superstitioso nomine vocant) reputent esse virtutem, de remedio cogitare non possunt. »

11. *Ibid.*, p. 268 : « Vel saltem sub praetextu sanctitatis ipsarum, licet sint juvenes et validae ad operandum corporaliter, unde vivant. Nihilominus tamen per eorum procurationem pascuntur de eleemosynis fidelium, quae potius deberent pauperibus et laborare impotentibus tam viris quam foeminis erogari. »

12. *Ibid.*, p. 91 : « Et propter quasdam juvenes, quas appellant beguinas per totum regnum iam diffusas. Qui omnes cum sint validi ad operandum, parum certe aut nihil volunt operari, sed vivere volunt de eleemosynis in otio corporali sub praetextu orandi. Cum nullius sint religionis per Sedem Apostolicam approbatae. »

13. Humbert de Romans, « Opus Tripartitum », *op. cit.*

14. *MGH.SS*, XVII, « De rebus alsaticis... », *op. cit.*, p. 234 : à propos de Conrad de Zähringen « eisque domum conduxit et eas in ea firmiter clausit ».

15. Gilbert de Tournai, *op. cit.*

16. Bruno d'Olomouc, *op. cit.*, p. 594 : « Deo teste, de hereticis nichil scimus. »

17. Allusion à saint Paul, I *Tim.*, 5, 9. Même reproche, à peu près au même moment, chez Guillaume de Saint-Amour, *op. cit.*, p. 268.

18. G.-G. Meerssemann, *Dossier..., op. cit.*, p. 30, 70, 144, et *BF* IV, 94, *Supra Montem* de Nicolas IV, le 18 août 1289.
19. E.-G. Neumann, *op. cit.*, p. 21.
20. J.-L. Mosheim, *op. cit.*, p. 148.
21. *Ibid.*, p. 616-617 : « Brott durch Gott » que les membres du concile allaient chercher à traduire en latin : « panem per Deum, vel panem a Deo, vel panem propter Deum ? »
22. Il faut suivre par exemple la sévérité croissante des mandements de l'archevêque de Cologne : en 1247, il accordait encore des privilèges aux béguines, *cf.* L. Ennen et G. Eckertz, *op. cit.*, II, p. 270, n. 270. En 1270, la *fragillitas sexi* commença à inquiéter : *ibid.*, p. 298, n. 295. L'année suivante fut agitée pour la première fois la menace d'un châtiment pour les béguines « rebelles et désobéissantes » : *ibid.*, p. 306, n. 301. Enfin, en 1258-1261, l'archevêque fit la distinction entre les « bonnes béguines vivant religieusement » et les mauvaises qui « nuisent à la réputation des bonnes », *ibid.*, p. 445, n. 428.
23. E. Müller, *op. cit.*, p. 577-587, éclaire sur les conditions dans lesquelles fut abordée la question des béguinages au concile de Vienne.
24. *CJC*, « Clémentines », *lib.* III, *tit.* XI, *cap.* 1, et *lib.* V, *tit.* III, *cap.* 3.

Chapitre II. La constitution du discours polémique au XIVe siècle

1. G. Koch, *op. cit.*, p. 45-46, va jusqu'à « supposer des points de contact » entre ces divers phénomènes.
2. Telle l'objection faite à G. Koch par H. Grundmann, *La mistica tedesca..., op. cit.*, p. 48.
3. Tel Suso : « dépouillé de la créature, transformé avec le Christ, sublimé dans la divinité (*entbildet werden von der Kreatur, gebildet werden mit Christo, überbildet werden in der Gottheit*) », cité par A. Chiquot, *DS*, I, col. 495, *s.v.* « Amis de Dieu ».
4. W. Preger, *op. cit.*, I, p. 350-357.
5. Pour E. Werner, « Nachrichten... », *op. cit.*, p. 254, la prédication d'Eckhart fut une des sources de l'hérésie populaire, qui lui aurait emprunté le thème de l'homme-Dieu (« Vergottungsstreben des Menschen »), pour en faire un instrument de protestation contre la misère des pauvres (p. 100).
6. Cf. en particulier le manuel d'inquisiteur du XIVe siècle publié par I. von Döllinger, *op. cit.*, II, p. 416-417.
7. T. Manteuffel, *op. cit.*, p. 51 et suiv.
8. Cf. le *Manuel de l'inquisiteur* de Bernard Gui, *op. cit.*, I, p. 68 et n. 1 : les inquisiteurs demandaient aux suspects de prêter serment, espérant ainsi que les hérétiques se trahiraient par leur refus.
9. M. Erbstösser et E. Werner, *op. cit.*, p. 255, et E. Werner, « Nachrichten... », *op. cit.*, p. 226-227, pour qui l'hérésie vaudoise au XIVe siècle doit être considérée comme « l'aile gauche de l'opposition bourgeoise », recrutant des tisserands, des ouvriers drapiers, des cordonniers, des meuniers.
10. R. Pfister, *op. cit.*, p. 316-327, et G. B. Fiertz, *op. cit.*, qui publie l'interrogatoire en quinze points des dix-sept accusés de 1399 (p. 344-345), et donne (p. 356) les chiffres suivants : population de Fribourg : 5 000 hab. dont 1 000 bourgeois. Nombre de vaudois : 50 , soit 5 % des bourgeois et 1 % de la population totale.
11. Ch. Schmidt, « Die Strassburger... », *op. cit.*, p. 64, n. 1.
12. I. von Döllinger, *op. cit.*, II, p. 389-394.
13. Sermon du XXIIe dimanche après la Pentecôte, Bâle, 1521, f° 129 r°, cité par A. Chiquot, *DS*, I, col. 496.
14. Le pape augmenta à cette époque le nombre des inquisiteurs en Allemagne, et obtint en 1369 et 1373 l'appui de l'empereur Charles IV ; cf. P. Fredericq, *op. cit.*, p. 206-228.
15. H. Haupt, « Zwei Traktate... », *op. cit.*
16. Appelés béghards tout au long du traité, les vaudois y sont toutefois nommés à l'extrême fin « pauvres de Lyon ».

17. Grégoire XI, *Christianorum principum*, 27 mars 1373, cf. J.-L. Mosheim, *op. cit.*, p. 650-652.

18. Jehan Le Fevre, *Lamentations de Matheolus*,

« Au jour d'huy soubs turlupinage
Trouveroit on en tapinage
Envie, dol, ipocrisie
Pensee par fraude brisie
Especialement es beguinages. »

19. L. Spitzer, « Turlupin », *Modern Language Notes* 61, 1946, p. 104-108.

20. E. Werner, « Nachrichten... », *op. cit.*, p. 256-264.

21. « Locustarium de sectis et diversitate atque multiplicatione Beghardorum in terra Bohemiae », cité par H. Haupt, « Waldensertum... », *op. cit.*, p. 338-339.

22. F. Hemmerlin, De Valido Mendicante, *op. cit.*, f° 112 r°, où Beghardus est censé dire à Félix : « et ideo Bohemi et Theutonici de fide disputantes numquam in studio pragensi poterant concordare, qui fuerant inimici. Et sic inter te et me disputando, numquam fieret concordia. »

23. M. Widman von Kemnat, *op. cit.*, p. 109.

24. H. Walter, *op. cit.*, I, p. 223, n. 55 a :

« Beghardi, questores, wiclifiste, flagellatores
Hec quatuor genera faciunt in populo fasma. »

N. B. Les quêteurs étaient-ils des religieux des ordres mendiants, des marchands d'indulgences, ou des vagabonds mendiants ?

25. E. Werner, « Nachrichten... », *op. cit.*, p. 264 :

« Beghardi, begude, wiglefiste quoque hussite
Hec quatuor genera faciunt in populo scisma. »

26. *CJC*, « Extravagantes de Jean XXII », *tit.* 7, *cap. unic.*

27. R. Manselli, *Spirituali e Beghini...*, *op. cit.*, p. v.

28. BMC, ms 474, f° 78 r° - 79 v° et 79 v° - 86 r°.

29. *Directorium inquisitorum*, 2ª *pars*, *questio*, XV, Venise, 1607, p. 281-290.

30. Bernard Gui, *op. cit.*, I, p. 108.

31. J.-L. Mosheim, *op. cit.*, p. 638-641.

32. *Ibid.*, p. 649-650.

33. *Ibid.*, p. 409, et P. Fredericq, *op. cit.*, p. 256-257.

34. *CJC*, « Sexte », *lib.* III, *tit.* XVII, *cap.* 1.

35. A. Borst, « La transmission de l'hérésie au Moyen Age », *in* : J. Le Goff (ed.), *Hérésies et Sociétés*, *op. cit.*, p. 273-280.

36. T. Manteuffel, « Naissance d'une hérésie... », *ibid.*, p. 100 : « l'hérésie ne naît pas du moins elle ne constitue pas toujours une doctrine hérétique par son essence, mais elle se forme ou plutôt elle est formée par des circonstances extérieures », parmi lesquelles l'auteur souligne le rôle de l'autorité et de la tradition ecclésiastiques.

37. J. Nider, *Formicarius*, *op. cit.*, *lib.* III, *cap.* 5.

38. I. von Döllinger, *op. cit.*, II, p. 702-703.

39. *Catholicisme, hier, aujourd'hui, demain.* Paris, 1948-1967, p. 133-134, *s.v.* « Adamites ».

40. L. Febvre, *Un destin, Martin Luther*, 4ᵉ éd., Paris, 1968, p. 92 et 101.

41. J. de Guibert, *Documenta ecclesiastica christianae perfectionis spectantia*, Rome, 1931, p. 182, n. XXXIII. Les frères de la Vie Commune, réunis par Gérard Groot en 1381-1382, approuvés par l'évêque d'Utrecht, furent persécutés au concile de Constance par M. Grabow, mais qui dut se rétracter après que Gerson et P. d'Ailly eurent envoyé un libelle en leur faveur à Martin V.

42. F. Caballero, *Consequences illustres*, Madrid, 1871, II, « Vida del I.S.D. Fr. Melchior Cano. O.P. », p. 537 : « Lo mismo se experimento en los haereticos albigenses, baldenses, turlepinos y bohemios y en nostros tiempos en los lutheranos. »

43. *Die Chronik Johanns von Winterthur*, *op. cit.*, p. 88, *anno* 1318-1323 : « papa et imperator mutuo se haereticos nuncupabant... »

44. Un manuscrit a été conservé, relié au XVᵉ siècle dans le même volume que la *Materia contra beghardos* du prêcheur Jean Mülberg : BMC, 474, f° 86 r° - 117 v°,

Magistri Johannis de Prussia presbiteri responsio ad sibi objecta. Pour la biographie de J. de Prusse, cf. *ADB*, LII, Leipzig, 1906, p. 164-165.

45. *QF* XXV, p. 26-33.

46. H. Finke, *Acta Concilii Constantiniensis*, I, Münster, 1886, p. 78, 264-267.

47 BMC, 474, f° 86 r° - 87 v°, art. 2, 3, 4, 8, 13.

48. « Personna infectissima, suspectus de heresi et tendens ad turbationem cleri et religiosorum. » Néanmoins, Malkaw prit grand soin de sa défense : « J'étais en prison, enchaîné, privé de livres. L'inquisiteur a interdit que l'on me donne de l'encre, du papier, une plume, le moindre livre. » Mais Malkaw jouissait vraisemblablement de complicités : « Le Pasteur qui pourvoit à tout me procura du papier et une plume, et me les lança à travers la fenêtre. Quant à moi, avec du vin et du charbon, je me suis fabriqué de l'encre » (f° 88 r°). Il lui manquait encore les livres, sans lesquels il ne pouvait faire de citations précises. A l'affût du moindre prétexte, ses ennemis risquaient de l'accuser de falsifier les Écritures. Pour couper court à toute critique de ce côté-là, il ajouta : « Ce n'est pas la lettre de mon écrit qu'il faut considérer, mais l'esprit »...

49. H. Haupt, « Johannes Malkaw... », *op. cit.*, p. 586 : « do wart er ein begehart ». Au XVIᵉ siècle, il restait qualifié de béghard uniquement *(blotzbruder)* dans S. Brant, *Annales de Sébastien Brant*, ed. L. Dacheux, *op. cit.*, p. 213, n. 3 246. Mais ce nom n'accompagnait plus le reproche d'hérésie. Malkaw était alors décrit comme un mendiant : « vêtu comme un *blotzbruder*, avec un sac de cuir pour mendier ». Cette transformation du souvenir laissé par Jean Malkaw traduit en fait l'évolution profonde de la polémique contre les béguines et les béghards.

Chapitre III. Au-delà du langage polémique : béguinages et hérésie.

1. *MGH.SS*, XVII, « Annales Colmarienses Majores », *op. cit.*, p. 210, *anno* 1289 : « Item in Constancia clericus seu sacerdos captus fuit, qui se hereticum confitebatur et hereses suas ab inclusa se retulit didicisse. » Cette recluse hérétique était peut-être une béguine. Plus précis : *ibid.*, p. 217, anno 1290 : « Lector fratrum minorum de Basilea fecit capi in Columbaria in capitulo suo duas beginas et duos beghardos, et in Basilea plures, quos hereticos reputebat. »

2. *Die Chronik Johanns von Winterthur*, *op. cit.*, p. 248-250, confirmé par *REC* 4567 :

1) la déité *(deitas)* ou divine bonté a autant de vigueur dans un pou que dans l'homme ou toute autre créature ;

2) le pain non consacré ou le pain de l'hostie consacrée, placés dans deux corbeilles, sont indifféremment aptes à servir de nourriture à une truie ou à un porc ;

3) si l'accouplement d'un homme et d'une femme et la consécration d'une hostie par le prêtre avaient lieu en deux endroits différents, ou aux deux extrêmités de l'autel, ces deux actes auraient chacun le même poids, et l'un n'aurait aucune prééminence sur l'autre ;

4) l'un d'eux, à qui trois béguines avaient demandé ce qu'était la Trinité, les déshabilla, leur lia les pieds, abusa d'elles et leur dit : « Voilà la Trinité *(Hec est sancta Trinitas)*. » L'hérétique Conrad Kannler affirma lui aussi, en 1381, que le coït sur l'autel n'était pas un péché, cf. H. Grundmann, « Ketzerverhöre... », *op. cit.*,

3. J. Trithemius, *op. cit.*, p. 214.

4. *Ibid.*, p. 211-212, *anno* 1315 : les hérétiques de Crémone niaient l'utilité de la messe, la virginité de Marie, la sainteté de l'Église, l'efficacité des sacrements et des suffrages pour les morts. Dans les deux cas, il devait s'agir de vaudois.

5. Les « Annales Agrippinenses », *MGH.SS*, XVI, p. 737, donnent 1336 pour la date du supplice : « Anno 1336 Walterus erat combustus propter heresim. »

6. I. von Döllinger, *op. cit.*, II, p. 403-406.

7. J.-L. Mosheim, *op. cit.*, p. 326-329, et D. Kurze, *op. cit.*, p. 61-62. L'empreinte du Libre Esprit est très sensible dans les aveux :

1) lors de sa passion, le Christ a douté d'être sauvé ;

2) il a alors damné sa mère ;

3) il a aussi maudit la terre qui recueillait son sang ;

4) l'homme peut ici bas parvenir à la perfection de la vie spirituelle ; dès lors, il ne peut plus commettre de péché, n'a plus besoin de prier ni de jeûner ;

5) la prière intérieure, silencieuse, est suffisante ;

6) un laïc inculte, mais illuminé par L'Esprit, est plus docte qu'un prêtre ;

7) c'est donc lui qu'il faut suivre, à lui qu'il faut obéir de préférence à tous les docteurs ;

8) la nourriture que l'homme dévôt (*homo devotus* : le parfait) prend pour subsister, lui donne la grâce autant que le sacrement de l'Eucharistie.

8. W. Wattenbach, *op. cit.*, p. 526-537.

9. Mention à la fin, *ibid.*, p. 537 : « Hic nota errores in Clementinis, c(apite) de he(reticis). »

10. *Ibid.*, p. 537-544, et plus récemment d'après un autre manuscrit : M. Erbstösser et E. Werner, *op. cit.*, p. 136-153.

11. H. Grundmann, « Ketzerverhöre... », *op. cit.*, p. 535-550 et 561-566, l'interrogatoire de K. Kannler (1381).

12. E. Werner, « Nachrichten... », *op. cit.*, l'interrogatoire des hérétiques de Cham (1399), p. 280-281.

13. J.-L. Mosheim, *op. cit.*, p. 333-334 : la béguine Metza de Westhofen, condamnée le 6 juin 1366 par l'inquisiteur Henri de Agro O.P.

14. A. Patschovsky, « Strassburger... », *op. cit.*, p. 109-114.

15. *Ibid.*, p. 114-118.

16. T.-W. Röhrich, *op. cit.* : il leur fut reproché de ne pas reconnaître l'autorité des prêtres, de ne pas prier l'*Ave Maria*, alors qu'ils acceptaient le *Credo* et le *Pater Noster*, de ne pas croire au purgatoire, d'affirmer que les messes, les fondations d'anniversaires, les aumônes, n'aidaient pas au salut du défunt, que l'eau bénite et les bénédictions du prêtre n'avaient aucun effet, que les dimanches et jours de fêtes ne devaient pas être des jours sanctifiés. Ils ne rejetaient pas l'Eucharistie. Ils avaient leurs propres confesseurs, appelés *Winkler*, c'est-à-dire ceux qui parlent dans les coins, ou encore *die obersten Priester*, c'est-à-dire les prêtres suprêmes. Ils avaient quatre écoles à Strasbourg.

17. *Ibid.*, p. 64. Cf. Ch. Schmidt, « Die Strassburger ... », *op. cit.*, p. 36 : ce béguinage, mentionné jusqu'en 1425, est dit aussi *Vegersheim*. S'il n'a pas été supprimé à l'époque du procès, c'est bien la preuve que la communauté, à deux béguines près, était parfaitement orthodoxe.

18. T.-W. Rörich, *op. cit.*, p. 71.

19. R. Pfister, *op. cit.*, et G.-B. Fiertz, *op. cit.*

20. Conrad de Megenberg est mort en 1374.

21. Jean Nider est mort en 1438.

22. J. Nider, *Formicarius*, *op. cit.*, *lib.* III, *cap.* 2. Déjà en 1274, le mineur Gilbert de Tournai avait rapporté qu'une béguine prétendait avoir reçu les stigmates, et demandé que l'Église s'en assurât, de façon à manifester publiquement la vérité le cas échéant, ou à confondre « l'hypocrisie et la simulation » dans le cas contraire. En somme, il était moins crédule que le clergé de Constance plus d'un siècle plus tard.

23. *Ibid.*, *lib.* III, *cap.* 2 : « beghardus seu fraticellus mere secularis, Burginus nomine. »

24. Ch. Schmidt, *Nicolaus von Basel...*, op. cit.

25. J. Nider, *Formicarius*, *op. cit.*, *lib.* III, *cap.* 2 : « velut beghardus ambulans... »

26. H. Haupt, « Beiträge... », *op. cit.*, p. 511. Sur Henri de Hesse, cf. J.-F. von Schulte, *op. cit.*, II, p. 432-433.

27. Martin de Mayence fut jugé en 1393 ; cf. Ch. Schmidt, *Nicolaus von Basel...*, *op. cit.*, p. 66.

28. Il a été édité, précédé d'une courte introduction, par M. Straganz, « Zum Begharden- und Beginenstreite... », *op. cit.*

29. Le nom du béghard, *myler* ou *matzerer* (meunier), était vraisemblablement un nom générique porté par les hérétiques : cf. B. Degler-Spengler, « Die Beginen... », *op. cit.*, p. 88. Il pourrait confirmer la diffusion fréquente de l'hérésie parmi les meuniers, qui, à l'instar des taverniers, entraient en relation avec un grand nombre de personnes, et de leurs idées ; cf. les interventions de J. Le Goff,

R. Manselli, H. Grundmann, B. Geremek, après la communication de A. Borst au Colloque de Royaumont, dans J. Le Goff (ed.), *Hérésies et Sociétés, op. cit.*, p. 278-280.

30. « Eidem Jacobo delicacius cibaria ministraverint quam sibi loquenti, ymmo de equalibus cibariis cum domino et domina suis ipse Jacobus epulebat. »

31. « Nec vidit vel audivit quod Thina Hengenlin, testis tricesima supradicta, famula domini sui, dominam suam nudam cum virga verberaverit ex caritate. » Cette pratique n'est pas expressément désignée comme hérétique ; mais elle aurait témoigné d'une piété excessive, et par conséquent suspecte...

32. Cf. note précédente : ce treizième témoignage a été perdu.

33. « Dum dictus Jacobus solarium domini sui intravit, nullus hominum inibi existencium illi assurexit pro honore sibi exhibendo. »

34. « Luserit taxillis cum eodem Jacobo pro pecario prompto et parvo. »

35. La question était à double tranchant : si aucun serment n'était prêté chez les béghards, ce pouvait être par aversion du serment, et les béghards pouvaient être convaincus d'hérésie vaudoise ; mais si un serment les contraignait de ne rien révéler de leurs coutumes, la preuve de l'existence d'une secte, jalouse de ses secrets, n'en était pas moins donnée...

36. « Nonne prius vovit seu promisit matrimonium ? »

37. Ces dialogues sont reproduits en allemand et en latin :

« Hoc est unum signum quod spiritus sanctus te possedit sicut granum synapis, vulgariter dicendo : es ist ein zeichen, das dich der heilig geist ale wenig besessen hat als ein senfkorn.

Tunc loquens illi respondendo dixit :

Tunc videas, quod te sanctus spiritus ipse multum possideat, vulgariter : so wart, daz er dich vast besessen hat. Et sic ab illo recessit. »

Le témoignage s'arrêtait ici. Seul en manque par conséquent le début.

38. Par exemple, C. de Merenberg, *De erroribus..., op. cit.*, Lyon, 1672, p. 310 : « Quarum quasdam ipsi per cannas trans parietes cubilium susurrando ad lectos earum, tamquam vox angelica nocturno sub silentio loquatur puellis, ut commisceantur eis ad sanctae prolis prolificationem beatam, decipere laborant... »

39. B. Degler-Spengler, « Die Beginen... », *op. cit.*, p. 105, n. 18.

40. *Ibid.*, p. 104, n. 16.

41. *Ibid.*, p. 100, n. 10 : fondée par Catherina Bischof, vers 1320, cette maison abritait douze sœurs.

42. Non identifiée.

43. Il est significatif que le témoin ait dû souligner que le béghard, ces nuits-là, dormait du plus profond sommeil ! « In ipsa domo consueverit dormiendo pernoctare, et pernoctavit !... »

44. B. Degler-Spengler, « Die Beginen... », p. 97, n. 5 ; cette maison devait exister dès avant 1340 ; elle était spécialisée dans les soins des malades.

45. *Ibid.*, p. 4, Nesa d'Aarberg *alias* Matzerin, issue d'une famille noble de la région de Berne ; sur le qualificatif de *Matzerer*, cf. *supra*, note 29. Le béghard Jean Matzerer n'était pas apparenté avec elle ; ce nom générique était donc commun à tout le mouvement, en dépit des différences sociales.

46. *BF*, IV, 94 (bulle *Supra Montem*, 18 août 1289).

47. G. G. Meerssemann, *Dossier..., op. cit.*, p. 128-129 : Règle du Visiteur de Caro (1284), *cap.* I, *art.* 1 et 2.

48. « Ego teneo te talem, quod sis una illarum que in se tenet articulos, notando octo articulos a jure reprobatos... »

49. Cf. par exemple, le *Promptuarium ecclesiasticum Galli Kemlin*, formulaire d'inquisition publié par I. von Döllinger, *op. cit.*, II, p. 703-705.

50. « Quomodo potestis me pro tali habere ? Nescio tamen qui sint illi articuli. »

51. *Chronicum Monguntinum...*, op. cit., p. 242.

52. *Clarissimi viri...*, « Glosa bullarum... », *op. cit.*, qui date de 1449.

53. Cf. E.-G. Neumann, *op. cit.*, p. 159.

54. Cf. F. Hermann, « Die letzte Ketzerverbrennung in Mainz (28.10.1458) », *in* : *Festschrift Ernst Neeb*, Mainz, 1936, cité par E.-G. Neumann, *op. cit.*, p. 159-161. La confession de l'hérétique Hans ou Henne Becker a été publiée :

1) par G. Ritter, « Zur Geschichte des häretischen Pantheismus... », *op. cit.*, p. 150-159, d'après un manuscrit du Vatican ;

2) par H. Grundmann, « Ketzerverhöre... », *op. cit.*, p. 566-575, d'après un manuscrit de Coblence, et suivi d'une lettre, au sujet de cette affaire, adressée par l'inquisiteur H. Kalteisen OP à l'archevêque de Mayence (20 octobre 1458). Les aveux de l'accusé ont été ordonnés par l'inquisiteur « par matière », et non dans l'ordre réel de la confession :

1) « De l'Esprit Saint » ou « De l'observation des préceptes de Dieu » : il exprime son entière liberté à l'égard de toute contrainte ;

2) « Du Nouveau Testament » : loi écrite et finie, le Nouveau Testament n'est que « le Testament de la mort », auquel il est dispensé d'obéir ; seul l'oblige le « Testament intérieur (qu') est l'instinct de son esprit » ;

3) « Du Christ » : il ne faut pas adorer l'humanité du Christ ; uni à Dieu par la grâce, le lolhard prétend surpasser le Christ en sainteté, car la sainteté du Christ ne procède que de son humanité ;

4) « De l'Esprit Saint » : Nul ne reçut avant lui l'Esprit Saint comme il l'a reçu, et nul ne le recevra après lui » ;

5) « Du Dieu absolu » : uni à Dieu comme Dieu l'est à lui, il est digne d'être adoré, et il a le pouvoir de faire tout ce que fait Dieu ;

6) « De la bienheureuse Vierge Marie » : tout l'homme peut recevoir une grâce telle qu'il dépasse la Vierge en sainteté ;

7) « De l'homme extérieur et de l'homme intérieur » : l'homme extérieur, de chair, est tenu de se soumettre à l'homme intérieur, qui est régénéré par l'Esprit Saint et qui habite déjà la Jérusalem céleste.

8) « De l'Église » : à cette dualité de l'homme correspond une dualité de l'Église, car il y a l'Église « d'en bas », c'est-à-dire l'Église du pape et des prêtres, et puis « l'Église d'en haut, la véritable Église catholique », à laquelle le lolhard appartient déjà.

Comme l'inquisiteur l'a noté à la fin de l'interrogatoire (H. Grundmann, cf. *supra*, p. 573), la constitution *Ad nostrum* lui a servi à confondre l'hérétique et à classer ses déclarations.

55. E. Werner, « Nachrichten... », *op. cit.*, p. 256-257 : d'après une chronique, l'hérésie et la dépravation des mœurs des béguines furent dénoncées en 1318, une béguine subit un procès l'année suivante, l'Inquisition sévit en 1332, en 1337...

56. *Ibid.*, p. 264, lettre d'Étienne de Dolein, *Epistola ad hussitas.*

57. A. Jung, *op. cit.*, p. 258, et H. Köpstein, *op. cit.*

58. A. Jung, *op. cit.*, p. 243-244.

59. B. Degler-Spengler, « Die Beginen... », *op. cit.*, p. 39.

60. A. Jung, *op. cit.*, p. 270, 278-279.

61. *Ibid.*, p. 256 : « ihn bedachte, dass ihr Ding sey, als ein Feuer das erloeschen wolle. »

62. J.-L. Mosheim, *op. cit.*, p. 657-659, bulle *Ab exordio* du 5 juin 1400.

63. A cet égard, le tableau 1 se superpose au graphique 1 sur la phase hérésiologique de la polémique.

Chapitre IV. L'impossible distinction

1. Les 13 août 1317, 18 janvier 1319 et 17 février 1319, cf. M. Bihl, *op. cit.*, p. 172-175, et H. Haupt, « Beiträge... », *op. cit.*, *Beilag* I.

2. Le 14 décembre 1321, cf. M. Bihl, *op. cit.*, p. 181, et A. Patschovsky, « Strassburger... », *Beilage.*

3. J.-L. Mosheim, *op. cit.*, p. 306-398 et 401-402 : bulles de Grégoire XI, 7 avril 1374 et 2 décembre 1377. P. Fredericq, *op. cit.*, I, p. 254-256, n. 239 : bulle de Boniface IX, le 7 janvier 1394.

4. W. Wattenbach, *op. cit.*, p. 530.

5. Mandement de Lambert, évêque de Strasbourg, 20 août 1374, cf. B. Bihl, *op. cit.*, p. 183 : « Diebus sabbathi superioribus aut magistris suis predictis et sibi ipsis mutuo delicta sua confiteri, et a dictis magistris et superioribus in orationibus et plagis, quas disciplinas nominant, penitentes recipere. »

6. Mandement de J. Inlasser, procureur de l'évêque de Bâle, 1405, cf. SAB Pred. N 5 . « sibique mutuo confitentes ac absolutiones et penas sibi injungentes. »

7. Mandement de l'évêque Lambert, cf. *supra* : « claves ecclesie sibi fallaciter usurpantes... illas quoque ritus huiusmodi ad unguem non observant, ab earum consortio et hospiciis ejicere seu repellere presumunt. » Termes identiques dans la supplique adressée à Grégoire XII contre les béguines, et rapportée par le cardinal Oddon de Colonna le 16 juin 1407 (SAB Pred. N 5) : « ad unguem et punctum non observant... de earum consorcio et hospiciis... »

8. Mandement de J. Inlasser, cf. *supra.*

9. Interrogatoire des béghards de Metz (1337), cf. I. von Döllinger, *op. cit.*, p. 404 : « In praedictis et pluribus aliis eorum verbis de facto apparet quod ipsi beghardi claves ecclesie et ecclesie juridictionem contemnunt. »

10. J. Wasmod de Homburg, *op. cit.*, p. 572 : la volonté des nouveaux venus est brisée (« voluntatem frangere ») délibérément : on les oblige à porter de lourdes charges, à manger une nourriture épouvantable, à boire une eau pleine de vers (« aquam vermiculosam »), à consommer une viande putride « qui intoxique facilement l'homme ». Ainsi ces supérieurs commettent-ils un homicide. L'ancien béghard J. de Brno a confirmé en partie ces pratiques dans son témoignage, cf. W. Wattenbach, *op. cit.*, p. 530.

11. C. de Megenberg, *De erroribus...*, *op. cit.*, Lyon, 1672, p. 310 : « ... occultas latebras principaliter in hospiciis beginarum. »

12. Mandement de Marquard, évêque de Constance, 28 décembre 1405, SAB Pred. N 5 : « adultera generatio... ».

13. Lettre de Jean XXII à Jean de Dürbheim, évêque de Strasbourg, vers 1320, cf. H. Haupt, « Beiträge... », *op. cit.*, p. 544 : « in excessiva copia, quasi ducentorum milium numerum excedentes... sub specie mentitae sanctitatis de locis ad loca curunt. »

14. Mandement de Marquard, cf. *supra* : « nam nec unquam extenso uno vel ambobus brachiis orationes et predicationes ipsarum continuant et simplicem populum ad gestus, consilens, excitant ... Sepe, dimissa facie et flexis genibus sub forma institutionis ... populum ignarum et clerici simplicem in errorem precipitant. »

15. En même temps que les quêteurs et les wyclifistes : cf. *supra*, p. 223, n. 24.

16. Une des descriptions les plus précises des flagellants est celle de Matthias de Neuenburg, *Chronica*, publ. par A. Hofmeister, *MGH*, *Scriptores rer. germ.*, *Nova Series* IV, Berlin, 1924-1940, p. 270-272 : « Et cum hora prime Renum transissent (700 flagellants, en 1349), accurente populo fecerunt circulum latum valde. In cuius medio se exuentes ... unusque post alium in circulo se in modum crucifixi prostravit ... In quo diu immorantes ad unum preceptum omnes genuflexi in modum crucifixi in facies corruerunt cum singultu orantes ... Post hec se levantes extensis manibus in celum genuflexi canebant, et iterum surgentes... ».

17. Lingua beginalis, infans et amor monialis
Ac ovum molle permerdant singula queque.

Cf. H. Walter, *op. cit.*, II, p. 733, n. 82. Trad. : La langue de la béguine, l'enfant et l'amour d'une moniale/ et l'œuf pourri couvrent d'excréments tout ce qu'ils touchent.

Femina claustralis non vivens ut sancta monialis
Est bestia talis iusta dicta demonialis
Et sic beguta non loquitur verbum nec iota
Nec quale nec quantum, sed quid odibile tantum.

Cf. *ibid.*, II, p. 54 (XVe siècle). Trad. : Une femme cloîtrée qui ne vit pas comme une sainte moniale/ est une bête qu'il est juste de dire démoniaque./ Ainsi la béguine qui ne dit pas un mot, pas un iota, / ni quoi, ni combien, sans que ce soit haïssable.

18. Mandement de J. Inlasser, procureur de l'évêque de Bâle, 1405, SAB Pred. N 5 : « ... et diversa jocalia et quasi infinita mala contra Deum et justiciam discurrendo per civitatem predictam (Bâle). »

19. Bulle *Ratio recta non patitur* de Jean XXII, 13 août 1318, cf. J.-L. Mosheim, *op. cit.*, p. 629 : « ... curiositatem disputandi et auctoritatem seu potius temeritatem usurpant. »

Mandement de l'évêque Marquard de Constance, 28 décembre 1405, SAB Pred. N 5 : « ... nec advertit generatio illa adultera quod claves regni celorum Christus nec mulieribus sed viris sua pietate concessit. Quibus etiam tribuit verbum Dei seminare et ecclesiastica peragere officia ministerialiter et sacramentaliter peragenda. »

L'évêque rappelait alors que ce n'était pas à la Vierge, mais aux apôtres que le Christ avait remis les clefs du royaume : les femmes ne devaient donc pas toucher les choses sacrées. Il ne leur revenait pas non plus d'annoncer l'Évangile au peuple : leurs lèvres étaient polluées : « ... pollutis labiis scripturam sacram populo aperire non possunt. »

D'ailleurs, n'étaient-elles privées aussi des offices publics ? Et avec raison, car elles ne sont pas faites à l'image de Dieu : « ... et ad ymaginem Dei facte non existant. » L'évêque se fondait surtout sur l'autorité de saint Paul : I *Cor.* 14-34, et *Tim.* 2, II-12, imposant le silence aux femmes.

20. *Ibid.*, « ... alto et intelligibile voce sacra evangelorum populo predicant et exponunt, ritus miscentes hereticos. »

21. Sur ces « fratres de paupere vita », *cf.* W. Wattenbach, *op. cit.*, p. 524. Sur les chants des hérétiques, *cf.* J. Wasmod de Homburg, *op. cit.*, p. 572 : « voces altiores et bassiores, grossiores et graciliores... ». La manière qu'ils avaient de se singulariser à l'église pouvait les conduire à prendre systématiquement le contre-pied des rites communs : à l'élévation surtout, alors que tous les fidèles fixaient leurs yeux sur l'hostie, ils ne relevaient pas la tête, considérant qu'ils n'avaient pas besoin de cette contemplation puisqu'ils étaient pénétrés de l'Esprit : W. Wattenbach, *op. cit.*, p. 531, et H. Grundmann, « Ketzerverhöre... », *op. cit.*, p. 563, l'hérétique C. Kannler. Allant plus loin, le béghard hérétique Jean Becker faisait mine de donner un coup de pied au saint sacrement et lui tirait la langue : *ibid.*, p. 566.

Chez d'autres hérétiques, la démarche était différente : au lieu de rejeter l'Eucharistie, ils savaient en exploiter à leur avantage les apparences magiques et séduire la foule par des tours de prestidigitation sacrilèges ; ils faisaient croire qu'ils étaient capables de transformer l'eau en vin : mais le récipient rempli de vin qu'ils exhibaient devant les badauds n'était évidemment pas le même que celui qu'ils leur avaient montré au préalable plein d'eau, ce dernier avait été dissimulé habilement dans les plis du vêtement. *Cf.* C. de Megenberg, *De erroribus...*, *op. cit.*, Lyon, 1672, p. 310 : « Tantis talibusque seminariis tam contagiosi morbi non contenti, signis licet sophisticis, et miraculis quamvis fictis, clarescere quidam eorum laborant. Faciunt enim paria vasculorum omnino aequalium et similium in colore et figura : quorum unum Baccho, id est vino delicatissimo farciunt, et caute sub hiatu suarum vestium occultant. Reliquum vero vacuum liquore ancillae domus porrigunt pro aqua bibili afferenda. Qua si quidem allata, subtili praestigio occulos praesentium praestingunt, unum pro reliquo commutando, affirmantes tunc Spiritum Sanctum aquam in vinum sua misericordia convertisse. »

22. J. Wasmod de Homburg, *op. cit.*, p. 570 : « habentes singularem incessum ut bini terni ut grues vel gregati, ut semper alii procedant, alii linealiter insequantur. » Il s'agit d'hommes et de femmes.

23. W. Wattenbach, *op. cit.*, p. 534 : « habent signa inter se... », confession de l'ancien hérétique J. de Brno. Ces signes permettaient aux hérétiques de sexes opposés d'exprimer leur attirance physique mutuelle : pour signifier qu'elle était consentante, la béguine hérétique se posait un doigt sur le nez. Elle se touchait la tête pour annoncer qu'elle allait préparer le lit. Se touchait-elle enfin la poitrine ? Il ne leur restait plus qu'à s'unir...

24. J. Nider, *Formicarius*, *op. cit.*, *lib.* III, *cap.* 5 : « leur hérésie et hypocrisie est si énorme, disait le dominicain au sujet de « quelques béghards ou hérétiques », « que je n'ose les rapporter entièrement de peur d'entâcher d'innocentes oreilles. Pour eux, la virginité, l'abstinence, la rigueur morale, ne sont que des superstitions. Ils prétendent pouvoir seuls contempler l'Esprit désincarné *(spiritus qui carnem et ossa non habet)*, alors qu'ils vivent selon la chair et même comme des bêtes *(non modo carnales, sed bestialissime vivunt)*. Et la suprême contemplation, ils la placent dans les rapports charnels. »

25. Cf. *supra*, aveux de Berthold à Constance (1339), et aussi de J. Hartmann, cf. W. Wattenbach, *op. cit.*, p. 540, de C. Kannler, cf. Grundmann H., « Ketzerverhöre... », *op. cit.*, p. 563, de J. de Brno, cf. W. Wattenbach, *op. cit.*, p. 536.

Ne faut-il pas mettre ces comportements en rapport avec les rites populaires lors des « fêtes des fous », et plus généralement avec la culture folklorique : cf. M. Bakhtine, *L'œuvre de François Rabelais et la culture populaire au Moyen Age et sous la Renaissance,* trad. franç., Paris, 1973, p. 83, qui signale à cette occasion des comportements semblables.

26. La sodomie, cf. J. de Brno, *in* : W. Wattenbach, *op. cit.*, p. 535 : « Item si actum sodomiticum cum masculo desideraret, debet libere et licite exercere sine omni peccato, quia alias liber spiritu non esset. »

L'inceste, *cf.* J. Hartmann, *ibid.*, p. 541 : « Et dixit quod magis naturale est, talem actum venerem exercere cum sorore sua carnali, quam cum alia muliere, propter conformitatem (ou : affinitatem) nature. » Suit un développement démontrant que la jeune fille qui a des relations sexuelles avec un frère du Libre Esprit ne perd pas véritablement sa virginité.

Et K. Kannler, *in* : H. Grundmann, « Ketzerverhöre... », *op. cit.*, p. 563 : « Dicit eciam quod non peccaret cum matre et sorore, si huiusmodi actum cum ea exerceret, si natura inclinaret, sed tamen non credit, quod deus hoc permitti fieret a tam perfectis et spiritu liberis. »

27. Interrogatoire de H. Becker, *in* : H. Grundmann, *ibid.*, p. 568.

28. J. Nider, *Formicarius, op. cit., lib.* III, *cap.* 5.

29. J. de Brno, *in* : W. Wattenbach, *op. cit.*, p. 534 : « Item frater et soror in libertate viventes, si simul puerum generaverint, ipsum possunt merito occidere, vel in aquam proicere sicut alium vermen, nec de hoc debet habere conscientiam nec debet confiteri sacerdotibus, quia eum ad originale principium transmittunt ... Pauperes spiritu nichil habent, unde possunt vivere et illum puerum nutrire, et de hoc non debent (habere) conscientiam. »

30. « Relatio de statu ecclesie... », *op. cit.*, p. 595.

31. « Carmen satiricum », *op. cit.*, v. 1641-1648 :

« Istarum pueri ponuntur ad hostia cleri ...
Aut frangunt colla pueris natis vel in olla
Fluctibus immergunt, et sic ad tartara vergunt. »

32. *Sancta romana ecclesia* (1317), insiste sur l'imitation des religieux : « quasi eorum secta foret una de religionibus per sedem apostolicam approbatis. »

Un mandement de l'évêque Lambert de Strasbourg (1374), sur le parasitisme : « quasdam validas ad laborem, absque necessitate, publice mendicare. » Ce thème va prendre de plus en plus d'importance : au début du XVe siècle, dans un sermon de J. Mülberg OP (SAB Pred. N 5) : « eleemosynas et prandia pinwia a civibus civitatis basiliensis, alios pauperes et infirmos spoliando de istis, recipientes, labori cum sint validi et potentes manibus suis victum acquirere, secundum quod ceteros homines indigentes fecerunt et faciunt fugientes. »

Leur cri finit par les désigner : *cf.* le mandement de J. de Dürbheim, évêque de Strasbourg (13 août 1317), M. Bihl, *op. cit.*, p. 172-173 : « vulgus beghardos et swestriones ' brod durch gott ' nominant. »

33. W. Wattenbach, *op. cit.*, p. 530 : témoignage de J. de Brno (1347), qui insiste sur la pédagogie de cette mendicité pour le jeune, dont l'ancien, qui le surveillait, recherchait l'humiliation, la mortification. *Ibid.*, p. 524, les « fratres de paupere vita » de Cologne : « secundum procuratoris ordinationem mendicatum vadunt, quorum quilibet saccum lineum habet, in quo mendicata reponat. »

34. J. Wasmod de Homburg, *op. cit.*, p. 572 : « ils ne mendient pas dans les maisons, mais sur les places, réclamant du pain « propter Deum », ne se conformant pas aux autres mendiants (« modum aliorum pauperum non sequuntur »), ne demandant pas d'aumônes en l'honneur de la Vierge, des saints ou de la croix, mais de leurs fêtes à eux. Ils abhorent les autres pauvres, refusent de partager leurs aumônes avec les « aveugles, boiteux, lépreux, sourds, prisonniers, ceux dont le corps est brisé », et ne les hébergent jamais. Au contraire, les pauvres de la secte, ils les appellent des saints, les accueillent avec joie, leur lavent les pieds, s'agenouillent devant eux. On devine ici à quel point les traités d'hérésiologie ont influencé les mandements pris contre les béguinages : cf. le cri particulier pour mendier, ou le lavement des pieds, qui sera reproché aux béguines de Bâle en 1405. Enfin sur la délimitation de secteurs de mendicité : cf. *ibid*, p. 573 : « habent terminos more religiosorum... »

35. Par exemple *cf.* J. Wasmod de Homburg, *op. cit.*, p. 568.

36. Mais dès 1260, raillant l'inconstance de la béguine, Rutebeuf la montrait tantôt Marthe, tantôt Marie : *cf.* « Le Dit des béguines », *in* : E. Faral et J. Bastin (eds.), *Œuvres complètes,* I, Paris, 1959, p. 335.

37. A. Patschovsky, « Strassburger... », *op. cit.*, p. 00, n. 37 et p. 04. E. W. Mc Donnell, *op. cit.*, p. 367 et 437. P. Fredericq, n. 241, p. 256-257 : bulle *Sedis apostolice providentia* (1395) qui s'inspirait de *Sancta romana ecclesia* (1317), ou cependant *Martha* ne figurait pas encore, à l'inverse de « custodes, ministri, guardiani » et d'autres noms encore ; *cf.* J.-L. Mosheim, *op. cit.*, p. 623-626.

38. B. Degler-Spengler, « Die Beginen... », *op. cit.*, p. 105, n. 18. Et lors du procès de 1405 : M. Straganz, « Zum Begharden... », *op. cit.*, n° 6 et 23.

39. F. Pfeiffer, *Deutsche Mystiker,* II, Leipzig, 1857, sermon 9, trad. P. Petit, *Œuvre de maître Eckhart,* Paris, 1961, p. 252-253 : « Le Christ peut donc dire à bon droit : ' tu te soucies et t'inquiètes pour bien des choses ', Marthe était si réelle que sa fuite hors du monde ne l'empêchait pas de diriger toute son activité et son travail vers le salut éternel. Même Marie devait d'abord devenir une Marthe avant qu'elle ne devînt réellement une Marie. Car quand elle était assise aux pieds de Notre Seigneur, elle ne l'était pas encore : elle l'était bien par le nom, mais non par sa réalisation spirituelle. Elle était encore assise dans le chapitre des ravissements et des sentiments tendres : elle venait seulement d'arriver à l'école et apprenait à vivre. Tandis que Marthe au contraire se tenait si ferme dans l'être qu'elle pouvait dire : ' Seigneur, dites-lui de se lever ! ' Comme si elle disait : ' Seigneur, je voudrais qu'elle ne reste pas assise là dans l'extase, je voudrais qu'elle apprenne maintenant à vivre. Afin que ce devienne pour elle une possession réelle : dites-lui de se lever ! En sorte qu'elle devienne parfaite '...

Mais voici que certaines gens poussent les choses si loin qu'ils veulent s'affranchir des œuvres. Je dis que cela ne va pas ! ».

40. Tractatus de paupertate perfecta secularium, f° 31 v° : « Ergo illi qui volunt quod omnes devoti validi manibus laborent voce Marthe utantur, que de quiete Marie murmuravit, unde a Domino Marie ocium est excusatum. »

Et f° 45 v° : « Puto necessitas est omnino Martha Marie. »

41. Saint Bonaventure, *in* : *Opera Omnia,* V, « Quaestiones disputatae de perfectione evangelica », *quaestio* 2 « De Paupertate », *art.* 3, Quarachi, 1891, p. 164 : « melius ergo faciebat Maria intendens contemplationi, quam Martha corporali occupationi. Sed non melius ageret, si omitteret illud, ad quod tenebatur. Ergo intendens contemplationi absolvitur ab opere corporali. »

42. Saint François d'Assise, « De religiosa habitatione in eremio », *in* : H. Boehmer, *Analekten ..., op. cit.*, p. 67-68.

43. E. Werner, « Nachrichten ... », *op. cit.*, p. 281 : « Item superiorem suum vocant patrem et mulierem Martham. Communiter alie omnes secundum officia dicuntur Marthe exempli gracia ' Obriste Martha, Bitel-Martha, Schu-Martha, Keler-Martha, Cher-(Becher-)Martha, Cuchen-(Tuchen-)Martha '. »

44. B. Degler-Spengler, « Die Beginen... », *op. cit.*, p. 78.

45. W. Wattenbach, *op. cit.*, p. 525.

46. Ce fut le cas de Marguerite Porete, béguine du Hainaut. Elle fut brûlée à Paris comme hérétique en 1310. Pourtant, traduit par un chartreux en français dès la fin du siècle, son traité mystique, « Le Miroir des simples âmes anienties et qui seulement demourent en vouloir et désir d'amour », *in* : R. Guarnieri, *op. cit.*, connut vite un très grand succès. D'autres traductions, en latin même et en italien, lui assurèrent une diffusion plus large encore.

47. J. Nider, *Formicarius, op. cit., lib.* III, *cap.* 5.

48. C. de Megenberg, *De erroribus..., op. cit.*, Lyon, 1672, p. 310 : « Sunt enim huiusmodi viri rusticani et plerique mechanici, corpore robusti et literarum omnino inexperti, ac penitus idiotae. Aut si literas aliqualiter noverunt, tenuissimum tamen est, quod sciunt. »

J. Wasmod de Homburg, *op. cit.*, p. 568 : « rusticani ydiote homines gyrovagi sine litteris ... rusticani contemptibiles sine litteris, hodie litteratis et doctoribus formam et regulam legendi dare machinantur. »

49. C'est de l'un d'eux que le maître colonais Heymerich van den Velde (de Campo), mort en 1460, a vraisemblablement tiré une liste en six paragraphes des erreurs du Libre Esprit : cf. W. Preger, « Beiträge... », *op. cit.*, p. 62-63.

50. C. de Megenberg, *De erroribus...*, *op. cit.*, Lyon, 1672, p. 310 : de « simples clercs » appelaient le béghard *magister* et l'écoutaient « en raison de la subtilité de ses paroles et des agréments d'une douce éloquence ».

51. L. Ennen et G. Eckertz, *Quellen...*, *op. cit.*, V, n. 92, 88-90.

52. J. Le Goff, *Les Intellectuels...*, *op. cit*, p.. 95-97.

53. E. Werner, « Nachrichten... », *op. cit.*, p. 269 (hérétiques de Cham) : « Item universitates scolarum Parisiensis, Pragensis, Wienensis et aliarum locorum reputant inutiles et temporis perditionem. »

54. H. Grundmann, « Ketzerverhöre... », *op. cit.*, p. 574. A côté des *rationes* et des *auctoritates*, l'argumentation ecclésiastique reposait aussi sur les *exempla*. Mais, à l'inverse des autres arguments, ces derniers, qui étaient des historiettes dont le prédicateur tirait ensuite la leçon morale, avaient souvent une origine populaire. Or, lors de son interrogatoire, un béghard hérétique, J. Hartmann (1367), cita un *exemplum* à l'appui de ses croyances, comme l'aurait fait un clerc dans un sermon, pour mieux convaincre son auditoire. Il venait d'affirmer qu'une femme recouvrait sa virginité si elle avait des rapports sexuels avec un frère du Libre Esprit, en raison de la suprême perfection de celui-ci ; il continua ainsi : « Et posuit exemplum de decem viris unam puellam carnaliter cognoscentibus... » Son *exemplum* raconta que dix hommes voulant connaître ensemble une femme, durent bien se succéder, et les premiers étaient évidemment les plus forts. Mais le dixième et plus faible étant un frère du Libre Esprit, la femme grâce à lui recouvra sa virginité, mise à mal par ceux qui avaient précédé l'hérétique. A noter que c'est l'inquisiteur, bien évidemment, qui nomma *exemplum* cette histoire, comme si nous assistions ici au processus d'assimilation d'une histoire populaire par la culture savante, à la constitution d'un *exemplum*. Mais il va sans dire que la teneur de cet *exemplum* l'a privé de toute postérité dans les recueils spécialisés que possédaient les prédicateurs...

55. Nombreux furent les béghards hérétiques dont la « carrière » commença par une telle expérience : C. Kannler (1381), qui précisa bien que personne ne l'avait initié à l'hérésie, sinon l'Esprit, qui lui parla dans le chœur de l'église saint Willibald d'Eystätt en 1372, cf. H. Grundmann, « Ketzerverhöre... », p. 563-564. De même Burginus (1409), dans le diocèse de Constance, cf. J. Nider, *Formicarius, lib.* III, *cap*, 2. Et J. Becker (1458), qui, à la Pentecôte 1442, entendit dans les voûtes de l'église saint Paul de Mayence, « un son terrible » qui descendit sur lui, et « l'Esprit avec le son » dont il fut rempli comme les apôtres et douloureusement opprimé, cf. H. Grundmann, « Ketzerverhöre... », *op. cit.*, p. 569.

56. W. Wattenbach, *op. cit.*, p. 536.

57. Mandement de J. de Dürbheim, évêque de Strasbourg, 17 février 1319 : « Quodque pro signo mutati status beginagii, capitalia vela que hactenus palliis includere consueverunt, extra pallia deferrant, more secularium resoluta, scapularia omnino deponant, nec ad tunicas superiores et pallia pregrissio panno quo hactenus aliique ex eis uti consueverunt, vel aliquo alio panno kembelino colorem grisei panni habente vel eidem colori aliqualiter simili vel conformi utantur. Alias vero colores omnes eis permittimus personarum unuscuiusque videlicet libito voluntatis, dum tamen non ex proposito ad unius coloris conformitatem studeant se vestire... »

58. Au siècle suivant, le chanoine Hemmerlin précise : *tunica talaris*.

59. Mandement de J. de Dürbheim, évêque de Strasbourg, 13 août 1317, cf. M. Bihl, *op. cit.*, *AFH* XIV, p. 172-173 : « cum capuciis parvis non tamen tunice consutis. »

60. M. de Fontette, *op. cit.*, p. 109-110 : dans les « Constitutions de Saint-Sixte », au chapitre VIII, Humbert de Romans, en 1259, prescrivait aux sœurs dominicaines, le port de « tunice usque ad talos ; scapularia vere, sine quibus non vadant, sint tunicis breviora ».

61. Comme le remarquait F. Hemmerlin dans son De Valido Mendicante, *op. cit.* : « Nec Nicholaus papa in confirmatione tercie regule flocum nec scapulare concessit... » Cf. en effet la bulle *Supra montem*, 18 août 1289, *BF* IV, 9, ou même localement, les règles du tiers ordre en langue vulgaire, cf. B. Degler-Spengler, « Drei Fassungen... », *op. cit.*

62. Appel en Cour de Rome du procureur de l'évêque de Bâle, contre les

béguines (1405 ? fragment), SAB Pred. N 5 : « se palliare querunt sub habitu et colore tercie regule beati Francisci. »

63. M. Bihl, *op. cit.*, *AFH* XVII, p. 241-242.

64. L. Wadding, *op. cit.*, V, p. 685.

65. *Clarissimi viri... Felicis Hemmerlin,* « Contra anachoritas beghardos beginasque silvestres », *op. cit.*; le chanoine, dans son traité, feint de rencontrer ces êtres « silvestres » dans une forêt ; portant le « velamen sanctitatis », ils ont toutes les apparences de la sainteté : « in habitu religioso cappatos, scapulariatos et plures ex eis barbatos procedentes ». Mais le chanoine ne se laisse pas aveugler et leur demande quelles sont leurs œuvres... Entrant dans leur maison, il voit dans quelle opulence vivent ces « anachorètes » qui disaient faire vœu de pauvreté et comprend leur hypocrisie.

66. Mandement de J. de Dürbheim, évêque de Strasbourg, 13 août 1317, « ut habitu quo hactenus in sua perversitate usi sunt, penitus abjecto et mutato indumento ab umbilico deorsum scissis ... non utantur. »

67. *BF* IV, 94. L. Wadding, *op. cit.*, VIII, p. 640-645 : « Clamydes quoque ac pelles absque scollatura scissas vel integras, affibulatas tamen non patulas, ut congruit honestati, clausasque manicas fratres habeant. »

68. Mandement de Lambert, évêque de Strasbourg, 20 août 1374, cf. M. Bhil, *op. cit.*, AFH XIV, p. 183 : « se a communi habitu aliorum mulierum christifidelium in palleis, tunicis et peplis segregando, et in singulari forma, scissura et colore huiusmodi habitum deferendo. »

69. UBB, A X 130 (108), f° 353 v°, anonyme : « Contra Beckardos publice ambulantes comate nudipedes, excerptum ex vitis patrum... »

70. Mandement de Gérard, évêque de Constance, 25 mai 1318, *REC* 3774, et J. de Dürbheim, évêque de Strasbourg, 17 février 1319, H. Haupt, « Beiträge... », *op. cit.*, 3, Beilag, p. 561-562.

71. « Guarnellum seu placentinum. »

72. « Palludellum amplum cannabo sive lino, absque ulla crispatu consutum. »

73. G.-G. Meerssemann, *Dossier...*, *op. cit.*, p. 130.

74. UBB, A VI 28, f° 203 v°, anonyme, « Hic sequitur sermo de statu viduitatis qui predicabatur feria quinta infra octavam penthecoste. » Ce sermon figure dans le volume à la suite d'un traité de Jean Mülberg, O.P., sur les béguines ; mais la graphie est différente, et rien ne permet d'affirmer que Mülberg fut aussi son auteur.

75. *CJC,* « Sexte », *lib.* III, *tit.* XVIII, col. I, *Religionum diversitatem nimiam,* ... « ne aliquis de cetero novum ordinem aut religionem adinveniat, vel habitum novae religionis assumat. »

76. *CJC,* « Extravagantes de Jean XXII », *tit.* 7, *Cap. unic.*, *Sancta romana ecclesia,* ou J.-L. Mosheim, *op. cit.*, p. 623.

77. Par exemple, dans le mandement de Marquard, évêque de Constance, 28 décembre 1405, SAB Pred. N. 5.

78. Grégoire XI, 2 décembre 1377, aux prélats d'Allemagne à propos de l'activité des inquisiteurs : « nonnulli pauperes utriusque sexus qui humiliter et honeste in fidei puritate et honestis vestibus aut habitibus in paupertate et castitate vivunt et ecclesias devote frequentant... », etc., ont été persécutés par les inquisiteurs « occasione vestium » et les inquisiteurs « ipsorum vestes simplices et honestas decurtari, transformari et quandoque transmutari fecerunt. »

79. *Sancta romana ecclesia* de Jean XXII : « injungentes expresse ne statum sive sectam et ritum huiusmodi ab ipsis assumptum sectentur ulterius. »

80. Y. M.-J. Congar, *op. cit.*, p. 85.

81. Il est évident que tous ces emplois du mot *status* ne mettent en cause qu'un sens concret du mot, et en même temps un sens juridique marqué. Il ne peut être question ici d'autres emplois, tels que *status perfectionis* ou *status viduitatis.*

82. J. Nider, De saecularium religionibus, *op. cit.*, f° 2 r° : « Et sic status in genere videtur esse quaedam obligatio personae hominis ad aliqua certa opera non de facili mutabilis. »

83. Y.-M.-J. Congar, *op. cit.*, p. 38.

84. G.-G. Meerssemann, *Dossier...*, *op. cit.*, p. 3.

85. P. Mandonnet, *op. cit.*, p. 194.
86. J. Mülberg, Positio..., *op. cit.*, f° 108 r°-v° : « familia in domo et scolares in scolis faciunt ordinem ».
87. J. Wasmod de Homburg, *op. cit.*, p. 575 : « Ita ut confusio evitetur in ecclesia Dei ordo officiorum est nec unus alterius officium debet sibi usurpare. Ex quo patet quia illi occiosi de quibus sermo non ad orandum specialiter positi sed magis tamquam rusticani ad manualiter laborandum fallaciter sibi officium clericorum usurpant. »
88. J. Mülberg, Positio..., *op. cit.*, f° 108 r°-v°.
89. *Ibid.*, f° 109 r° : béguines et tertiaires sont appelées « sorores, swestriones begine et aliis similibus et eisdem nominibus ». Les tertiaires « conveniunt cum aliis beginis in nomine ».
90. Mandement de Marquard, évêque de Constance, 20 janvier 1405, SAB Pred. N 5 : « Begardi quos a jure dampnatos et excommunicatos esse cognoscimus, in eodem sicut ipsi eiusdem tercii ordinis fratres habitu incedunt et permixtim, ita quod nulla inter ipsos fratres et dictos beghardos distinctio seu discretio discrevi potest... Sic indifferenter viventes propter periculosam mixturam cum semen malum se bono immiscat et sic zizania generatur. »

Chapitre V. Béguines, tertiaires, mineurs

1. *Die Chronik Johanns von Winterthur, op. cit.*, p. 67 : « conpellebant autem acerbissime parrochiani eas sorores (tercii ordinis), excecati in malicia sua, nescientes scripturas, verba decretalis huius non intelligentes, vel aliqui ex eis intelligentes sed ex invidia et ex pravitate sua studiose sensum verborum pervertentes... » ; et p. 68 : « patet ergo evidenter, quod ex sola invidia in sorores parrochiani, sicut copiose disserui, sevierunt... »
2. Mandement de Marquard, évêque de Constance, 20 janvier 1405, SAB Pred. N 5.
3. *Id.*, 28 décembre 1405 : « viros tercie regule Sancti Francisci propter conformitatem ritus habitus vite et status sub eadem censura dispositione et norma cum lulhardis et beginis includi volumus. » Toutefois, ajoutait l'évêque, nous ne réprouverons pas le tiers ordre « quam diu ipsum a Sancta Sede apostolica videbimus tolleratum ».
4. Liste en six points des griefs retenus contre Mülberg, SAB Pred. N 5.
5. Appel de J. Inlasser, procureur de l'évêque de Bâle, à Innocent VII (1407 ?), SAB Pred. N 5 : « tenuit (Mülberg) terciam regulam in se esse bonam. »
6. *Ibid.*, « que regula tamen plus eos accusat quam excusat. »
7. Lettre de J. Mülberg à J. Pastoris *rector scolarium*, SAB Pred. N 5, 801.
8. *Die Chronik Johanns von Winterthur, op. cit.* : « Quot et quantos tunc labores et sumptus aput sedem apostolicam fratres Minores pro reparacione ac instauratione suarum sororum — tercii ordinis — habuerint, nemo facile estimabit ! » Un siècle plus tard, la lettre de Mülberg à Pastoris, à qui il demande de l'argent pour lutter à Rome, confirme ce témoignage.
9. SAB Pred. N 5 : ce fonds renferme plusieurs fois la liste des personnes accusées par les frères mineurs de Bâle en 1405 : à part deux frères prêcheurs, ce sont exclusivement des séculiers :
a) Humbert, évêque de Bâle,
b) frère J. Mülberg, OP,
c) frère Henri de Rheinfelden, OP, prieur du couvent de Bâle,
d) François Horenberg, curé de Saint Alban (clunisien puis OP),
e) Jean Offlater, curé de Saint Léonard (chanoine régulier de Saint Augustin),
f) Jodocus Tentsch, curé de Saint Pierre (chanoine en 1407),
g) Oswald Eggelin, chanoine,
h) Hartmann de Münchenstein, chapelain, pasteur, recteur des écoles,
i) Jean Pflüger, curé de Saint Pierre,
j) Nicolas Krieg, *alias* Ludi, chapelain.

Ont échappé à la citation, bien qu'ayant pris une part active à la polémique :
— Jean Inlasser, procureur de l'évêque de Bâle,

— Jean Pastoris, « recteur des écoles ». Celui-ci a même dû posséder, et peut-être compléter, le manuscrit de Mülberg conservé à Colmar : la mention « Johannis Pastoris rectoris scholarum basilensis » y figure en bas du f° 147 v° ; cf. BMC, ms 474.

10. Arbitrage du cardinal J. de Torso, cardinal-diacre de Sainte Marie-Nouvelle, légat pontifical (cf. C. Eubel, *op. cit.*, p. 30), SAB Pred. N 5, 794.

11. SAB Pred. N 5 : la liste est présente plusieurs fois dans ce fonds : furent mises en cause par l'évêque et les séculiers de Bâle :
a) *Elsina dicta Schulere, magistra,* et le béguinage *Bischofinhus* (B. Degler-Spengler, « Die Beginen... », *op. cit.*, p. 100, n. 10) ;
b) *Greda zem Rosen, magistra,* et le béguinage *Gesingen* (*ibid.*, p. 99, n. 9) ;
c) *Greda de Terwilr,* et le béguinage *Bricken* ou *Beuggen* (*ibid.*, p. 96, n. 4) ;
d) *Greda de Hesingen, magistra,* et le béguinage *Heickwilr,* ou *Heidweilerhus* (*ibid.*, p. 94, n. 2) ;
e) *Megina de Friburgo,* et le béguinage *Gisinbetterinhus,* ou de *Nuweeinung* (*Neue Einung*) (ibid., p. 102, n. 13) ;
f) *Germa de Sowen, magistra, Nesa Matzerin, magistra* (cf. sa biographie : *ibid.*, p. 87-89) *tercie regule habitum beginarum deferentes,* et le béguinage *Sancti Udalrici ze Escherintor* (*ibid.*, p. 100-101, n. 11) ;
g) *Anna de Constancia, magistra,* et le béguinage *Fölglerinhus,* ou *Dechanshus,* indépendant (*ibid.*, p. 108-109, n. 22) ;
h) *Catherina dicta de Gebwiler, magistra,* et le béguinage *Goldschmidinhus* (*ibid.*, p. 95-96, n. 3) ;
i) *Anna de Baden, magistra, Clara de Sancto Ursicino,* et le béguinage *Magna Congregacio* ou *Grosse Samnung* (*ibid.*, p. 92-93, n. 1) ;
j) *Catherina de Hirsingen, magistra,* et le béguinage *Krafteshus,* ou *Kraftshof* (*ibid.*, p. 98-99, n. 7) ;
k) *Agnes dicta Harerin, magistra,* et le béguinage *Harerinhus,* ou *Haus zum Kaiser* (*ibid.*, p. 102, n. 14).

12. Dans l'appel de J. Inlasser, son procureur, à Innocent VII, SAB. Pred. N 5 : « curandum est ne populus insurgat una dierum contra clerum vestrum propter perpetrata per dictos fratres et eorum sequaces... »

13. « Ego volo plebano meo obedire, qui est supremus judex anime mee... » La phrase est reprise en langue vulgaire.

14. « Ipse, dominum plebanum notando, est tuus diabolus, tu posses concremari seu oburi, pro eo quod ibi dixisti ; — Si Deo volenti comburi libet, volo pati ! »

15. « Dicit eciam loquens quod sorores dicte tercie regule personam cum eis stare volentem talem et taliter teneant, quod si vult habere pacem, habeat confessorem unum ordinis fratrum minorum, et quamvis ex consuetudine hactenus inter et per ipsas sorores habita et observata seu tunc ipse sorores sive sepulturam suorum corporum ecclesiasticam eligant aput fratres minores, sive alibi, seu non eligant, semper sepelientur fratribus cum eisdem. » Bon gré, mal gré, la tertiaire ne pouvait échapper au cimetière franciscain ! Le malaise né de cette situation de dépendance et de sujétion est parfaitement exprimé.

16. Cf. *supra*, n. 11, liste des tertiaires et béguines accusées par l'évêque Humbert de Bâle : Nesa y apparaît sous son autre nom : Nesa Matzerin.

17. L. Lemmens, « Chronicon Provinciae Argentinensis... », *op. cit.* ; *cf.* aussi le commentaire de Cl. Schmitt, « Le conflit des Franciscains... », *op. cit.*

18. L. Lemmens, « Chronicon Provinciae Argentinensis... », *op. cit.*, « et hac occasione, fratres minores tamquam fautores personarum dampnatorum, excommunicationis sentencia conabantur (les séculiers) involvere ».

19. *Ibid.*, « Nec tamen propter hoc clerici a fratrum persecutione destiterunt, sed excrescentes in malicia non solum contra fratres, sed eciam contra eorum amicos, scilicet personas seculares, sentencias iniquissimas fulminaverunt, contra justiciam et juris formam ».

20. *Ibid.*, « mortuos etiam sepelierunt in campis. »

21. *Ibid.*, les séculiers « per talia ad abjurationem fratrum multos compulerunt. »

22. *Ibid.*, « In ista eciam persecutione adhaeserunt fratribus fideliter cives basilenses et maxime consules. »

23. *Ibid.*, « Et factum est ergo gaudium magnum in ipsa civitate, non solum congregacioni fratrum, sed eciam universitati civium, maxime autem amicis fratrum ... Item Judei videntes populum civitatis in tanto tripudio *(sic)*, ut se christianis in hoc conformarent, venerunt et ipsi 2ª feria sequenti cum magna processione, viri scilicet cum uxoribus, fratribus in prandio existentibus... (feria 3ª) Eodem die cives dederunt nobis pitenciam et ministraverunt personaliter ad mensam, scilicet meliores de civibus. » La fête se prolongea ainsi jusqu'au jeudi. Dans l'esprit du mineur, la caution de la *melior pars* des bourgeois confirmait la justesse de sa cause.

24. *Ibid.*, « Comes eciam Phirretarum, quamvis in principio vacillaret, postquam justiciam fratrum per declarationem papalem cognovit, fideliter et perseveranter eis astitit et constanter ipsos defendit. » Le pape en effet avait nommé l'archevêque de Besançon, dont dépendait l'évêque de Bâle, conservateur des privilèges des mineurs, et il cita en Avignon l'évêque et son official : cf. Cl. Schmitt, « Le conflit des franciscains... », *op. cit.*, p. 218-219.

25. Actes du comte de Ferrette, 12 avril 1320, *in* : M. Straganz, « Zur Geschichte der Minderbrüder... », *op. cit.*, p. 344, n. 80 et 11 janvier 1321, « Urkunden des Basler Barfüsserklosters in Schwaz... », *op. cit.*, n. 9.

26. Ch. Wurstisen, *Basler Chronik*, *op. cit.*, chap. XI, p. 226.

27. *Ibid.*, p. 226-227 : « Im Münster wiederrum Interdict ward gelaͤutet, und durch die Gantze gehalten mit grossen Verdruss der Burgerschaft, weil nach acht Tagen unser Frauen Kertzenfest, die Liechtmess genannt, vorhanden. Die Rähte liessen das Capitel darfuͤr bitten, aber ihnen ward geantwortet, man koͤnnte das Interdict nicht aufheben... hiemit ward auf Liechtmess und dem Sonntag Septuagesimaͤ weder gesungen, noch gemessen. »

28. *Ibid.*, p. 228, « und die Markgraͤfin Anna alle Edlen Frauen zu Basel hiezu geladen hatte, darneben sich vernehmen lassen, welche sie jetzt nicht ehren wolten, solten sich forthin keiner Gnaden und Freundschaft zu ihren versehen, derowegen viel vom Adel bey der Franciscanern Kirchengepraͤng erschienen waren. »

29. *Ibid.*, p. 231.

30. G. Boner, *op. cit.*, p. 121-126, 204.

31. Ch. Wurstisen, *Basler Chronik*, *op. cit.*, p. 229, « Disem Edict gehorchten ettliche, die uͦbrigen schlugen es in Wind *(sic)*, unter welchen eine stattliche vom Adel, Marschalken Geschlechts war. »

32. *Ibid.*, p. 230, en 1408.

33. La fréquence de ces troubles apparaît dans les actes de l'évêque de Constance, pris à titre d'exemple, à l'occasion de ses arbitrages, de ses confirmations de privilèges : notons particulièrement les conflits violents au lendemain du concile de Vienne (la polémique des béguines n'est pas prise en considération ici) ; de tels conflits (vingt-trois entre 1301 et 1468, dont quinze plus particulièrement entre les séculiers et les mineurs, cf. *REC*, n. 3207 à 17346 — la proportion de ces actes par rapport à l'ensemble des expéditions épiscopales reste faible) sont mentionnés en : 1301, 1304 (quatre fois), 1309, 1314, 1316, 1318 (cinq fois), 1362, 1375, 1377, 1404, 1408, 1424, 1431, 1434, 1451, 1453, 1468. En dehors même des crises plus violentes, il n'y a jamais eu de trêve.

34. Cl. Schmitt, « Le conflit des franciscains... », *op. cit.*, p. 221.

35. H. Grundmann, « Zur Geschichte des Beginen... », *op. cit.*, p. 313.

36. *BF* IV, p. 478-500, et *CJC*, « Clémentines », *lib.* III, *tit.* VII, *cap.* 2 ; cf. H. Lippens, *op. cit.*, p. 245.

37. *Ibid.*, p. 246 : bulle *Inter cunctas sollicitudines*.

38. « Et adhaerent religiosis aliquibus, ad quos specialiter trahitur affectio earumdem. Praedictis vero religiosis, per quos eaedem mulieres in huiusmodi beguinagii statu foveri, et ad ipsum suscipiendum induci dicuntur, sub simili excommunicationis poena. »

39. H. Lippens, *op. cit.*, p. 249-250, mesures prises les 16 octobre 1311 et 6 mai 1312.

40. *Ibid.*, p. 257-258.

41. A vrai dire, Guillaume de Saint-Amour pensait surtout aux prêcheurs. Cf. H. Grundmann, *Religiöse Bewegungen...*, *op. cit.*, p. 323-324.
42. BMC, 11, f° 110 v° - 111 v°.
43. D. Phillips, *op. cit.*, p. 231, Ch. Schmidt, « Die Strassburger... », *op. cit.*, p. 221.
44. Mandement du légat J. de Boccamazzi, réprouvant la conduite des mineurs, 26 novembre 1287, cité par G.-G. Meerssemann, *Dossier...*, *op. cit.*, p. 25, 73, n. 48.
45. L. Lemmens, « Chronicon Provinciae Argentinensis... », *op. cit.*, p. 683 : « In hac turbatione, clericis secularibus astiterunt religiosi et precipue fratres Predicatores, qui eciam ipsis efficaciter sunt cooperati. »
46. *Ibid.*, p. 684 : « anno 1321 ... insuper fratres et fratribus adherentes per civitatem et dyocesim basileensem excommunicati denunciabantur et de ecclesiis tamquam excommunicati eciam per fratres Predicatores expellebantur. »
47. *Die Chronik Johanns von Winterthur*, *op. cit.*, p. 86-87 : « Anno 1318-1323 : Fratres Predicatores foventes in positione memorata partem pape, quod audire pie mentes refugiunt, in contemptum et contumeliam fratrum Minorum et per consequens in scandalum tocius ecclesie depinxerunt vel depingi procuraverunt Christum cum loculis et capsellis, ad extrahendum denarios ipsis manus suas immittentem, et, quod est horror devotis dicere, videre, vel audire, in parietibus monasteriorum et ubi erat frequens hominum transitus, Christum pendentem in cruce depingebant una manu brachio cruxis affixum et altera denarios tractantem et bursis in cingulo suo pendentibus inferentem. Hoc totum factum est ut cernentibus per hoc patesceret : Christum proprietatem habuisse. »
48. L. Lemmens, « Chronicon Provinciae Argentinensis... », *op. cit.*, p. 684 : « In die sancto penthecostes procurator Praedicatorum scilicet dominus Ber, monetarius, qui ante fratribus fuit contrarius, assumptis suis propinquis, venit cum tympano ad prandium fratrum, ut omnibus ostenderet suum gaudium. »
Soudain à l'unisson des réjouissances collectives de la cité, les prêcheurs n'en furent pas moins chassés un temps de la ville, qui était favorable à Louis de Bavière ; cf. C. Eubel, *op. cit.*, p. 55.
49. L. Lemmens, « Chronicon Provinciae Argentinensis... », p. 684 : « Item feria 3a fratres Praedicatores cum sollempni processione receperunt nos in ecclesia sua ad divina... Item feria 4a et 5a Praedicatores 12 comederunt nobiscum in prandio. Eadem feria 5a fratres nostri celebraverunt missas in monasteriis Praedicatorum, scilicet in Cligentail et ad Lapides, que eciam ambo honeste propinaverunt capitulo. »
50. SAB Pred. N 5, « zelator fidei catholice... »
51. *Ibid.*, et UBB, A VIII 41, f° I r° : « Tertium Ordinem non esse ordinem et illos de ipso ordine in communi viventes non esse capaces legatorum et compellendos ad dimittenda talia legata. »
52. D'après les franciscains, Mülberg disait dans ses sermons, « pour sa vaine gloire et pour enflammer les gens simples » : « si l'on cherche à savoir pourquoi, depuis de nombreuses années, de telles choses ne furent pas prêchées contre les personnes du tiers ordre, je réponds que nul ne fut un Mülberg qui voulût s'exposer à la mort ou être frappé du glaive *(respondeo quod nullus Mülberg fuit qui se morte volet exponeri vel ut feriretur gladio)* », UBB, A VIII 41, I v°. Faisons la part de l'exagération et de l'orgueil, il reste peut-être une allusion à l'assassinat de l'official en 1320, « ob injuriam quamdam, quam eis civibus dictis de Sole et Fratribus Minoribus sibi tenerrime dilectis contemptibiliter irrogavit », cf. Cl. Schmitt, « Le conflit des franciscains... », *op. cit.*, p. 220.
53. Arbitrage du légat Oddon de Colonna, 10 septembre 1407, SAB Pred. N 5, 791 ; le document commence par l'énumération des témoins pour les deux parties, dont quinze prêcheurs de Bâle. Cf. *QF* XIX, p. 52 où cette liste a été publiée.
54. SAB Pred. N 5, 801.

SECONDE PARTIE. LE MENDIANT VALIDE

1. Mandement de Jean de Dürbheim, évêque de Strasbourg, 13 août 1317, cf. M. Bihl, *op. cit.*, p. 172-173 : sans leur interdire de mendier, l'évêque exigea seule-

ment que « in petendis elemosinis modum suum consuetum qui est ' brod durch gott ' omitant, et aliis mendicantibus se conforment ». Le 17 février 1319, l'évêque dispensa aussi les plus pauvres, *propter paupertatem*, de changer d'habit : cf. G. Haupt, « *Beiträge...* », *op. cit.*, p. 561-562.

2. *CJC*, I, col. 289, Dis. LXXXII, I.

3. J.-D. Mansi, *Sacrorum conciliorum nova et amplissima collectio*. Florence/Venise, 1767, t. VII, col. 354, XVI.

4. M.-M. Dufeil, *op. cit.*, p. 80-87.

5. Guillaume de Lorris et Jean de Meung, *Roman de la Rose*, publié par F. Lecoy, Les Classiques Français du Moyen Age, Paris, 1966, 2, v. 10 922 à 11 984.

Chapitre premier. Le déclin des béguinages

1. E.-G. Neumann, *op. cit.*, p. 79 : 1275-1300-1325, etc.
2. B. Degler-Spengler, « Die Beginen... », *op. cit.*, p. 42 : 1280-1290-1300, etc.
3. D. Phillips, *op. cit.*, p. 229 : 1240-1300, 1300-1320, 1320-1350, 1350-1400, etc.
4. Ch. Schmidt, « Die Strassburger... », *op. cit.*, p. 16-41.
5. D. Phillips, *op. cit.*, p. 229.
6. E.-G. Neumann, *op. cit.*, p. 51.
7. J. Greving, *op. cit.*, p. 25-77.
8. O. Winkelmann, *Das Fürsorgewesen...*, *op. cit.*, p. 77-78.
9. A.-Ch. Hanauer, *Études économiques sur l'Alsace ancienne et moderne*, Paris/Strasbourg, 1876, I, p. 534-538. C'est en 1503 que l'empereur a autorisé le rachat des rentes, dont le taux était alors de 4 % ou 5 %.
10. J.-Cl. Schmitt, « Les dernières années d'un béguinage... », *op. cit.*
11. C. Justinger, *op. cit.*, p. 196, *anno* 1405 : « Was die beginen sprachen... Nu sprachent etlich beginen, man hette daz unglück an innen verschult, darumb daz si di kabesköpf nit me tragen sölten und die tüchle ushenken. Daz düchte sie als ein gros sach sin, daz darumb land und lüt undergan sölte. Daz verantwurten etlich lüt also : warum het denne got verhenget, daz drü beginenhüser ouch verbrunnen sint ? »
12. L'attitude des béguines, toute traditionnelle, ne différait guère de celle des dominicaines d'Unterlinden, à Colmar, lorsque le feu se déclara un dimanche, en 1289 : elles virent en lui un jugement de Dieu, qui les punissait d'avoir rentré leur foin le jour du Seigneur. Elles eurent beau sonner la cloche, les habitants ne vinrent pas les aider. Mais à cette date, ces laïcs ne contestaient pas l'explication que les sœurs donnaient du fléau. Ils y virent eux aussi un châtiment de la cupidité excessive des nonnes : « nemo civium occurit, quia eas opulentes omnes dicebant », cf. E. Kleinschmidt, « Die Colmarer Dominikaner Geschichtsschreibung im 13. und 14. Jahrhundert. Neue Handschriftenfunde und Forschungen zur Überlieferungs-Geschichte », DA 28, *Heft* 2, 1972, p. 495-496.
13. K.-Th. Eheberg, *op. cit.*, p. 362, doc. 151, paragr. 4.
14. *Zimmerische Chronik*, *op. cit.*, I, p. 579-580.

Chapitre II. Les transformations du langage polémique

1. *Formicarius*, *op. cit.*, *lib.* II, *cap.* 1. Cf. *ADB*, t. XXII, Leipzig, 1906, p. 493-494.
2. Cf. A. Barthelmé, *op. cit.*, p. 7-22, pour les désordres locaux.
3. En Italie, la réforme franciscaine débuta avec Paulutius de Trinci (mort en 1388) qui colora le mouvement d'une forte tendance érémitique.
4. A. Barthelmé, *op. cit.*, p. 25-29.
5. *QF* XXIX, p. 72-73, « Chronica brevis OP », de Jean Meyer, paragr. 112.
6. L'échec de 1395 : A. Barthelmé, *op. cit.*, p. 31. La réforme à Nuremberg : *QF* III, p. 12-13, « Buch der Reformacio Predigerordens » de J. Meyer, chap. V, et *QF* III, p. 73, « *Chronica brevis O.P.* », paragr. 113.
7. A. Barthelmé, *op. cit.*, p. 41.
8. H. Boehmer, *op. cit.*, p. 37-38 : « Et omnes alii fratres firmiter volo, quod laborent de laboratio, quod pertinet ad honestatem... Et quando non daretur nobis

pretium laboris, recurramus ad mensam domini, petendo elemosinam ostiatim. »

9. L'essentiel du débat entre saint Bonaventure et Guillaume de Saint-Amour eut lieu entre octobre et décembre 1255 : cf. M.-M. Dufeil, *op. cit.*, p. 180. Le mineur consacra la deuxième de ses *Quaestiones disputatae de perfectione evangelica* à la pauvreté : l'article 1 « De paupertate quoad obrenunciationem » soutient qu'il est indispensable d'abandonner tous ses biens. L'article 2 « Quoad mendicitatem » qu'il faut vivre d'aumônes. L'article 3 « Utrum pauperes validi et maxime regulares ad opera manualia universaliter sint astricti », affirme que les exigences de la vie spirituelle exemptent du travail manuel les pauvres valides qui s'adonnent à la prière et à la prédication ; cf. saint Bonaventure, *Opera omnia,* Quarachi, 1891, V, p. 124-165.

10. C. Eubel, *op. cit.*, p. 59-72.

11. SAB Pred. N 5, et UBB, A VII 41, f° I v°. L'anecdote fut rapportée par les mineurs de Bâle accusant Mülberg de les calomnier « multo polluto ore ». Le pape aurait répondu : « en échange de votre argent, je vous donne une potence. Et tant que vous n'en aurez pas décroché le pendu, vous resterez soumis à l'interdit ». Et il aurait fait installer une potence devant la porte du couvent.

12. UBB, A IX 21, f° 101 v°, et BMC, 474, f° 137 v° : « invalidus ad laborandum et sic necessitate compulsus mendicavit. »

13. Les chapitres XXI, XXII, XXIII paragr. 27, XXVIII paragr. 36, XXXI paragr. 39, du *De opere monachorum* de saint Augustin sont reproduits en grande partie mot pour mot : cf. S. Aurelii Augustini..., *Corpus Scriptorum Ecclesiasticorum Latinorum...,* vol. XXXXI, *sectio* 5, *pars* III, publié par Joseph Zycha, Prague/Vienne/Leipzig, 1900.

De même la *Somme théologique* de saint Thomas et le *Quodlibet* VII soutenu à l'occasion de la polémique avec Guillaume de Saint-Amour : cf. M.-M. Dufeil, *op. cit.*, p. 223. *Quodlibet* VII, *Quaestio 7, art.* 17 « Utrum operari manibus sit in praecepto », et art. 18 « Utrum illi qui spiritualibus operibus vacant excusentur a labore manuum », *in* : saint Thomas, *Opera omnia,* XV, Paris, 1875, p. 516-525.

14. BMC, 474, Glose de la bulle *Ad ea quae* par Mülberg, f° 145 r°-v°.

15. G. Boner, *op. cit.*, p. 269-276.

16. A. Barthelmé, *op. cit.*, p. 56.

17. *QF* XIX, p. 52 et *QF* III, p. 75, « Buch der Reformatio Predigerordens » de J. Meyer, chap. XXIV.

18. SAB Pred. N 5, 801 : lettre au séculier Jean Pastoris, *rector scolarium* de Bâle.

19. C. Wurstisen, *Basler Chronik, op. cit.*, p. 231 : « Die päbstliche Wahl, so eine Person ihres Ordens getroffen, freuete die Barfüsser zu Basel höchlich, verhoffende, ihre Sache die sich nach ihrem Wunsch nicht richten wollte, desto bass zu erhalten. »

20. G. Boner, *op. cit.*, p. 206-209.

21. C. Wurstisen, *Basler Chronik, op. cit.*, p. 238 : « Weil er (Mülberg) aber wider den Wucher der Geistliche, Hurerey und andere Laster, nicht ohne treffliches Ansehen scharf heraus fuhre, fiel er bei der Clerisey in Ungunst, dass sie ihn anfiengen zu hassen, nahmen wider ihn Anlass, dass ers noch mit dem falschen Pabst Gregorio hielte von dem er auch Gewalt hätte, die Abtrünnigen wiederum in seine Gehorsame zu bringen, desshalben, weil er dem Widerpabst noch anhienge, ein Schismaticus und Ketzer wäre, verboten sie ihm das Predigen, ward hiemit aus Basel vertrieben. »

22. *Formicarius, lib.* II, *cap.* 1 : la sainteté de la cause défendue par Mülberg rejaillit sur son existence entière : à en croire Nider, alors que Mülberg était encore enfant, une fleur rose poussant miraculeusement sur un arbre dont il venait d'embrasser le tronc, avait laissé présager son existence exemplaire. Il mourut « ut spero cum martirii quodam merito ». Sa sainteté rejaillit aussi sur ses sœurs qui toutes se vouèrent à une édifiante virginité qui dura pour l'une d'elles jusqu'à l'âge de quatre-vingt-dix ans : « un exemple de toutes les vertus et de toutes les vierges », dit Nider, qui écrivit alors qu'elle vivait encore. L'inverse d'une béguine en somme...

23. F.-J. Mone, *op. cit.*, II, p. 151 : « als er us Basel wolt gon uff sine knüw vor der grossen münstertür und hüb an ze singen Salve Regina, gieng die tür

von ir selb uff wunderberlich ; er gieng hin und vollbracht sinen gesang und gebet vor unser fröwen alter und gieng also zer stat us, hie by worent vil erber burger von Basel. »

24. J. Quétif et J. Echard, *op. cit.*, Paris, 1719, I, p. 752-754. *DTC*, XI, col. 851-854. *LfTK*, V, col. 1066-1067.

25. A. Barthelmé, *op. cit.*, p. 52-53.

26. UBB, B III 15, f° 22 v°-54 r°.

27. UBB, B III 15, f° 22 v°-54 r°.

28. *Ibid.*, f° 23 r°-v°.

29. *Ibid.*, f° 30 v°-35 r°. « Omnibus elemosine sunt dande etiam corpore validis » (f° 33 v°).

30. *Ibid.*, f° 45 r°.

31. *Ibid.*, f° 42 r°-43 v°. Il en dénombre douze catégories.

32. De saecularium religionibus (f° 5 v°).

33. Tractatus de paupertate..., f° 28 v° : « Nam viventes de elemosinis, in saeculo existentes et in ordine approbatarum religionum mendicantium non existentes, si labore corporali congruenter se nutrire valent et mendicant, a multis improbantur tamquam mores in hac parte beghardorum et beginarum reprobatorum imitantes, tamquam pauperes invalidos debita elemosina defraudantes et qui, ut inquunt, validi mendicantes secundum iura eciam civilia. »

La dernière phrase est une allusion au Code justinien. La référence est plus précise lorsqu'il s'agit de montrer l'inutilité pour la chose publique des mendiants valides : *ibid.*, f° 40 r° : « Dicendum quod lex imperatoria loquitur de validis mendicantibus qui nullam utilitatem rei publicae afferebant, sed ociose viventes usurpabant illud quod aliis pauperibus debebatur. Responsum potest ex hoc quod lex eos inhertes nominat, sicut sunt goliardi et alii similes qui victum ab omnibus querunt ociose viventes. »

34. *ADB*, Leipzig, 1880, XI, p. 721-724.

35. *REC* 9330 (9 septembre 1430) et 9833 (8 octobre 1436).

36. *Ibid.*, 9887 (8 janvier 1437).

37. *Ibid.*, 10 544 (1442).

38. *Ibid.*, 9155 (5 décembre 1426).

39. *Ibid.*, 8928 (31 mars 1422).

40. L'opposition des chanoines de Zürich en 1439 faillit lui être fatale : assailli sur un chemin proche de la ville, il fut grièvement blessé et laissé pour mort (*REC* 10 226 : 26 février 1439). Lui-même n'hésitait pas à injurier les chanoines à la taverne, ou en plein chapitre (*REC* 11 141 : 14 février 1446) quitte à devoir répondre devant le vicaire général (*REC* 11 144 : 18 février 1446).

41. La paix revenue, le Magistrat de Lucerne ne pardonna pas au chanoine de l'avoir accusé de piller les églises, de fouler aux pieds les sacrements, de porter l'insigne des hussites, et d'être « plus méchant qu'eux » (*REC* 10 723).

42. *REC* 12 215 (1459) et 12 220 (20 février 1459).

43. Avec des traités comme le « De emptione... et venditione unius pro viginti », le « De religiosis proprietariis precepta domini praedicantibus », etc., *in* : *Clarissimi viri, op. cit.*

44. G. Couvreur, *op. cit.*, p. 128-129.

45. BMC, 11, f° 105 v° : « Sed tam illa bona ecclesiarum non adeo pauperum sunt quod ipsis propterea conpetat actio contra clerum eciam habundantem. »

46. *Ibid.*, f° 107 r°-v°.

47. *Ibid.*, f° 107 v°, s'appuyant sur *CJC*, « Decrétales de Grégoire IX », *lib.* III, *tit.* V, cap. 28 : décision d'Innocent III (1216), instituant cette dispense, contrairement aux interdictions antérieures du cumul, notamment au concile de Latran de 1179 : *ibid.*, *tit.* IIII, *cap.* 3.

48. BMC, 11, f° 108 r° : « recepit stipendium sine labore. »

49. Cf. F. Hefele, *op. cit.*, VII, 1re part., p. 71-584, et 2e part., p. 663-950. A. Fliche et V. Martin, *op. cit.*, t. 14, 1re part., p. 295-313.

50. F. Rapp, « Recherches sur l'histoire sociale de l'Église... », *op. cit.*, p. 16, estime à 1/6 des clercs le nombre des privilégiés. Les revenus des chapellenies ont baissé au xve siècle de 90 %.

51. F. Rapp, « Ce qu'il en coûtait d'argent et de démarches... », *op. cit.*, et J. Favier, « Temporels ecclésiastiques... », *op. cit.*

52. BMC, 11, f° 108 v°, d'après « Décrétales de Grégoire IX », *lib.* III, *tit.* V, *cap.* 16.

53. BMC, 11, f° 109 r°.

54. P. Ourliac, « La théorie canonique des rentes au début du XVe siècle », *in* : *Études historiques à la mémoire de N. Didier*, Paris, 1960, p. 238-240.

55. Hemmerlin a aussi abordé ces problèmes dans son « De emptione et venditione unius pro viginti », *in* : *Clarissimi viri, op. cit.*, parmi bien d'autres auteurs de cette époque : cf. P. Ourliac, *ibid.*, p. 239, qui cite les divers mémoires contenus dans le manuscrit de Nicolas de Cues, dont un *De illis contractibus de XX florenis unum qui secundum doctores sunt usurarii et nemo considerat pericula* inspiré sans doute par l'évêque de Lübeck.

56. « Glosa bullarum per beghardos impetratarum », *in* : *Clarissimi viri, op. cit.* La bulle a été éditée par J.-L. Mosheim, *op. cit.*, p. 668-673.

57. « Glosa bullarum... », *in* : *Clarissimi viri, op. cit.*, « Item nota prout veritas est quod ille Gregorius semper fuit fautor et promotor illorum beghardorum ... Nam fuit in heremitorio prope Paduam tamquam beghardus. » Grégoire XII, mais pour les raisons politiques que nous avons vues, avait pourtant défendu le prêcheur Jean Mülberg qui était très hostile aux béguinages.

58. *Ibid.*, bulle : « quieti et tranquillitati » ; glose : « Hec in veritate est quies et tranquillitas non anime sed corporis, et animi ut ocio vacent. »

59. *Ibid.*, bulle : « ex eorum quiete » ; glose : « Hec est pura veritas sine curialitate : quia homines illius fraternitatis seculum fugiunt. Et in seculo conversari non erubescunt, sed potius laborem fugiunt, ut sic quiete juxta tenorem bulle, sed non juxta sensum bulle victum et vestitum acquirant. »

60. *Ibid.*, bulle : « in vestris civitatibus » ; glose : « Hoc genus laudabile habuit ortum ad instar sanctorum patrum et fratrum heremitarum in nemoribus morantium. Sed quia in deserto non erant corpora pinguia quibus manducarent ad saturitatem, et ideo congregabantur. Prout hodie ad civitates ubi pane vino et oleo multiplicati tamquam fideles Christi requiescunt. »

61. *Ibid.*, bulle : « voluntarie paupertatis » ; glose : « plus delicate vivunt quam vixerunt quo fuerunt in locis suis propriis. Nam experienter videmus quod raro vel numquam nobiles vel cives abundantes aut periti intrant illorum congregationem, sed tantum artifices mechanici et rurales qui se prius suis laboribus nutriebant. Et nunc ocio multipliciter vacant, et rusticus qui prius dormiebat in campo cum pecoribus supra terra, vel in paleis apud illos fratres, dormit in pennarum plumis, aut in stratibus bene politis. »

62. *Ibid.*, bulle : « extra congregationem » ; glose : « dicebantur autem quondam tales circumcelliones ... falsi monachi qui circa cellas aliorum vagabantur, sedem certam non habentes. »

Bulle : « ut eosdem ». glose : « videlicet vagantes et oberantes solos, quorum in Alemania superiori infinitus est numerus, nemoribus aut villis aut apud capellas morantes et soli per loca eleemosyna colligenda discurrentes, et eciam aliqui uxores aut alias mulieres secum tenentes. »

63. « Contra anachoritas, beghardos, beginasque silvestres », *in* : *Clarissimi viri, op. cit.*

64. *Ibid.*, bulle : « nullis erroribus se involvendo » ; glose : « Hinc publicum est et notorium quod hoc errore depravati non erubescunt dicere quod sano corpore et validis mendicare et eleemosynas recipere non sit peccatum. »

65. La glose aboutissait à une trahison du texte pontifical. S'en rendant compte, Hemmerlin soumit la bulle au jugement des Écritures et du droit canon : si elle les contredisait, elle serait irrecevable.

Bulle : « Libere et licite possint » ; glose : « Illud possumus quod honeste possumus ... Nisi papa ex justa causa concedet vel dispenset, peccat nec concessa valet dispensatio. Unde dum concedit quit quod est contra evangelium vel contra statutum ecclesie vel contra votum tacitum vel expressum. Item contra apostolum. Item contra jus divinum. Sed contra jus positivum dispensare potest quia in his sufficit sola. »

Au lendemain du schisme, en pleine période des concordats, l'autorité pontifi cale avait du mal à se relever : même un chanoine n'hésitait pas à énumérer les cas où une dispense pontificale était sans valeur. Mais Hemmerlin prit aussi la précaution de souligner que le pape n'avait pas prescrit absolument (« committimus et mandamus », avait-il dit, et non : « precipimus » ou encore « districte precipiendo mandamus ») mais seulement mandé d'épargner les « bonnes » béguines, laissant les clercs libres d'interpréter ses décisions.

66. J.-Cl. Schmitt, « Les citations... », *op. cit.*, où l'analyse des arguments de ces deux auteurs s'appuie sur une présentation graphique des citations qu'ils ont utilisées.

67. « Reformatio Sigismundi », *in* : Ch. Wurstisen, *Basler Chronik, op. cit.*, « Lasse man sie hinlassen, sie seind weder Gott, noch der Welt nütz. »

Chapitre III. Le portrait achevé du mendiant valide

1. F.-Ch.-B. Avé-Lallemant, *op. cit.*, I, p. 123-125. P. Camporesi, *op. cit.*
2. F. Kluge, *op. cit.*
3. *Ibid.*, p. 3.
4. *Urkundenbuch der Stadt Basel, op. cit.*, Bâle, 1900, V, p. 175-176, n. 166.
5. J. Knebel, *Chronik des Kaplans Johannes Knebel aus den Zeiten des Burgunderkriegs ...*, publié par K. Buxtorf-Falkeisen, Bâle, 1851-1855. Cf. H. Schreiber, *Taschenbuch für Geschichte und Altertumskunde*, Fribourg-en-Brisgau, 1839-1846, p. 333-343.
6. M. Widman von Kemnat, *op. cit.*
7. Cf. Hain, 3019.
8. F. Kluge, *op. cit.*, p. 31-35.
9. *Liber vagatorum*, BMC, I, 6540. L'ouvrage comprend vingt-huit chapitres suivis d'un glossaire où sont traduits en allemand les termes employés par les *vagati* ou *Rotwelsch*. Au chapitre 20, ceux-ci sont comparés aux *nollbrüder* ou béghards :

« Das XX Capitel sagt uns schon
von Mumsen die wie nollbrüder gon.
Nennend sich willig armen.
Lass Sie ir keinen dich erbarmen.
Sie hand heimlich die schonsten glyden.
Die in den bettel dund vertryben.
Das selbig heist im mumschen gangen.
Ir sind gar vil in dütschen landen ! »

« Le vingtième chapitre nous parle des débauchés/ qui vont comme les béghards./ S'appelant des pauvres volontaires./ Qu'ils ne vous inspirent aucune pitié !/ Ils se réservent secrètement les plus belles putains/ qui vivent de la mendicité./ Cela s'appelle vivre dans la débauche. / Il y en a beaucoup dans les pays allemands ! »

10. G. Ritter, « Aus dem Kreise... », *op. cit.*
11. H. Walter, *op. cit.*, II, p. 443, n. 72a :

« In festo Burckhardi tunc
Sapiunt bene begardi. »

12. M. Widman von Kemnat, *op. cit.*, p. 110 :

« Lolhardi lollant ut micas undique tollant.
Ille non micas, sed panni solvere plicas
Studuit ex arte, villane, respice tute,
Ne tales vulpes fallendo dissipet oves
Quas labor exactus donavit tempore multo,
Cautius et discas carere vulpibus istis,
Ne post, ut pridem, tua lolhart subtrahat idem. »

13. D. Kurze, *op. cit.*, p. 51-55.
14. Sur Jean Lichtenberger, *cf. ADB*, XVIII, p. 538-542. Pour le thème de *Reinhart Fuchs*, cf. J. Grimm, W. Grimm, *Deutsches Wörterbuch*, Leipzig, 4, I, 1, 1878, col. 338, parag. 6.
15. F. Rapp, « Recherches sur l'histoire sociale ... », *op. cit.*, p. 18-19.

16. A Colmar par exemple, où une « commune des compagnons de métier *(gmein der gesellen)* » coïncida avec la guerre des paysans en 1524-1525, cf. L. Sittler, « Les mouvements sociaux à Colmar », *RA*, 1956, p. 129-145.

17. E. Töpfer, *op. cit.*, p. 306-323.

18. N. Cohn, *op. cit.*

19. G. Franz, *op. cit.*, I, 1933, p. 78-92, N. Cohn, *op. cit.*, p. 234-243, et J. Macek, *op. cit.*, p. 234-235.

20. K. Stolle, *Memoriale thüringisch-erfurtische Chronik*, publié par P. Thiele, Halle 1900, p. 379-383, n. 319, *anno* 1476 : mention de trois nobles qui l'auraient fâcheusement influencé.

21. G. Widman, *Cronica*, Würtembergische Kommission für Landesgeschichte, (coll. « Würtembergischen Geschichtsquellen », VI), 1904, p. 217 : « Man sagte, es stündte hinder ihme hinderm dach ein paarfüsser münch der gab ihme ein, was er predigte. » Curé d'Erlach, l'auteur écrivit vers 1544-1550 une chronique inspirée de la *Cosmographie* de Sébastien Munster.

22. K. Stolle, *op. cit.*, : « ein pfarrer bie on wonende genant Conradus Thunfelt, umme geldis unnd gutis willen, den genanten thorem dar zu gesprochen unnd ome anewisunge goben ... »

23. J. Trithemius, « Chronicon sponheimense », *in* : *Opera Omnia*, *op. cit.*, *anno* 1476 : « Stabat homo ille fatuus (= Böhm) in domo aliqua, et per fenestram, quodam fugitivo monacho verbum suggerente, populo praedicabat, qui tanto eum libentius audiebat, quanto libertatem ecclesiasticam et dominia principium laedere et imminuere conabatur. »

24. K. A. Barack, *op. cit.*, doc. 8, p. 62 : « Item das man einen prediger Monch der zu Niklashausen prediget und Johann Beham sein irrthüm bestettet, auch greyff und herabbreng. »

25. *Ibid.*, doc. 4, p. 56 : fait prisonnier, le béghard prétendit que la source près de laquelle il vivait dans la montagne était éclairée la nuit par un feu qui, disait-il, brûlait tout seul, ce qui faisait forte impression sur le peuple.

26. *Ibid.*, doc. 10, p. 63-64 : le prisonnier, qui avait longtemps vécu dans une caverne avant de descendre à Niklashausen, fut conduit à Aschaffhausen pour y être incarcéré.

27. *Das Buch der Hundert ...*, *op. cit.*, p. 335, et H. Haupt, « Ein oberrheinischer ... », *op. cit.*, p. 174. L'auteur était sans doute originaire du Sud de l'Alsace. Né vers 1438, il avait participé à la croisade prêchée contre les Turcs par Jean de Capistran en 1456. Étudiant en Italie, il jugea sur place des abus de la Curie pontificale. Il mit de grands espoirs, vite déçus, dans la volonté de réforme des empereurs Frédéric III puis Maximilien Ier. Il proposa un partage des biens de l'Église entre l'empereur (1/5), le clergé, à qui serait juste laissé de quoi subsister, et les vrais pauvres, c'est-à-dire « les veuves, les orphelins, et ceux qui ne peuvent plus travailler » (*Das Buch ...*, *op. cit.*, p. 334).

28. M. Luther, « Wider die raüberischen und mörderischen Rotten der Bauern », *in* : *D. Martin Luthers Werke ... Kritische Gesammtausgabe*, publié par H. Barge et coll., Weimar, 1908, vol. XVIII, p. 344-361.

29. Th. Murner, *Von dem Grossen Lutherischen Narren*, *op. cit.*

30. J. Wimpfeling, *Germania*, publié par E. Martin, Strasbourg, 1885, p. 66.

31. *Ibid.*, p. 69.

32. L. Pfleger, « Zur Geschichte des Predigtwesens ... », *op. cit.*, p. 258, d'après le témoignage de Beatus Rhenanus.

33. Il y aurait beaucoup à dire sur les raisons du discrédit des ordres mendiants à la fin du Moyen Age, moins lié au discrédit de la pauvreté volontaire, qu'au reproche qui leur était fait, pour ainsi dire, de ... ne plus « mendier ». Les désordres des religieux n'ont pas peu contribué à les faire mal juger : clôtures enfreintes dans les monastères de religieuses, frères gyrovagues, mais aussi plus généralement, indiscipline du clergé, n'étaient pas que des thèmes littéraires : cf. *REC* 8130 (16 mai 1409), 9609 (13 octobre 1434) 11 988 et 12 006 (30 mai 1456 et 23 juillet 1456), 13 643 (16 septembre 1469). L'absence de vocation chez les nouveaux frères, qui entraient au couvent pour subvenir à leurs besoins matériels, étaient dénoncée par les luthériens : tel Conrad Pellican, ancien frère mineur, décrivant ainsi son entrée au couvent : « Igitur incipiente anno 1493, assumptus in Ordinem

Minorum, volens quidem, quia aliud vivendi genus non offerebatur ob parentum pauperum, viventibus adhoc et avia et fratre et sororibus tribus », cf. Conrad Pellikan, *Das Chronikon*, publié par B. Ringenbach, Bâle, 1877, p. 10.

34. J. Wimpfeling, *op. cit.*, p. 70-73.

35. Ch. Schmidt, *Histoire littéraire...*, *op. cit.*, p. XI : lettre à Wimpfeling (1514), par Érasme, faisant écho à la description de la ville par Wimpfeling (1502).

36. Voir par exemple les recommandations aux Magistrats, dans le *Liber Vagatorum, s.l.n.d.* (HAIN, 3019), BMC, I, 6540, et les *Neün Ordenung der Bettler halben, in der Statt Nürnberg hoch vonn Noetten beschehen Im 1522*, BMC, IV, 8435 : description en six folios des mesures prises à Nuremberg contre les mendiants ; seuls quelques infirmes miséreux étaient autorisés à mendier, ils durent porter un signe qui les désignait. Le travail était recommandé pour supprimer la misère ; c'était un moyen de salubrité publique, qui permettait aux bourgeois de garder propres leurs églises et leurs rues : cf. la conclusion : « und sich finden jetz die Kirchen und Strassen sauber unnd regn, vor dem armen ummlauffenden Volck, dasse einen jeden wol geselt. »

37. Ce conseil supposait-il l'usage de pratiques contraceptives ? Sur ce problème au Moyen Age, cf. J.-L. Flandrin, « Contraception, mariage et relations amoureuses dans l'Occident chrétien », *Annales E.S.C.*, 6, 1969, p. 1370-1390.

Notons qu'une natalité importante en hiver est restée caractéristique des pays dont les structures sociales sont peu évoluées ; les pays modernes présentent des courbes annuelles de natalité beaucoup plus régulières : voir, en un siècle, la résorption de la natalité hivernale, l'augmentation des natalités estivales, en Espagne depuis 1863, N. Sanchez-Albornoz, « La modernisation démographique de l'Espagne : le cycle vital annuel, 1863-1900 », *ibid.*, p. 1407-1414.

38. Cf. à propos de Brant surtout : J. Lefebvre, *Les fols et la folie. Étude sur les genres du comique et la création littéraire en Allemagne pendant la Renaissance*, Paris, 1968, p. 114-116.

39. N. Manuel, *Vom Pabst...*, *op. cit.*, p. 53-54. Sur l'auteur, cf. *LfTK*, VI, 1368.

40. *Ibid.*, p. 52.

41. *Ibid.*, *Sprüche zum Todtentanz*, p. 7 (IX, strophes 32 et 33). Dans une danse macabre le diable invite une béguine à danser : elle va emprunter le chemin qu'elle-même indiquait toujours aux mourants, et elle comprend alors que « les mots ne sont d'aucun secours ».

42. Geiler de Kaysersberg, *Emeis*, *op. cit.*, f° 27 r° : ce reproche est fait aux *geisterinen*, mot utilisé comme équivalent de béguine dans *Postill*, *op. cit.*, f° 80 r° : « Wie unser begynen oder geistern ... »

43. *Id. Emeis*, *op. cit.*, f° 27 r° : « eim arm ist es besser daz er werck, das er narrung überkum, dan das er im selber vil kestigung (castigatio) an thü ... »

44. Th. Murner, *Narrenbeschwörung*, *op. cit.*, II, p. 214, v. 69s. L'explication de ce trait folklorique est donnée p. 511.

45. *Ibid.*, p. 166-169.

46. Geiler de Kaysersberg, *Emeis*, *op. cit.*, f° 27 r° : « Ipocris ... es sitzt mancher bettler uff der gassen also zerissen und nackent und gehabt sich so übel darumb. »

47. R. Wackernagel, *Altdeutsches Lesebuch*, Bâle, 1839, I, col. 968-969 : « Liederbuch der Clara Hätzelrinn », n. 157. Trad. de la première strophe (en allemand) :

« Vin, vin du Rhin
Si clair et si fin,
Ta couleur donne un teint lumineux,
Tel le cristal et le rubis.
Tu es un remède pour les gens tristes. A ta santé !
Bois un coup, bonne Catherinette !
Comme tu rougis les petites joues !
Tâche d'être toujours fin, et réconcilie
L'augustin et la béguine.
A l'un et à l'autre, tu sais enlever souci et peine,
Si bien qu'ils en perdent leur allemand et même leur latin. »

Le rapprochement avec les chants des goliards reste une hypothèse. Notons toutefois des interférences entre ces deux milieux au XIIIe siècle : au concile de Trèves, en 1277, il fut interdit aux béguines, en même temps qu'aux *trutanni*, autres *vagi scolares* et *goliardi*, de chanter l'*Agnus Dei* et le *Sanctus* avec l'intention de concurrencer le clergé (cf. E.-W. Mc Donnell, *op. cit.*, p. 510).

48. N. Manuel, *Vom Pabst* ...., *op. cit.*, p. 54-55.

49. Geiler de Kaysersberg, « Sermones de XII fructibus Spiritus Sancti », *in* : *Sermones de tempore* ..., *op. cit.*, f° 84 v° (1re et 2e col.).

50. *Ibid.*, f° 84 v°.

51. *Ibid.*, f° 92 v°.

52. *Id.*, *Emeis*, *op. cit.*, f° 35 r°.

53. Th. Murner, *Von dem Grossen Lutherischen Narren*, *op. cit.*, p. 187-196 : « Wie der gross Nar krank ist und in der Murner tröstet. »

54. Geiler de Kaysersberg, *Emeis*, *op. cit.*, f° 90 r°.

55. *Id.*, *Postill...*, *op. cit.*, 3e part., f° 80 r° : les béguines profitaient de l'ambiguïté de leur état, pour profiter des deux mondes, celui des clercs et celui des laïcs : « Wir können alle balde wol ... »

56. Geiler de Kaysersberg, *Narrenschiff*, *op. cit.*, f° 156 r°, « Von Roͤm Narren » : sermon du Mercredi des Cendres 1499 : « Die sechsten feindt die die Paternosterringle an den helsen tragen und beginen an der goͤtleren semliche und allerlei Paternoster an den gütleren tragen, das man ween sie betten wil. Als so seint wil man, die Paternoster yn denhenden tragen, und dem teuffel ym maul seint und seint undedultig hüten sich nit vor flür ehen und vor anderen boͤsen worten. »

57. Th. Murner, « Narrenbeschwörung », *op. cit.*, II, chap. 77, « Eng gebrisen », p. 394, v. 7s.

> « Was man inen gibt für buͦss
> Die selb man in als endern muͦss
> Un sprechent bald, es sy nit gnuͦg ... »

58. *Ibid.*, p. 384, v. 27-29.

59. *Ibid.*, p. 385, v. 39-66 : elles provenaient du béguinage du Dummenloch ou de la Thomengasse, rue mal fréquentée dès 1296 (*ibid.*, p. 565). Puis elles allaient à l'église : quelles « pieuses béguines », l'oreille attentive à tous les ragots !

> « In der kirchen lang belyben
> Das sy von mannen und von wyben
> Alle sach erfaren kynnen.
> So sindt es dann gar frum begynen ! »

Pour finir l'auteur exprimait le souhait de voir les béguines partir pour le lointain Portugal, et il se proposait pour leur ouvrir vite le chemin. Cf. d'autres railleries de ce type, dans son « Von den Vier Ketzeren », *op. cit.*, I, p. 4, v. 46-53. (Le traité concerne les quatre frères prêcheurs hérétiques exécutés le 31 mai 1509 à Berne).

60. H. Bebel, *op. cit.*, *lib.* I, 30, p. 17. L'ouvrage est de 1506 : le « lolhard sylvestre » y arbore une longue barbe d'ermite, qui lui semble un signe suffisant de sainteté. Mais l'auteur réplique que si ce lolhard était vraiment saint, les boucs seraient les êtres les plus sages du monde !

61. Cf. aussi, *ibid.*, *lib.* III, 3, p. 106-107. En 1481, Pierre Schott, jeune canoniste de Strasbourg, s'entendit appeler *Beginalis doctor* par ses collègues, parce qu'il passait plus de temps à l'église qu'au tribunal. Cf. lettre du 5 septembre 1481 de Schott à Bohuslaw de Lobkowicz, P. Schott, *Lucubratiunculae*, Strasbourg, 1489, BMC, C. G. 11 574, f° 14 v° (Hain, 14 524).

Chapitre IV. Langage et société

1. Cette évolution fut très générale : cf. B. Geremek, « Renfermement ... », *op. cit.*

2. O. Winckelmann, *Das Fürsorgewesen* ..., *op. cit.*, et « Über die ältesten ... », *op. cit.*

3. E. Waldner, *Veröffentlichungen aus dem Stadtarchiv zu Colmar*, I, Colmar, 1907, p. 24.

4. « Heimlich Buch » de Strasbourg, *in* : *Die Chroniken der Oberrheinischen Städte*, *op. cit.*, II, p. 1028.

5. *Ibid.*, p. 1029-1030.

6. O. Winckelmann, *Das Fürsorgewesen* ..., doc. 38, paragr. II, p. 86-87.

7. D. Specklin, *op. cit.*, p. 383, n. 1850. Le texte reproche encore aux béguines et aux béghards de débaucher les religieux et le clergé, et décrit leur réaction aux mesures du Magistrat : certains couples se reformèrent pour vivre honnêtement. Les plus âgés furent laissés tranquilles.

8. D. Kurze, *op. cit.*, p. 76, n. 121.

9. H. von Loesch, *op. cit.*, II, p. 450, n. 692.

10. O. Winckelmann, *Das Fürsorgewesen...*, *op. cit.*, doc. 35, p. 77-78.

11. S. Brant, « Annales de Sébastien Brant », *op. cit.*, p. 107, n. 4555.

12. *Zimmerische Chronik*, *op. cit.*, II, p. 417. Apportant la preuve qu'elle subissait une injustice, cette bonne béguine fit obstacle à la peste : « Nun war dozumal ein Begein zu Mösskirch, die war zu anfang der Luterei bei Diessenhoffen uss irer Samlung vertriben worden, hiess schwester Margreth. Diesselb Begein het irer aller in irer krankheit gewartet. Wie sie nun alle im haus gestorben gieng die guet Begein an der krankhait auch dahin. Damit hört es dozumal uf, das die krankhait nit weiter gieng. »

13. B. Geremek, « La lutte contre le vagabondage ... », *op. cit.*, p. 216 et 230s.

14. K. Bücher, « Mittelalterliche Handwerksverbände », *Zeitschrift für die gesamte Staatswissenschaft* LXXVII, 1922, p. 295-327, et G. Schanz, « Zur Geschichte der Gesellenwanderungen im Mittelalter ». *Jahrbücher für Nationalökonomie und Statistik* XXVIII, 1877, et *id.*, *Zur Geschichte der deutschen Gesellenverbände*, Leipzig, 1877, 296 p. Plus récent : W. Weber et T. Mayer-Maly, « Studien zur spätmittelalterlichen Arbeitsmarkt- und Wirtschaftsordnung », *Jahrbuch für Nationalökonomie und Statistik* CLXI (5-6), 1954, p. 358-389.

15. J.-R. Zimmermann, *op. cit.*, p. 100, insiste sur les changements intervenus dans l'attitude des maîtres et des compagnons face à la pénurie croissante de main-d'œuvre. De graves conflits pouvaient éclater : dès 1351-1362 chez les tisserands de Spire, cf. G. Schanz, *Zur Geschichte der deutschen* ..., *op. cit.*, p. 47, en 1407 chez les cordonniers en plusieurs endroits, cf. J. Fritz, « Der Aufstand der oberrheinischen Schuhmachergesellen im Jahre 1407 », *ZGOR* 5, 1891, p. 132-140.

Un des moyens pour les maîtres de faire pression sur les salaires était de faire appel à la main-d'œuvre rurale. Interdite au XIIIe siècle, cette pratique se répandit largement au XVe siècle : cf. J. Schneider, *Les villes allemandes au Moyen Age, les institutions économiques*, Société Jean Bodin, *La Ville*, 2, XVII.

16. « Heimlich Buch » de Strasbourg, *in* : *Die Chroniken der Oberrheinischen Städte*, *op. cit.*, II, p. 1029-1030, *anno* 1411.

Chapitre V. Et pourquoi pas sorcière ?

1. J. Hansen, *Quellen...*, *op. cit.*, p. 408-416.

2. *Ibid.*, p. 231-236.

3. *Ibid.*, p. 487, n. 39.

4. *Ibid.*, p. 232.

5. *Ibid.*, p. 233 : « darnach lauffen sie undereinander und vermischen sich fleischlich un der vater mit der tochter, desgleich bruder schwester etc. ». Toujours, ce thème de l'inceste lié à l'accusation d'hérésie.

6. *Ibid.*, p. 234-235.

7. Geiler de Kaysersberg, *Emeis*, *op. cit.*, f° 46 r°.

8. Récemment traduit pour la première fois en français et présenté par A. Danet, *op. cit.*

9. Alexandre de Halès (mort en 1245), *Summa* II, *Quaestio* 167, « De sortilegiis », cité par J. Hansen, *Quellen...*, *op. cit.*, p. 416-444.

10. Humbert de Romans, *De eruditione religiosorum*, *op. cit.*, *lib.* II, paragr. XCIX, « Ad mulieres pauperes in villulis », p. 505-506.

11. Ulrich Molitor, *Le laniis et phitonicis mulieribus* (1489) : « Quia instigante dyabolo tales mulieres vel ob desperationem, vel paupertatem, vel odia vicinorum, vel alias temptationes per dyabolum immissas... » (Hain, 1164)
12. M. Widman von Kemnat, *op. cit.*, p. 234.
13. Les unes et les autres sont appelées *Pythonissae* : cf. Humbert de Romans, *De eruditione religiosorum, op. cit., lib.* II, paragr. LIV « Ad beguinas » et paragr. XCIX « Ad mulieres pauperes in villulis ».
14. J. Nider, *Formicarius, op. cit., lib.* I, *cap.* 4, 10, *lib.* II, *cap.* 4, *lib.* III, *cap.* 2, 5, 6, *lib.* V, *cap.* 1, 2, 5 à 12. Certains de ces exemples sont repris dans son *Liber insignis de maleficis et eorum deceptionibus*, p. 706, 709, 711, 786, de l'édition de Francfort, 1582, où ce traité est publié avec le *Malleus Maleficarum*, de H. Institoris et J. Sprenger.
15. F. Hemmerlin a écrit, pour ce qui est de la sorcellerie, trois ouvrages qui accompagnent ceux qu'il a consacrés aux béguines dans l'édition incunable de 1497 : « Tractatus de exorcismis », « Alius tractatus exorcismorum seu abjurationum », « De crudelitate demonibus exhibenda ». Il se plaisait à souligner que son nom, Hemmerlin ou *Malleolus*, signifie le Martinet, se désignant ainsi, dans une tradition qui allait aboutir quelques années plus tard au *Marteau des sorcières*, comme l'adversaire acharné des ennemis de la foi.
16. T. Murner, *Tractatus de phitonico contractu*, 1499 (Hain, 11647), et Geiler de Kaysersberg, *Emeis, op. cit.*, 17, f° 27 v°-38 r°, f° 42 v°.
17. « Annales Colmarienses Majores », *op. cit.*, p. 203 : en 1278, une *mulier fitonissa* est mentionnée à Colmar, et une autre à Rouffach (p. 206).
18. *Le Marteau des Sorcières, op. cit.*, p. 341-342.
19. J. Hansen, *Quellen ..., op. cit., passim.* Autres cas intéressants dans *Die Chroniken der Oberrheinischen Städte, op. cit.*, II, p. 1020.
20. J. Nider, *Formicarius, op. cit., lib.* V, *cap.* 3 : « Maleficus dicitur quasi male faciens vel male fidem servans, et utrumque in maleficiis qui superstitionibus et operibus proximum laedunt satis reperitur. »
21. Thomas d'Aquin, *Summa* I, *Quaestio 117*, art. 3 : « Possibile est etiam quod ex Dei permissione vel etiam ex aliquo pacto occulto cooperatur ad hoc malignitas daemonum, cum quibus vetulae aliquod foedus habent. »
22. J. Hansen, *Quellen ..., op. cit.*, p. 509 : lettre de l'inquisiteur à un curé de Ratisbonne, v. 1491-1499 : « Vous êtes de bien peu de foi, craignant plus ces vieilles femmes que Dieu, alors qu'il est certain que les sorcières ne peuvent rien contre les prédicateurs et les représentants de la justice. Mais vous désespérez du salut de ces sorcières sous prétexte qu'elles sont les ennemis de Dieu et de la capacité de votre parole de les ramener à Lui ».
23. U. Molitor, *De laniis et phitonicis mulieribus, Quaestio* 8.
24. J. Nider, *Formicarius, op. cit., lib.* III, *cap.* 2, à propos des béghards se livrant à la débauche avec des béguines : « Credo insuper quosdam ex eis, qui principales in perfidia fuerunt, demonis opere protunc malefiaciatos esse, ne moverentur ad naturales et plenus actus incontinentiae. » L'un d'eux est appelé : « hereticus aut maleficiatus a demone. »
25. R. Muchembled, « Sorcellerie, culture populaire et christianisme au XVIe, principalement en Flandre et en Artois », *Annales ESC*, 1973, p. 276, développe le thème de la femme et de la mort.
26. J. Hansen, *Zauberwahn..., op. cit.*, p. 478. Même insistance sur l'identité sorcellerie-hérésie, dans un poème de Michel Behaim, le *Meistergesang über Ketzer und Zauberer*, vers 1460, cité par J. Hansen, *Quellen..., op. cit.*, p. 207-208 :

« Hie wil ich Michel Behamer
Mit singen machen offenber
Wie Ketzer und auch Zauberer
Manchen menschen petoeren
Und stellen sich doch in dem schein
Als ob si frum und geistlich sein... »

27. J. Nider, *Formicarius, op. cit., lib.* I, *cap.* 10.
28. *Ibid, lib.* V, *cap.* 2. Les ordres nouveaux ou réformés se sont toujours trouvés plus exposés aux assauts du diable : cf. pour les Ursulines au XVIIe siècle, M. de Certeau, *La Possession de Loudun*, Paris, 1970, p. 134-135.

29. J. Hansen, *Zauberwahn ..., op. cit.*, p. 485, et la présentation du personnage par A. Danet, *in* : H. Institoris et J. Sprenger, *Le Marteau des Sorcières, op. cit.*, p. 33-36. La Vierge est, dans le traité décrite comme « La femme immense » ...

ANNEXES

1. Nous avons voulu rendre exactement les termes propres à l'argumentation scolastique, une *quaestio* ayant donné lieu à cette *disputatio*, dont on aura reconnu l'articulation caractéristique en *conclusiones* et *corollaria.*
2. Wilhelmus de Monte Lauduno, abbé du Montierneuf, mort en 1334. *Cf.* P. Fournier, *Histoire Littéraire de la France.* Paris, 1921, t. 35, p. 467-503.
3. *CJC*, « Clementines », *lib.* V, *tit.* 10, *cap.* 3.
4. *Ibid.*, « Extravagantes de Jean XXII », *tit.* VII *De religiosis domibus, cap. unicum.*
5. Cf. *Dictionnaire de Droit Canonique,* VI, col. 111-112. Né vers 1320, mort en 1383.
6. *CJC*, « Clémentines », *lib.* III, *tit.* 2 *De religiosis domibus*, cap. 1.
7. Cf. *Dictionnaire de Droit Canonique,* VI, col. 89-92. Né en 1270, mort en 1348.
8. Cf. *supra.*
9. Canon non retrouvé parmi les « Extravagantes de Jean XXII », et les « Extravagantes communes », au titre *De sentencia excommunicationis* (respectivement : *tit.* 13, et *lib.* V, *tit.* 10). Peut-être : « Décrétales de Grégoire IX », *lib.* V, *tit.* 34, *De sentencia excommunicationis, cap.* 29, *Nuper. Si concubine* : peut-être « Décret » 2a *Pars, Causa* XXXII, *quaestio* 2, *cap.* 5, *concubinae.*
10. Cf. *supra.*
11. C'est de cette époque, évidemment, qu'il faut dater la rédaction de ce texte.
12. Du 31 janvier 1395, cf. J.-L. Mosheim, *op. cit.*, p. 409, et P. Fredericq, *op. cit.*, vol. II, p. 256-257.
13. J. Favier, *Les Finances Pontificales ..., op. cit.*
14. F. Rapp, « Ce qu'il en coûtait d'argent et de démarches ... », *op. cit.*
15. BMC, 474, f° 147 v°, mention en bas de page : « Johannis Pastoris rectoris scholarium basiliensis ».
16. Paul, Épître aux Corinthiens II, 3, 18.
17. Erreurs et libelles des frères mineurs, tel celui que nous publions, où ils exprimaient leurs griefs à l'égard de Mülberg.
18. Jean, 4, 35.
19. Extraits de : *Clarissimi viri..., op. cit.*
20. « Yahvé ... te garde de tout mal ... il te garde au départ, au retour, dès lors et à jamais. »
21. *CJC* « Sexte », *lib.* III, *tit.* XVII, *De religiosis domibus, cap. unicum.*
22. *CJC*, « Clémentines », *lib.* V, *tit.* XI, *De verborum significatione, cap.* I, *Exivi de paradisi* : constitution du concile de Vienne, 1311.
23. Isidore de Séville, *De Summo Bono Libri III* ..., Anvers, 1566, p. 105-106 ; Commentaire des sources : J.-P. Migne, *Patrologia Latina* 81, *cap.* LXVII, p. 433 et sp.
24. Petite ruelle de Strasbourg « Thomae locus », très mal famée.

Index des noms de personnes, de lieux et de matières

Les noms de personnes sont cités en caractères majuscules; ils sont classés pour les personnages morts avant 1500, dans l'ordre alphabétique des prénoms, transcrits dans leur forme française.

Les noms de lieux sont cités en caractères minuscules, les noms de matières en italiques. Le choix de ces derniers est par définition subjectif et incomplet : les mots les plus fréquents (*béguine, béghard* notamment) n'ont pu être retenus, mais ils apparaissent comme sous-rubriques d'autres noms (de villes en particulier), et leurs synonymes sont cités. Les constitutions pontificales sont citées entre guillemets.

Table des matières

TABLES DES ILLUSTRATIONS, GRAPHIQUES ET TABLEAUX

Tableaux

IMPRIMERIE A. BONTEMPS, LIMOGES (FRANCE) — Dépôt légal : 2e trimestre 1978

Bei Fragen zur Produktsicherheit wenden Sie sich bitte an:
If you have any questions regarding product safety,
please contact:

Walter de Gruyter GmbH
Genthiner Straße 13
10785 Berlin
productsafety@degruyterbrill.com